NAOCUZHONG PIANTAN BINGREN
ZHUDONG KANGFU XUNLIAN
LILUN YANJIU YU SHIJIAN

脑卒中偏瘫病人
主动康复训练理论研究与实践

刘光维　胡鸾娇　刘国纯◎主编

重庆大学出版社

内容提要

本书根据《"健康中国 2030"规划纲要》的指导精神,结合《中国脑卒中防治指导规范》的要求,在借鉴国内外研究成果以及实践方法的基础上进行编写。全书共分为 7 章,主要内容包括概述、脑卒中偏瘫病人的康复理论基础、偏瘫病人的康复评定、运动干预在脑卒中偏瘫病人康复中的应用、运动康复锻炼的运动训练学基础、运动康复的风险测量、监控、评价,运动康复训练操编排与分析。本书注重理论与实践结合,在梳理脑卒中偏瘫疾病理论的基础上,重点介绍脑卒中偏瘫病人主动康复的评定方法,以及相关的运动训练学知识,最后研发出指导从业者实践的康复操,便于实践者将理论与实践结合运用,造福脑卒中偏瘫病人的康复。

本书重点服务于脑卒中病人的三级康复,为综合医院卒中单元和/或神经内科、康复医学科/康复专科医院、社区康复中的医护人员、物理治疗师、运动处方师、健康管理师等从业者提供主动康复理论与实践的指导,可以作为运动康复、运动医学、护理学、全科医学、健康管理等学科学生的参考书,也可以作为脑卒中偏瘫病人居家运动锻炼的科普用书。

图书在版编目(CIP)数据

脑卒中偏瘫病人主动康复训练理论研究与实践 / 刘光维,胡鸾娇,刘国纯主编. -- 重庆 : 重庆大学出版社,2022.9

ISBN 978-7-5689-3494-7

Ⅰ. ①脑… Ⅱ. ①刘… ②胡… ③刘… Ⅲ. ①脑血管疾病—康复训练 ②偏瘫—康复训练 Ⅳ. ①R743.309 ②R742.309

中国版本图书馆 CIP 数据核字(2022)第 142257 号

脑卒中偏瘫病人主动康复训练理论研究与实践

主 编 刘光维 胡鸾娇 刘国纯
策划编辑:范 琪 邓 昊

责任编辑:李桂英 版式设计:范 琪
责任校对:王 倩 责任印制:张 策

*

重庆大学出版社出版发行
出版人:饶帮华
社址:重庆市沙坪坝区大学城西路 21 号
邮编:401331
电话:(023)88617190 88617185(中小学)
传真:(023)88617186 88617166
网址:http://www.cqup.com.cn
邮箱:fxk@cqup.com.cn(营销中心)
全国新华书店经销
重庆长虹印务有限公司印刷

*

开本:720mm×1020mm 1/16 印张:16.75 字数:295 千
2022 年 9 月第 1 版 2022 年 9 月第 1 次印刷
ISBN 978-7-5689-3494-7 定价:68.00 元

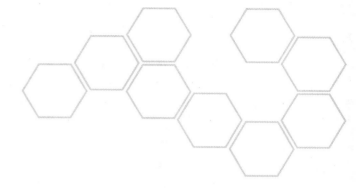

编委会

BIANWEIHUI

罗淑超　重庆市九龙坡区人民医院
张　旭　重庆医科大学附属第一医院
宁玉元　重庆医科大学附属第一医院
聂　莹　重庆医科大学附属第一医院
龙国利　四川省医学科学院四川省人民医院
毛　建　重庆医科大学附属第一医院
蒋　莉　陆军特色医学中心
刘晓宇　陆军特色医学中心
邹光莉　重庆市人民医院
尚秋月　重庆大学附属涪陵医院
唐知培　重庆医药高等专科学校附属第一医院
幸红梅　重庆市公共卫生医疗救治中心
邓义平　重庆三峡医药高等专科学校附属人民医院
易　玲　重庆大学附属三峡医院
罗梦婷　重庆医科大学体育医学学院
申志玲　重庆医药高等专科学校
张瑞昕　重庆医科大学附属第一医院
黄丽红　重庆医科大学附属第一医院
杨　雯　重庆医科大学附属第一医院
李君卓　重庆医科大学附属第一医院
阳佳家　重庆医科大学附属第一医院

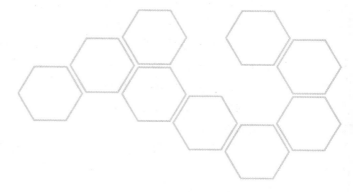

序　言

随着疾病谱从传染性疾病向慢性非传染性疾病的改变，脑卒中已成为全球的公共卫生问题之一。在过去 30 年里，我国脑卒中发病率持续增长，随着社会老龄化和城市化进程的不断加快，居民不健康生活方式流行，脑卒中普遍危险因素暴露增加，脑卒中发病率急剧攀升，因此脑卒中成为我国成人致死、致残的首位因素，对个人、家庭和社会产生严重的医疗保健和经济负担。

2017 年，国务院出台了全国性中长期慢性非传染性疾病防治规划，脑卒中作为国家慢性非传染性疾病计划的一部分，在其发生、治疗、康复等方面均要高度重视，而脑卒中发生后的偏瘫康复显得尤为重要。笔者在临床工作中发现，目前传统的康复治疗方法常因缺少趣味性降低了病人参与度，而新的康复技术手段对病人自身能力和经济能力提出很高要求，又因神经功能重建是个长期过程，康复训练治疗需要长期坚持！如何提高病人主动参与康复训练的积极性，促进训练结束后的间歇期病人主动强化在训练中已得的技能，改善病人瘫痪肢体功能缺失的状况，进而将康复能力转化为生活方式的应用是笔者一直努力的方向。

面对病人重建生活自理能力这个问题，刘光维教授团队与重庆医科大学医学体育专业团队共同努力、不断探索。本书从神经系统基本理论知识开始讲述，在基本康复理论的基础上，详细介绍了常用康复评定方法和意义，以及目前国内外针对脑卒中偏瘫病人开展的运动干预方式。同时经过文献查阅和临床实践发现，健身操是目前广大读者耳熟能详的一种有氧运动康复方式，其具有强度低、运动量适中、容易控制等特点。在动感音乐的伴奏下，病人的参与性增强。因此本书在结合目前病人生活能力评定的 Barthel 指数分级评估下，与医学体育运动专家共同编制了一套以安全性、科学性、整体性、有效性为原则，适合病人在医院治疗的康复间歇期，或居家后康复的健身操，希望病人通过健身操动感的韵律音乐和简单易学的动作，唤醒主动康复意识，进而达到重建生活自理能力的目的。

本书由重庆医科大学附属第一医院刘光维、重庆医科大学附属第一医院胡鸾娇和重庆医科大学体育医学学院刘国纯担任主编，重庆医科大学附属第一医院全凤英、重庆市公共卫生医疗救治中心谭佳容、重庆大学附属三峡医院彭小琼、重庆市人民医院万承群、重庆市开州区人民医院付开敏、重庆医科大学体育医学学院常青担任副主编，重庆医科大学体育医学学院罗梦婷、重庆医药高等专科学校申志玲参与编写。全书由刘光维、胡鸾娇、刘国纯统稿完成。

本书在注重实用性的同时，结合了国内外最新的研究成果和卒中康复指南，希望帮助更多的医务工作者，以及脑卒中病人和家属，深入了解脑卒中，并学习、推广康复健身操，让更多的病人通过科学、有效的方式，逐步改善瘫痪状态，早日回归家庭、回归社会，重拾生活的信心！

本书限于作者水平，书中定有不足之处乃至疏漏，恳请读者和专家批评指正！

编　者

2022 年 3 月

目 录 CONTENTS

第一章 概 述

第一节 神经系统

一、神经系统的概念

神经系统(nervous system)是机体内对生理功能活动的调节起主导作用的系统,分为中枢神经系统和周围神经系统两大部分。中枢神经系统包括脑和脊髓,周围神经系统包括脑神经和脊神经。神经系统主要由神经组织构成,内含有神经细胞和神经胶质细胞。神经细胞又称为神经元,是神经系统结构和功能的基本单位,具有接受刺激、产生兴奋和传导神经冲动的功能。它通过树突和胞体接受从其他神经元传来的冲动,经轴突传给其他神经元或相应效应器。(图 1-1)

人体脑和脊髓内存在着数量庞大的神经元,虽然每一神经元在结构和功能上相互独立,但每个神经元之间并不是孤立存在的,更不能单独实现神经系统的功能活动,而是通过许多神经元相互联系、共同完成的。我们把一个神经元与另一个神经元发生功能联系的接触点称为突触(synapse),突触由一个神经元的轴突末端或其侧支的末端与另一个神经元的树突、胞体甚至轴突的表面接触而成,是神经信息传递的特化结构。

神经纤维的基本功能是传导兴奋,沿着神经纤维传导的兴奋称为神经冲动。神经纤维对所支配的组织具有两种作用,即功能性作用和营养性作用。功能性作用也就是神经系统对组织器官的调节作用。营养性作用主要是通过神经元生成释放某些营养因子来维持组织正常代谢和功能。例如,运动神经损伤后,由于神经营养性作用完全或部分丧失,神经所支配的肌肉内糖原合成减慢,蛋白质分解加速,肌肉逐渐萎缩。

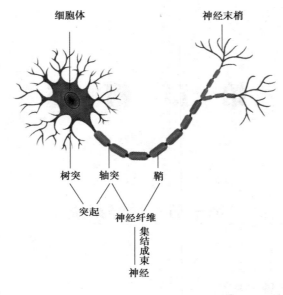

图 1-1 神经元

二、神经系统的结构和功能

神经系统按解剖和功能分类,见图 1-2。

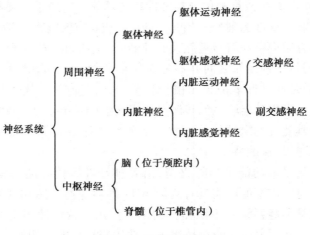

图 1-2 神经系统分类

中枢神经系统(图1-3)包括脑和脊髓,有控制和调节整个机体活动的功能,主管分析综合内外环境传来的信息并作出反应。周围神经系统是指与脑相连的12对脑神经和与脊髓相连的31对脊神经,主要传导神经活动。

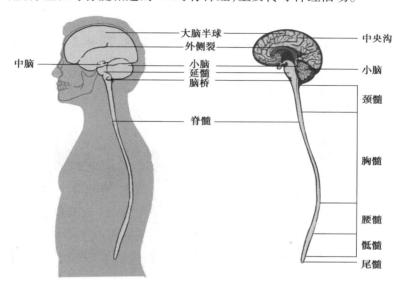

图1-3 中枢神经系统

(一)中枢神经系统

脑位于颅腔内,由大脑(左右大脑半球)、间脑、脑干、小脑组成。(图1-4)

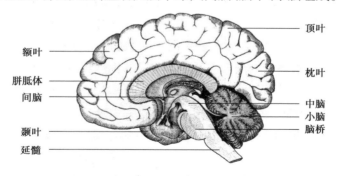

图1-4 脑的正中矢状图

1.大脑半球

其表面由大脑皮质覆盖,是最高级神经中枢。据估计,大脑皮质中约有140亿个神经元,神经元之间具有广泛的突触联系,对感觉运动的控制极其复杂。

除了有视觉、听觉、语言、躯体感觉和运动等多个功能区外,还涉及一些更为复杂的高级功能,如条件反射、学习与记忆、语言、睡眠与觉醒等。(图1-5)内囊由大脑皮质的下行运动纤维和脊髓、脑干的上行感觉纤维聚合而成,是大脑皮质和皮质下各中枢上下行纤维的主要通路。若一侧内囊出血,压迫内囊纤维束时病灶对侧可出现三偏综合征,即病灶对侧肢体偏瘫、偏身感觉障碍和同向性偏盲。

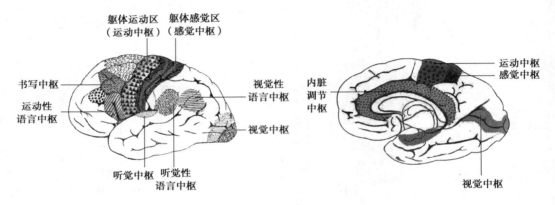

图1-5 大脑半球功能区

2.间脑

间脑是皮质下的高级中枢,其结构和功能仅次于端脑,是脑干与大脑半球连接的中继站。包括丘脑、丘脑上部、下丘脑、丘脑后部和丘脑底部。丘脑是皮质下感觉中枢,除嗅觉外的各种感觉传导束都要在丘脑内更换神经元后,才能投射到大脑皮质。下丘脑是大脑皮层下调节内脏活动的高级中枢,参与调节体温、摄食、水平衡、血糖和内分泌腺活动等重要的生理功能。

3.脑干

自下而上由中脑、脑桥和延髓组成,在感觉运动控制中主要起承上启下的作用。脑干的腹侧在中脑为大脑脚,在脑桥为基底部,在延髓为锥体,其中有传导感觉和运动功能的神经纤维通过,这些纤维实现了大脑与脑干、小脑、脊髓的联系。脑干还可通过调节抑制肌紧张的抑制区和加强肌紧张的强化区,维持适度的肌紧张。当脑干一侧损害时会出现交叉性瘫痪,即当一侧运动、感觉神经核或传入、传出的神经纤维受到损害时,临床上就会出现病灶侧脑神经周围性瘫痪、对侧肢体中枢性瘫痪及偏侧感觉障碍。

4.小脑

小脑由两侧半球和中间蚓部组成,主要功能是维持身体平衡、调节肌紧张和协调随意运动。一侧小脑半球损害,会引起同侧的上下肢共济失调。小脑蚓部病变,会出现躯干的共济失调,如坐立不稳、无法单足站立、无法直行。

5.脊髓

脊髓是中枢神经系统的低级部分,在正常状态下,脊髓的活动受高位脑的控制。脊髓白质的上下行纤维束具有"上传下达"的作用,具有传导功能;脊髓的灰质则是多种反射的中枢,能完成躯体和内脏反射这两类反射。

（二）周围神经系统

周围神经系统按照其功能与范围的不同,可以分为躯体神经和内脏神经。

1.躯体神经

躯体神经分布于体表、骨、关节和骨骼肌,接受和传导躯体感受器的刺激,可以通过意识控制躯体的随意活动来适应外界环境。

2.内脏神经

内脏神经既存在于中枢神经系统内,也单独存在或混合在周围神经系统之中,主要分布于内脏、心血管和腺体,参与调节内脏、心血管和腺体的分泌。内脏神经与躯体神经一样,包含有感觉和运动两种神经纤维。

（三）脑的血液循环

脑的血液供应来自颈内动脉系统和椎-基底动脉系统,两者之间由脑底动脉环（Willis 环）相通。前者供应大脑半球 2/3 区域和部分间脑;后者主要供应大脑半球后 1/3,间脑后部、小脑、脑干。颈内动脉起自颈总动脉。颈内动脉经颅底入颅,主要分支有:大脑前动脉、大脑中动脉、后交通动脉。（图 1-6）眼动脉、脉络膜前动脉、两侧椎动脉起自锁骨下动脉,经枕骨大孔入颅,在脑桥的基底部,左右椎动脉会合成一支基底动脉。正常情况下,颈内动脉和椎动脉入脑,其血液并不相混。两股血流会在后交通动脉中的一个静止点汇合,此处二者压力相等。同样,两侧颈内动脉的血流也会在前交通动脉中的静止点相会。颈内动脉和椎动脉的分支,大脑前动脉、前交通支动脉、颈内动脉、大脑后动脉和后交通动脉在脑底部汇聚形成 Willis 动脉环,互相交通;但平时并不交通,缺血时则成为侧支循环。此动脉环对保证脑血液供应有重要意义。

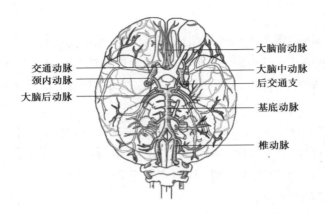

图 1-6　脑的动脉及其分支

内囊的血液供应来自颈内动脉和椎动脉系统的分支,小脑和脑干有共同的血液供应来源,即由椎-基底动脉同时向脑干和小脑供血。一侧小脑半球损害,会引起同侧的上下肢共济失调。小脑蚓部病变会出现躯干的共济失调,如坐立不稳,无法单足站立,无法直行。脑干病变的特点表现为交叉性瘫痪,即当一侧运动、感觉神经核或传入、传出的神经纤维受到损害时,临床上就会出现病灶侧脑神经周围性瘫痪、对侧肢体中枢性瘫痪及偏侧感觉障碍。

三、运动与神经系统关系

人类一切有目的性的运动都由脑通过一定的运动系统支配骨骼肌收缩完成,这种运动也称为随意运动(voluntary movement)。运动系统由上运动神经元、下运动神经元、锥体外系和小脑系统组成。

1.上运动神经元

主要位于大脑皮质额叶中央前回和旁小叶运动细胞,这些细胞的轴突组成锥体束。锥体束经内囊、大脑脚下行又可分为皮质脑干束和皮质脊髓束这两个分支。(图 1-7)上运动神经元主要的定位是皮质、内囊、脑干、脊髓等。

2.下运动神经元

由脊髓前角细胞、脑干脑神经运动核以及两者的运动纤维组成,是接受锥体系、锥体外系和小脑系统各个方面来的传导冲动的最后通路,是冲动达到骨骼肌的唯一通路。

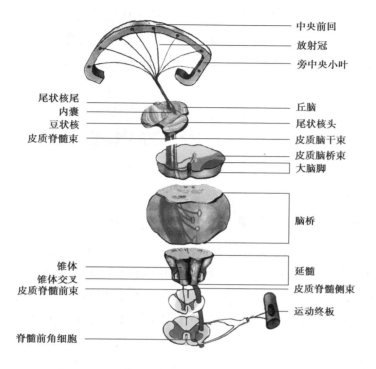

中央前回
放射冠
旁中央小叶

尾状核尾
内囊
豆状核
皮质脊髓束

丘脑
尾状核头
皮质脑干束

皮质脑桥束
大脑脚

脑桥

锥体
锥体交叉
皮质脊髓前束

延髓
皮质脊髓侧束
运动终板

脊髓前角细胞

图 1-7 锥体束传导径路

上运动神经元支配下运动神经元,肌肉收缩成为受意识支配的有目的的自主运动,并调节下运动神经元的过度活动。下运动神经元不仅支配目标肌肉的运动,还参与所支配肌肉的营养供应和肌张力调节。

3.锥体外系

除上、下运动神经元以外,机体的随意运动还必须有锥体外系的参与,锥体外系具体包括基底节、黑质、红核、丘脑底核等结构,它们通过网状结构及顶盖的神经通路,支配下运动神经元。锥体外系是原始运动中枢,受皮质的抑制调节,参与肌张力的形成。

4.小脑系统

通过三对小脑脚(绳状体、桥臂、结合臂)与大脑、基底节、脑干脊髓等相联系。维持躯体的平衡和自主运动的协调时,下运动神经元主要受红核及网状结构的下行通路支配。

运动是对感觉冲动的反应,一般来说,任何运动都没有脱离感觉的运动,更确切地说,它应该被称为"感觉运动系统"。从躯体运动皮质到骨骼肌,损伤脑和脊髓中的任何结构都可能导致运动功能障碍,也就是引起瘫痪。瘫痪的本质即骨骼肌收缩力(肌力)的减弱和丧失。

第二节　脑卒中的概述

一、脑卒中的流行病学

脑卒中(stroke)又称中风、脑血管意外,是指各种原因引起的脑血管疾病急性发作,造成脑供血动脉狭窄或闭塞,或非外伤的脑实质出血,并引起相应的临床症状和体征。脑卒中可以分为缺血性脑卒中和出血性脑卒中,前者发病率高于后者。缺血性脑卒中主要是在动脉粥样硬化的基础上血栓形成,导致脑动脉狭窄或闭塞。出血性脑卒中多发生于高血压动脉硬化症病人,常因剧烈活动或情绪激动而引起,出现神经功能障碍,严重者引起颅内压增高甚至脑疝。临床上以突然昏倒、口眼歪斜、肢体无力或麻木、二便失禁、言语障碍等为主要表现。

脑卒中是世界第二、中国首位的死亡原因,具有高发病率、高致残率、高致死率和高复发率的"四高"特点。根据中国脑卒中流行病学调查(NESS-China),年龄标准化脑卒中患病率为 1115 例/10 万人,年龄标准化的年发病率为 247 例/10 万人,年死亡率为 115 例/10 万人。"脑卒中高危人群筛查和干预项目"数据显示,我国 40 岁及以上人群的脑卒中人口标准化患病率由 2012 年的 1.89% 上升至 2018 年的 2.32%,由此推算出我国 40 岁及以上患病人数达 1318 万。

根据《2018 中国卫生健康统计年鉴》和《2019 中国卫生健康统计提要》,2018 年我国农村居民脑卒中死亡率为 160/10 万,城市居民脑卒中死亡率为 129/10 万。与过去十年相比,脑卒中患病率和发病率在显著增加但总体死亡率相当。脑卒中幸存者有 70%~80% 会出现不同程度的功能障碍不能独立生活,其中 40% 为重度残疾,有 1/4~3/4 的病人在 2~5 年内复发。研究表明,脑卒中后 3 个月,有 20% 的脑卒中幸存者需要医疗机构护理,而近 15%~30% 的脑卒中幸存者患有长期残疾。在我国，每年花费在脑卒中上的直接医疗费用超过120亿元，间接费用高达200亿元以上，各种损失费用（包括医疗费用）超过1000亿元，给家庭和社会带来严重的经济负担。

二、脑卒中的风险因素

WHO（世界卫生组织）提出脑卒中的危险因素包括：①可调控的因素，如高血压、心脏病、糖尿病、高脂血症等；②可改变的因素，如不良饮食习惯、大量饮酒、吸烟等；③不可改变的因素，如年龄、性别、家族、家族史等。在中国，高血压、血脂异常、糖尿病、吸烟、饮酒、空气污染、低水果和蔬菜摄入以及高钠摄入是脑卒中最常见和可调控的危险因素。

高血压是最重要的可调控危险因素，中国东北、华北和西南地区发病率最高，然而中国控制高血压的人口比例却低于20%，远低于英国或美国。同样，中国血脂异常（患病率34%）和糖尿病（患病率11%）相对常见且控制不佳。大型前瞻性研究表明中国成年人生活方式因素与脑卒中存在相关性，也可能解释了脑卒中患病率的南北差异。吸烟和大量饮酒导致脑卒中风险增加，特别是男性，其中2/3的人是吸烟者，超过1/3每周饮酒（女性的比例为<5%）。东北地区吸烟和饮酒的比例较高，证实与脑卒中的高发病率和死亡率相关。

三、脑卒中的临床特点

（一）缺血性脑卒中

缺血性脑卒中（ischemic stroke），约占所有脑卒中的80%，包括短暂性脑缺血发作和脑梗死（包括大动脉粥样硬化性脑梗死、心源性脑栓塞、小动脉闭塞性脑梗死、脑分水岭梗死）。脑内动脉壁薄、弹性降低，血管腔狭窄、闭塞，或在脑动脉粥样硬化引起血管壁病变的基础上，发生血栓形成、动脉栓塞、载体动脉病变堵塞穿支动脉及低灌注，导致局部脑组织缺血、缺氧性坏死，又可以分为脑血栓形成和脑栓塞。前者由于动脉狭窄、管腔内逐渐形成血栓堵塞脑动脉，后者则是由于血液中的各种栓子随血流进入脑动脉堵塞血管，如果引起脑栓塞的栓子来源于心脏，则称之为心源性脑栓塞。通常将脑血栓形成和脑栓塞统称为脑梗死。另外，还有一种病人由高血压引起脑部小动脉玻璃样变、动脉硬化性病变及纤维素坏死导致管腔闭塞,管腔内既无血栓也无栓子,这种情况被称为小动脉闭塞性脑梗死。

脑梗死病人临床主要为局灶性神经功能缺损的症状和体征,大部分可有偏瘫、偏身感觉障碍、失语、共济失调等,部分可有头痛、呕吐、昏迷等全脑症状。病人一般意识清楚,在发生基底动脉闭塞或大面积脑梗死时,出现意识障碍,甚至形成脑疝,最终导致死亡。

(二)出血性脑卒中

出血性脑卒中(hemorrhagic stroke)是指原发性非外伤性脑实质内出血,包括脑出血和蛛网膜下腔出血。最常见的脑出血是由于长期高血压使脑细、小动脉发生玻璃样变及纤维素坏死,管壁弹性减弱,血压骤然升高时血管破裂导致出血,约80%发生于大脑半球,以大脑半球深部的基底区、壳核处最常见,20%发生于脑干和小脑。脑出血病人多在活动中或情绪激动时突然起病,一般无前驱症状,发病后症状在数分钟至数小时内达到高峰。血压明显增高,并出现头痛、呕吐、肢体瘫痪、意识障碍、脑膜刺激征和癫痫发作等。

四、脑卒中所致的功能障碍

脑卒中因病变部位、性质、范围不同,会出现各种各样的障碍,包括:①感觉和运动功能障碍,表现为偏瘫、偏身感觉障碍、同向性偏盲、肌张力异常、不自主运动、协调运动异常及平衡功能障碍;②言语功能障碍,表现为失语、构音障碍等;③认知功能障碍,表现为意识、智力、记忆障碍等;④心理障碍,表现为抑郁、自卑、焦躁等。

五、脑卒中的影像学检查

影像学技术的快速发展让脑卒中快速和正确的诊断得以实现。传统的头颅X线摄片、脑室造影及超声测定等方法仍在使用,常规CT、磁共振成像(MRI)检查已成为脑卒中的最有效、安全而精确的诊断方法。一些新技术的出现,如弥散成像、灌注成像、血管造影等不仅帮助提高了早期诊断的敏感性,还可以显示脑血管、测量脑血流、脑组织灌注、脑氧代谢率、氧摄取成分、脑血容量和脑代谢等,进一步帮助了解疾病的病理和生理过程。

（一）计算机断层扫描（CT）

CT 是确诊脑出血首选的影像学检查,其特征是出血区高密度影,可以准确显示颅内出血的部位、大小、形态及是否破入脑室等。脑梗死的 CT 特征是阻塞血管供应区低密度影,与脑出血形成鲜明对比。脑梗死低密度影一般在 24～72 小时内出现,用于排除脑出血和其他疾病,并以此作为选择溶栓等介入治疗的依据。

（二）多普勒超声检查（TCD）

TCD 定量检测技术,因无创、无害、简单、价格低廉的特点得以广泛应用。对脑卒中病人来说,脑血流动力学的动态观察是重要的早期诊断手段,也为是否进行造影检查提供了重要依据。

（三）磁共振成像（MRI）

随着医学科学技术的迅速发展,目前 MRI 已成为中枢神经系统最先进的检查方法。它具有很高的软组织分辨率,不仅可以清楚地显示人体解剖学结构,而且还可观察到组织、器官的生化、代谢以及功能活动情况。MRI 是显示脑缺血性病变的最佳影像学手段,尤其是在急性期,24 小时内脑梗死的阳性率高于 80%,而 CT 只有 60%,同时应用 MRI 可以更好地理解病变的病理生理变化。MRI 最大的缺陷是诊断急性脑出血不如 CT 灵敏,需利用梯度回波技术（GRE）和屏幕回波敏感加权技术观察急性脑实质出血。磁共振扩散成像（DMRI）和灌注成像（PMRI）是新的 MRI 技术,可以研究组织内的分子扩散运动和血流灌注情况,对脑梗死（特别是超急性期）和脑肿瘤的诊断非常有价值,DWI 和 PWI 结合可显示缺血半暗带,同时还解决了小脑病变的定位诊断的大难题。

（四）脑血管造影（MRA）

MRA 能够显示出动脉分支的狭窄、闭塞、纤曲、扩张、侧支血管形成和逆流灌注等改变。MRA 可作为常规 MRI 的补充,MRA 可显示脑内血管阻塞情况,并且该方法为无创伤性。动脉硬化性脑梗死 MRA 显示为阻塞血管的中断,末梢血管不显影及脑动脉不规则等。

（五）数字减影血管造影（DSA）

数字减影血管造影（DSA）是利用计算机处理化的影像信息,属新一代血管造影的成像技术。1979 年,Nudelman 获得第一张 DSA 图像。目前,DSA 已广泛应用于临床,并且条件较好的单位 DSA 已基本取代了常规血管造影。DSA 的基本原理是将 X 线检测到的影像在影像增强器上进行成像,用高分辨率摄像管施行扫描,将所得连续视频信号转换为数字化信息。无造影剂的图像称为原始图像或"蒙片";注入造影剂的图像为被减影片,将蒙片于被减影片的数据相减处理,得到血管影像的数据,再经过数/模转换使其成为图像。该图像为消除了骨骼和软组织影的血管影像,即"减影片",为有创性检查,需要插管和注射对比剂。DSA 是血管内介入治疗不可缺少的技术,实施介入治疗必须先通过 DSA 检查明确病变的部位、供养血管、侧支循环和引流血管。

第三节　偏　瘫

一、偏瘫的定义

瘫痪(paralysis),又称麻痹,是指由于运动神经元(上运动神经元和下运动神经元)受损,骨骼肌收缩力减弱或丧失而引起的运动障碍。偏瘫(hemiplegia,hemiparalysis)属于不同瘫痪形式中的一种,指一侧上、下肢的瘫痪,常伴有同侧中枢性面瘫和舌瘫,病灶部位可在大脑运动皮层、皮层下白质、内囊、脑干和脊髓,其中对侧大脑半球内囊附近损伤引起的运动瘫痪在脑卒中占多数。

瘫痪按照其严重程度可分为完全性瘫痪和不完全性瘫痪(轻瘫)。前者是指肌肉收缩能力完全丧失;后者则是指肌肉收缩能力减弱,尚能做部分自主动作。偏瘫好转或者轻度偏瘫时,明确有无极轻度的偏瘫在诊断上是相当重要的。一般可根据肢体活动范围来判断肌肉瘫痪程度。

按照运动传导通路上不同部位的病变,可分为上运动神经元损害(或称中枢性瘫痪)和下运动神经元损害(或称周围性瘫痪),对应其瘫痪时的肌张力状态,上运动神经元损害为痉挛性瘫痪,下运动神经元损害则对应为弛缓性瘫痪。(表 1-1)脑卒中后偏瘫以上运动神经元损害导致中枢性瘫痪多见,其特点是一组肌群麻痹所引起的整个肢体的瘫痪,而周围性瘫痪仅涉及一块或几块肌肉。其次,上运动神经元受损使运动系统脱离高级中枢的控制,从而引起原始的、被抑制的、皮质下中枢的运动反释放,出现运动模式异常,表现为肌张力增高、痉挛、肌群间协调紊乱,出现异常的反射活动,如联合反应、共同运动和姿势反射等。周围性瘫痪则主要是受累肌张力的降低,随意肌麻痹明显。除此之外,两者的恢复过程也不相同。中枢性瘫痪病人的康复恢复过程依次表现为联合反应、共同运动、分离运动及协调运动等,而周围性瘫痪则是肌力由 0 级向 5 级呈直线式恢复。(图 1-8)

表 1-1　上、下运动神经元瘫痪的鉴别

	上运动神经元瘫痪	下运动神经元瘫痪
瘫痪分布	整个肢体为主(单瘫、偏瘫、截瘫)	肌群为主
肌张力	增高(折刀样),呈痉挛性瘫痪	降低,呈弛缓性瘫痪
腱反射	增强或亢进	减弱或消失
病理反射	有	无
肌萎缩	无或轻度失用性萎缩	明显
肌束性颤动	无	可有

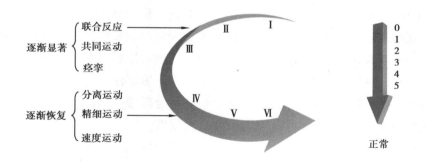

图 1-8　周围性瘫痪和中枢性瘫痪的恢复过程

二、脑卒中偏瘫的发生机制

高血压或动脉硬化的病人,大脑中动脉发出的中央支易破裂出血、压迫内囊的传导束,导致对侧半身瘫痪。脑卒中的病人,无论发生一侧基底核区大量出血(由于损及内囊故又称内囊出血)或大面积脑梗死,急性内囊病变都会引起对侧弛缓性偏瘫。

皮质与内囊之间的损害多表现为上下肢瘫痪程度不一致的偏瘫,内囊及以下的损害多表现为上下肢瘫痪程度一致的偏瘫。其对侧偏瘫上下肢瘫痪程度相等,这是因为与躯体运动相关的额叶皮质和经过内囊的锥体束同时受累。虽然中央前回上部和中央旁小叶前部的皮质是由大脑前动脉供应的,下肢运动皮质代表区并未受累,但内囊部中下肢代表区的皮质脊髓束纤维受累,因此表现为对侧上下肢瘫痪同时存在。此外,皮质运动区及其下行的锥体束等损害所致会导致偏瘫和肌张力异常,除可引起脑神经周围性瘫痪外,其余为中枢性瘫痪。

脑出血以及一侧大脑中动脉起始段闭塞,受压脑组织易出现高度水肿,造成颅内压增高,脑组织向对侧移位以致有发生脑疝的风险,使病人深昏迷,导致两侧大脑功能均发生障碍,出现完全性四肢瘫痪。

三、脑卒中偏瘫的临床特点

突然发生意识障碍伴有偏瘫的病人昏迷前多有头晕、头痛、视线模糊、肢体感觉异常和一过性失语。无意识障碍的偏瘫多见于出血或梗死面积不太大,未引起中线结构移位或移位不重者,病情严重程度较低。病人多表现为口角歪向健侧、偏瘫鼻唇沟浅或消失、闭目不充分、伸舌向瘫痪侧偏斜。在急性严重病变时,无论是否存在意识障碍,瘫痪一开始多处于弛缓性状态,偏瘫侧上下肢呈现出肌张力低、腱反射消失或减弱、病理征阴性的锥体束休克特点。待休克期过后,逐渐转变为痉挛性瘫痪,具体表现为肌张力增高、腱反射亢进,出现病理反射,无肌肉萎缩,病程长者可出现失用性肌肉萎缩。瘫痪的肌张力增高在上肢瘫痪时以屈肌为明显,下肢以伸肌明显,形成"折刀现象"。瘫痪的严重程度一般上肢比下肢重,远端比近端重,上肢伸肌比屈肌重,下肢屈肌比伸肌重,精细的、后天获得的运动比粗大运动受损重。

四、脑卒中偏瘫的常见并发症

(一)肩部问题

偏瘫性肩痛(HSP)发生在病人的瘫痪侧。它不仅存在于早期阶段,而且可以持续到脑卒中的慢性阶段。其发生率从12%到58%不等,最常见的发生时间是中风后 8~10 周。持续 3 个月以上的 HSP 又被称为"持续性中风后肩痛"。有证据表明,HSP 与脑卒中后中枢性疼痛(CPSP)相关,还与体感功能改变和认知评估皮层体感处理减少有关。早期被动运动,避免诱发因素,在松弛期支持和保护肩膀,可以降低其发展风险。

肩关节半脱位发病率多在 30%~50%,于病后头几周开始坐位等活动后出现。与偏瘫病人的肩痛有关,可合并臂丛神经损伤,是上肢预后差的标志。表现为肱骨头在关节盂下滑,肩峰与肱骨头之间出现明显的凹陷。早期被动活动时可感到无明显的阻力;出现痉挛后,被动运动可感到阻力增加,部分病人会出现肩痛和肩关节活动受限。正确的定位和处理可避免肩关节受伤和半脱位。

肩手综合征作为偏瘫后继发的并发症,在脑卒中病人中发病率 12.5%~70%,发生于病后第 1~3 个月,多为突然发生,但也可缓慢、隐蔽地发生。典型表现是肩痛、手浮肿和疼痛(被动屈曲手指时尤为剧烈)、皮温升高,消肿后手部肌肉萎缩,甚至挛缩畸形。干扰静脉回流的腕关节屈曲机制可能是最常见的致因之一。需避免病人上肢尤其是手的外伤、疼痛、过度牵拉及长时间垂悬。已有浮肿者需避免在患肢静脉输液及其他操作。

(二)痉挛与挛缩

痉挛是突发的非随意的肌肉或肌群收缩,有时伴有突发的疼痛,但常常在短时间内可以自行缓解,即肌肉由过分紧张状态恢复正常。如果由于某些原因关节活动长时间受限,肌肉痉挛长时间得不到缓解,如关节疼痛、关节病、关节瘫痪等,引起了支持关节和肌肉的组织发生"纤维化",使关节周围的肌肉、肌腱等软组织持续性缩短,不能恢复原来状态(长度),关节活动受限,严重时关节扭曲、变形,此为挛缩。体位、限制活动时间和原有关节病理改变都会引起关节挛缩。

(三)压力性损伤

压力性损伤是指皮肤或皮下软组织局部损伤通常位于骨性突起之上,由压力或压力混合剪切力所致。损伤的发生来自强烈或长期的压力或压力合并剪力。脑卒中后偏瘫病人长期卧床,局部皮肤潮湿、不卫生,废用性肌肉萎缩后可引起脂肪变性,骨隆突处与皮肤摩擦可引起滑囊炎,表皮剥脱可促进损伤的发生。老年偏瘫病人合并低蛋白血症和贫血,不能躲避压迫或对压迫引起的疼痛感受性降低以及皮肤、皮下组织、肌肉萎缩松弛更易造成压力性损伤的出现。

(四)下肢深静脉血栓

深静脉血栓是指血液在深静脉内非正常地凝结,阻塞静脉管腔,导致下肢静脉回流障碍性。静脉壁损伤、血流缓慢和血液高凝状态一直被认为是造成深静脉血栓形成的三大因素。典型临床表现通常是单侧下肢(左下肢多见)出现肿胀、疼痛。但是血栓形成早期可以没有明显症状,这是静脉血栓容易被忽略的原因之一。脑卒中病人常常合并深静脉血栓,与病人长期卧床、血流缓慢和血液高凝状态有关。有研究显示,卧床时间与深静脉血栓发生率呈显著正相关,这是因为长期卧床使小腿肌肉的压缩作用减低,导致下肢血流瘀滞,利于血栓形成。故开展早期运动对预防深静脉血栓形成起着积极作用。

(五)骨质疏松症

骨质疏松症是由于多种原因导致的骨密度和骨质量下降,骨微结构破坏,造成骨脆性增加,从而容易发生骨折的全身性骨病。按照传统分类方式,其可分为原发性骨质疏松症和继发性骨质疏松症。原发性骨质疏松症又可分为Ⅰ型和Ⅱ型,Ⅰ型主要见于绝经后的妇女,与体内雌激素水平密切相关;Ⅱ型是长期累积的衰老性失骨的结果,在高龄男女两性中都可见。继发性骨质疏松症发生的常见原因即为制动,如脑血管意外、截瘫、骨折导致病人长时间卧床。此外,甲状腺功能亢进、糖尿病、长期服用皮质类固醇类药物也是引起继发性骨质疏松的原因。脑卒中偏瘫病人以老年人居多,其本身具有原发性骨质疏松症的可能,加之偏瘫后病人长期卧床,双重因素导致老年偏瘫病人骨质疏松症较为突出,因此在运动训练中应注意活动强度,避免引起骨折,如椎体骨折、股骨骨折、颈骨折等。

第二章 脑卒中偏瘫病人的康复理论基础

脑的可塑性体现在脑的发育过程中。即便是成人，其大脑皮层功能也并非固定不变，当一个未发育完善的脑在成人期最初开始处理感觉信息时即具有可塑性（发育的可塑性与学习和记忆的可塑性）。当大脑接受外界环境变化不断的刺激时，大脑可依据受刺激经验通过皮层神经网络的重组来适应外部变化。神经生理学研究显示，中枢神经系统在感觉运动皮层、皮层下神经网络系统和脊髓的各个层面，都呈现出神经可塑性的潜力。临床和动物实验表明，神经恢复有其多样化的生物学机制，影响着神经恢复和脑卒中的预后。脑卒中偏瘫病人的康复过程中，涉及的重要机制即是脑神经可塑性，也称为中枢神经系统可塑性。

第一节 中枢神经系统的可塑性理论

健康人的皮质代表区会因为训练和运动技巧的获得而发生修饰，类似的神经修饰同样也可由神经系统的损伤所引发。这种机体对内外环境刺激做出行为改变的反应能力称为神经可塑性。这种能力是指损伤后的大脑可以通过改变短期功能和长期结构来最大程度地发挥未受伤组织的功能。短期功能的改变表现为突触效率和效力的变化。长期结构的改变表现为神经连接的数量和组织的改变。皮质可塑性指大脑皮质可根据个体的经历修饰其功能结构的能力，突触可塑性指在已有基础上对突触传递强度的修饰。感觉的传入和运动的传出都需要通过突触连接来完成，因此突触的可塑性也是中枢神经系统可塑性的核心问题。突触可塑性可表现为突触连接形态和功能的改变；突触数目的增加或减少；突触传递效率的增强或减弱。中枢神经系统的可塑性是研究中枢神经系统生长发育、衰老、退化、损伤、修复和学习记忆等许多问题的核心。其可塑性理论在动物和人类身上都已得到较好证明。

在动物模型中，Nudo 将松鼠猴分为狭小或广阔的容器两组，训练其在该环境下抓取食物，前者由食指钳取食物，后者用手和腕的动作抓取食物。使用电生理研究方法，以微电极绘制脑皮质运动图，即活动时的皮质代表区，结果显示，在动物以手指抓取食物时，其手指皮质代表区增大，说明皮质图可由运动活动的不同输入而得到不同的塑造，即脑功能得到重组。

在人类现实生活中，人脑功能的重塑以及功能的重组也十分常见。盲字诵读者如布莱叶（Braille），右手皮质图较左手大。弦乐器演奏者，左手指的皮质图较右手指大。以上两个研究都说明人类通过手的反复操作、使用、技巧活动，即经过训练的脑，其手指代表区会扩大，脑功能可以重组。相反，如果没有经过训练，就不会出现上述这种现象。同样地，脑的可塑性在 MRI 中也得到验证。右利手健康人，当右手完成运动任务时，在功能磁共振成像（fMRI）上显示出对侧相应部位脑的活化，同侧脑的活化表现的则较少。与之相反，使用左手完成运动任务时，在左侧会显示出有一个较大的活化。脑卒中病人恢复后，瘫痪侧的活动在 fMRI 上伴有两侧运动皮质较大程度的变化。瘫痪手的健侧脑整个网络被招募，脑卒中病侧脑第二活动区显示了招募，如补充运动区和运动前区皮质，且常有散在的运动网络的招募；沿着皮质梗死边缘也有招募。fMRI 两侧活化的增多与同侧活化区出现均显示出中枢神经系统的可塑性。

一、脑损伤后的可塑性

中枢神经系统发育具有神经诱导、神经细胞分化、神经细胞迁移、突触发育、神经细胞程序性死亡以及神经系统发育过程中的分化特点。由于脑可塑性的存在，中枢神经系统不仅在发育时能自行连接，在损伤后也可以恢复某些连接。目前较为公认的神经系统可塑性主要表现形式有这几方面：活动依赖性功能重组，包括损伤区周围皮层功能重组、对侧相应部位代偿性功能重组和其他皮层功能替代重组；潜伏通路的开放；神经轴突发芽和新任务的学习与记忆。

（一）中枢神经系统损伤后功能重组

1.损伤区周围皮层功能重组

在中枢神经系统中，当一部分损伤后，它所支配的功能可由另一部分完好的但与损伤区功能完全无关的区域来代替，体现出了脑的可塑性。最能说明这一功能替代重组的例证就是著名的盲人触觉替代视觉的研究。该研究结果显示,盲人在经过较长时间的皮肤替代触觉实验后,拥有可以通过触觉来判断物体景深和视差的能力。

然而,进一步研究发现,脑梗死面积过大、梗死病灶周围瘢痕组织增生、血管再通或新生困难、远隔部位发生继发性损害、神经干细胞活化及分化不稳定等因素都严重制约了梗死侧神经组织重塑的程度,并可能是部分病人神经功能恢复不理想的原因。

Glees 等人通过对猴脑运动皮质的研究,最早提出了脑运动皮质功能重组的观点,并得出结论认为,在脑损伤部位的近旁皮质出现了"功能重组"进而代偿了其已丧失的功能,同时功能重组受到外界环境刺激的影响,不同的环境刺激会诱导相对应的功能调整,以适应环境的变化。Kim 等纵向观察了 10 例脑卒中病人连续屈伸患侧膝关节运动时脑激活情况,使用功能磁共振研究发现,随着肢体功能的恢复,初级体感区(primary somatosensory,SM1)的激活从健侧半球迁移到病灶侧半球。

2.对侧相应部位代偿性功能重组

许多研究证实,大脑半球双侧区域的功能可以"互代",具有相互补偿的能力。当中枢神经系统损伤后,健侧大脑半球的功能重组可能是运动功能恢复的神经学基础之一。实验性脑梗死大鼠神经功能逐渐恢复的过程中,实验性单侧脑外伤后,损伤对侧(健侧)皮质脊髓束(corticospinal tract,CST)会发生不同程度新生纤维,在脊髓平面实现纤维重新分布,每只大鼠神经功能恢复的程度与其颈髓 CST 芽生纤维数量呈正相关,提示健侧 CST 的重塑可能参与了大鼠脑梗死后神经功能的修复。

(二)潜伏神经通路的开放

潜伏通路是指在发育过程中已经存在但正常情况下不起主导作用,处于备用状态的神经通路,当主导通路受到损伤后其功能才得以显现。潜伏通路在中枢神经系统损伤后的功能恢复中有重要的地位和意义。有学者在观察猴头眼协调控制的实验中发现,在猴的迷路反射途径被破坏后,其颈部本体感受器在控制头眼协调运动中发挥了主导的作用。

(三)神经轴突发芽

轴突发芽是中枢神经系统可塑性的重要形态学基础,一般 2~6 个月完成,但理想的功能恢复需要花费数月或一年以上。神经系统的发育过程和运动学习过程均依赖发芽现象,适当的运动刺激和某些神经生长因子(NGF)都可以促进发芽,这已被大家公认。轴突发芽有两种形式,再生发芽和侧支发芽。再生发芽是指严重受损的轴突发芽与邻近神经元形成新的突触,而侧方发芽是指失神经支配但未受损神经元在传入冲动消失后吸引邻近未受损轴突发芽。目前认为人神经组织受损后以侧支再生为主,即损伤区域临近的正常神经元侧支发芽,向靶组织或其他神经元延伸,从而形成新的神经突触联系。研究证明,中枢神经受损后,通过康复训练能促进相关神经细胞的轴突发芽形成新的突触,并凭借反复使用这些突触,建立起近于正常功能的新的神经通路网络——突触链,来实现重塑所丧失的神经功能。

除了调节神经发育外,这些突触与再学习过程或受伤后运动输出也有关。突触性能的改变很大程度上影响抑制或兴奋的范围,突触间激活频率或强度的变化可导致突触强度的长期增加或减少,分别称为长时程增强(LTP)或长期抑制(LTD),LTP是学习记忆过程中研究得最透彻的过程,大脑通过重组或修饰其神经网络来形成新的记忆。

二、脑卒中后的可塑性

脑卒中后大脑缺血或梗死会导致损伤区微环境发生变化,首先促发内源性神经修复机制,远离缺血性病变区或邻近区域的神经无细胞通过侧支发芽,向靶组织或其他神经元延伸以产生新突触。此外,神经胶质细胞分泌神经营养及保护因子,为神经再生提供良好的环境,促进受损突触和血管的再生,并促进神经细胞的重塑和神经功能的恢复,然而这种损伤诱导的神经可塑性作用是有限的。

神经可塑性可见于各种不同的大脑区域,包括皮层和皮层下组织,除了初级运动区、运动前区、运动辅助区和扣带回运动区参与运动恢复,其他皮质,如躯体感觉区、颞叶和顶叶,也参与脑卒中后的功能恢复。功能影像研究也表明小脑参与神经可塑性过程。因此,如果对大脑运动皮质和小脑进行合适的刺激,就有可能促进神经恢复或功能代偿。

三、影响中枢神经可塑性的因素

神经可塑性研究最新数据显示,成年人中枢神经损伤后神经元能够再生。但在不同的个体中,其恢复的程度是不相同的。了解影响神经系统可塑性的因素,创造有利于增大可塑性的因素,控制不利于增大可塑性的因素,有助于促进中枢神经系统的恢复。目前影响可塑性的内在因素有神经元的内在发育特性和内部微环境；外部因素有外界丰富的环境、康复治疗、干细胞移植、药物等，其中较重要的因素有以下几种。

（一）丰富的环境

丰富的环境是相对人和动物赖以生存的单调环境而言的，它是指具有可操作的多个物品、社会整合因素刺激和体力活动的联合体特征的环境。丰富环境对脑发育和脑损伤修复具有显著的促进作用，而脑发育与脑损伤修复的基础是神经可塑性。研究表明，丰富的环境可以促进中枢神经损伤病人神经的再支配，表现为丰富环境中动物大脑皮质的重量和体积增加、皮质/皮质下重量比增大、神经元胞体和胞核均增大、树突分支多而长、轴突上突触密度大等。另外，丰富环境也能促进某些神经生长因子的表达。

（二）神经营养因子

神经营养因子是神经细胞发育和生长所必需的环境因子，其在伤后早期的作用包括保护神经细胞、促进神经细胞生长及轴突长芽、促进受损功能恢复等。目前认为，神经营养因子、兴奋性氨基酸受体途径等对神经干细胞的激活是启动大脑功能恢复的关键因素。脑源性神经营养因子在神经系统发育中促进神经元的存活和分化。这些重要的神经营养因子，如神经生长因子已广泛应用于临床，以改善病人的预后。

（三）药物

神经系统损伤后的神经功能障碍与神经细胞损伤的数量和位置直接相关，最大限度地减少神经细胞的损伤不仅可以减轻神经功能障碍的程度，而且还有助于损伤区域神经细胞网络的重建。因此，临床中常使用保护神经细胞的药物和防止血管痉挛、改善微循环灌注的药物，用于防止神经细胞死亡，以减少损伤区的面积，减轻神经系统损伤。

（四）神经干细胞移植

神经干细胞移植是当前中枢神经系统损伤后研究的热点。多个实验已成功在大脑皮层受损部位移植了大鼠胎儿新生皮层细胞，移植的细胞与宿主组织联系并起作用，产生营养因子影响周围的组织，移植后饲养在复杂环境中的大鼠会表现出行为方面的改善。但是，目前还不能通过人类神经干细胞的移植来解决脑局部损伤后造成的局限性脑功能的缺失。脑内神经干细胞移植在人体上的应用还需要进一步进行大量研究。

（五）运动干预训练

脑的可塑性和功能重组是现代康复的基础，病人功能缺损后必须通过学习、适应新的运动方式或技巧来充分代偿缺失的功能。这些代偿方式的形成可以明显地引起受损及完整脑半球组织发生相应改变。有研究表明,如伤后早期给予适当的运动干预训练,可促进偏瘫病人功能恢复达到更理想的水平。对脑损伤病人展开积极再训练可以帮助其脑组织重组,进一步恢复功能。躯体和肢体在脑皮质中的代表区决定于该部位的活动、使用程度,例如在脑卒中时实践活动可使运动功能得到恢复,在未损伤脑的部分可有结构和功能上的再组织,结构上在损伤和未损伤半球可有树突和轴突发芽以及新突触的形成。功能上在缺血半球表现为代谢与脑血流改变,因而,生理上就可以建立新的反应模式,促进肢体功能的恢复。

第二节　运动控制理论

躯体运动是动物机体对内外刺激发生反应的表现,是动物行为的基础,需要在运动系统和控制系统的共同作用下完成。"偏瘫"和"失语"是影响脑卒中病人日常生活最大的问题,要使运动功能恢复,了解运动控制的基本理论以及运动模式十分必要。

一、运动控制的基本理论

运动控制是研究运动的本质和产生运动的原因。任何一个简单的运动都是一系列复杂过程相互作用的结果,包括动作、感知觉、认知和运动处理。运动控制实际上是研究运动和姿势的控制,是完成一个特定动作的过程。运动控制的机制相当复杂,学说理论比较多,但没有一个能全面地解释运动起源的本质和原因,本节重点讨论四种运动控制的理论。

(一)反射理论

在 19 世纪末,神经生理学家 Charles Sherrington 完成了《神经系统的整合作用》(*The Integrative Action of the Nervous System*),形成了运动控制传统的理论基础。Sherrington 认为,反射有 3 种结构:感受器、传导通路、效应器,复杂的行为能通过一系列单个反射的复合行为来解释。图 2-1 表示了反射链的概念。反射链是动作的基础,一个刺激产生一个反应,这个反应作为下一个反应的刺激。

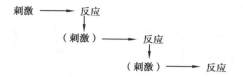

图 2-1　反射链

　　该理论存在很多局限性:第一,如果自发和自主的动作被认为是属于行为的类别,反射则不能被认为是行为的基本单位,因为反射必须由外界因素引发;第二,运动控制的反射理论不能充分解释和预测缺少刺激的动作,近年来的研究发现,在感觉缺失的情况下,动物也能进行比较协调的运动;第三,该理论没有解释快速运动,即接连发生的运作速度非常快,以至于不允许前一动作的感觉反馈来刺激下一个动作;第四,一系列反射能创造出符合行为的概念不能解释根据不同的环境和下行命令,单一刺激能导致多样的反应;第五,反射链无法解释新动作的产生。

　　(二)分级理论

　　20 世纪 20 年代,Rudolf Magnus 研究发现,低水平的反射只是在高危中枢损害时才出现,反射是运动控制分级中的一部分,高级中枢抑制这些低级中枢的活动。因此,许多人认为,神经系统是分级控制运动,是从上到下有组织的结构。总体来说,分级控制被定义为从上至下的组织控制,如图 2-2 所示,每一个连续的上级影响控制下一个水平,在严格的垂直等级系统中,控制线不交叉,也不会有颠倒的反向控制。

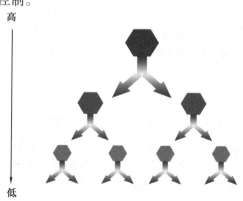

图 2-2　等级控制模型

(以从上到下的结构为特征,低一级的中心总是由高一级的中心负责)

(三)运动程序理论

反射理论可以解释某些固定的运动模式,但当去掉刺激或传入冲动,仍有模式化的运动反应,从而引出了中枢性模式化运动的概念。这种中心运动模式的观点,或者运动程序,比反射观点更为灵活,因为它既能由感觉刺激激发,也能由中枢呈递激发。

(四)系统理论

苏联科学家 Bernstein 把人体当作一个系统,有内力——惯性和运动依赖的能力,外力——重力。在运动过程中,这些力相互作用,改变人体的动能和潜能。同样的命令,出于内外力的变化,可产生不同的运动;不同的命令,可产生相同的运动。他认为,整合运动是各个分离的子系统相互作用的结果,即一些简单的动作整合成运动、姿态。

尽管对运动的控制已经做了不少研究,形成了不同的理论体系,但任何一个单一的理论体系都不能完美地解释运动的控制问题。人类的运动是极其复杂的,很难用一个单一的理论解释清楚。不过,了解这些理论,对临床工作的开展有一定的指导意义。

二、偏瘫病人异常运动模式

偏瘫属于上运动神经元的损伤。上运动神经元的损伤,导致正常的姿势反射机制紊乱,出现痉挛取代正常的姿势张力,过度的联合收缩取代正常的交互神经支配,为数不多的静态的、固定的、异常姿势模式取代正常的体位反射、平衡反应和其他保护性反应的协调活动等,事实上这些表现是一种发生上较为原始的不正常的姿势反射模式的释放。干扰偏瘫病人运动的异常运动模式主要分为下面几方面。

(一)联合反应(associated reaction)

联合反应是指当身体的一部分肌肉收缩时,可以同时诱导其他部位的肌肉收缩。在瘫痪恢复过程的早期出现,多表现为一种固定的病态运动模式。但这种反应与随意运动不是同一种姿势反射,具体表现为肌肉活动失去自主控制,通常伴随着痉挛而出现,并且痉挛的程度越高,联合反应就越强,越持久。因此,实际上联合运动是患侧的异常反射活动,是一种在较低位中枢控制下的手臂或腿的定型痉挛模式的再现。联合反应在上肢屈曲、伸展和下肢内、外旋时几乎是左右对称的,健侧屈曲时,患侧也相对应表现为屈曲。但这在下肢表现为反性联合反应,当健侧屈曲时,病人大多是相反的,如上肢屈曲——伸展,下肢则伸展——屈曲。此外,在上下肢之间也存在联合反应,称为同侧性联合反应。

(二)共同运动(synergy movement)

共同运动是指偏瘫病人期望完成某项患肢活动时引发的一种不可控制的随意活动。在同一时间点、以同样的努力试图进行某项活动时,其运动的模式是定型的,参与活动的肌肉及肌肉反应的强度都是相同的且不能选择控制的,在瘫痪恢复过程的中期出现。偏瘫病人的共同运动模式在屈肌和伸肌中都有体现,并且在上肢和下肢中都可发生。例如,在同一时间点,偏瘫病人做出抬上臂或者用手触摸嘴的动作时,同时会出现屈肌共同运动模式,表现为肩胛骨上提、后缩,肩关节外展、外旋,肘关节屈曲,前臂旋后,腕关节屈曲,拇指屈曲内收,指关节屈曲中相同的某一关节运动或几个关节运动的组合。

(三)姿势反射(postural reflex)

姿势反射是指由体位改变引起的四肢屈肌、伸肌按照一定模式发生改变,几种常见的姿势反射包括紧张性迷路反射、紧张性颈反射、紧张性腰反射等。在正常生活活动中会自动协调、整合,以维持整体平衡和身体的局部平衡。而在偏瘫病人的病理情况下,姿势反射会以夸张的形式出现,对病人仰卧位、半卧位、坐位、站立以及卧位转换等运动产生影响。在康复治疗中,常通过某些方法抑制这些病理性反射,并借助其适时、适度地诱发主动运动,促进脑卒中偏瘫病人运动功能的恢复。例如,对称性紧张性颈反射中,偏瘫病人经常处在半卧位,头和躯干屈曲,患腿伸肌张力增加,患臂屈肌张力增强。若将病人移动坐到轮椅上,会表现出同样的痉挛模式。由此可见,这是一种非常错误的体位,应避免对偏瘫病人采取半卧位。

第三节　身体运动功能的可塑性理论

病人身体运动功能也存在可塑性,可以通过物理治疗和运动功能训练来矫正病人的运动功能障碍,且根据其的运动功能情况制订对应的运动功能训练计划,提升病人的运动功能。这样由物理治疗和运动功能组成的学科被统称为身体运动功能训练,结合了运动解剖学、运动生物力学、运动生理学、运动医学和运动技能学等多种学科,其原本是为了适应体育运动发展而设立的学科,现也逐渐应用于康复治疗,本节将从正常人的运动功能理论出发,讨论运动功能训练对脑卒中偏瘫病人身体运动功能恢复的意义。

一、身体运动功能的概念

身体运动功能训练是一种通过加强核心力量和神经肌肉系统效率,来达到提高专项运动能力的训练方法,主要包含身体运动功能方面的训练和物理方面的治疗两部分。物理治疗是用于训练前的运动功能障碍诊断,并根据诊断结果进行针对性的运动功能障碍矫正,目的是通过系统的矫正训练来消除运动功能障碍,消除动作代偿,为下一步实施运动功能训练奠定物质基础。身体运动功能训练的特点在于,以功能动作筛查为起点,突出强调动作模式训练,把完成专项动作所需的肌肉力量更好地募集起来,达到提高全身肌肉整体工作能力和效率,提升运动表现能力的目的。

二、身体运动功能训练的研究现状

虽然身体运动功能训练是近年来中国体育研究的热点话题,但是由于其理论是从国外引进的,国内的相关研究还未成系统。国内研究学者张英波、张建华、李燕等人以人体运动神经中枢控制肌肉的视角对概念进行了不同的界定。张建华主要认为身体运动功能训练应该是跨越多关节、贯穿身体多维度的,目的是促进肌肉平衡,发展神经肌肉协调配合能力和对身体的控制能力。李燕则认为身体运动功能训练是以神经系统的功能开发为主导的人体运动功率和效益统一的训练体系。张英波认为身体运动功能训练的焦点在提升核心柱功能与动力链效能上,以此来提高身体运动能力。

同样地,身体运动功能训练的内容在国内的研究也未成系统。史衍以人体功能态为基础对身体功能训练的内涵结构分类状况进行了阐述,对相近概念进行了区别,并提出了身体功能训练在不同状态下的变化规律。在身体运动功能训练特点的研究上,李燕从重视动作评价筛查、基本动作、重视弱链强调身体平衡发展与重视恢复几个角度上进行了阐明。袁守龙从身体运动功能训练的基本原理和内容结构上进行了一些初步的研究。尹军从身体运动功能训练的内容体系来看,认为功能性动作筛查(FMS测试)、选择性功能动作评估(SFMA)、Y-Balance测试、软组织唤醒、肌肉-神经系统激活、脊柱力量准备、动作整合、快速伸缩复合练习、动作准备、速度与多方向移动、力量与旋转爆发力、能量系统发展、再生与恢复等,构成了身体运动功能训练的主体内容。李笋南等人把身体运动功能训练体系分为 4 个方面,系统分为 3 个方面,训练分为 7 个板块,练习方式分为 3 个平面 6 种模式。刘震对身体功能训练的内涵和内容进行了归纳研究,认为内涵主要包括动作模式训练、躯干支柱力量训练、整体性训练和本体感觉训练 4 个方面,内容主要包括运动功能筛查、训练和恢复与再生 3 个方面。

三、身体运动功能训练的内容

身体运动功能训练的体系可以划分为激活与再生系统、功能动作系统、功能训练系统、动作纠正系统 4 个方面。其中功能动作系统中包含了功能性动作筛查(Functional Movement Screen, FMS)、选择性功能动作评估(SFMA)、Y-Balance 测试(YBT)和基础体能筛查(FCS)。功能训练系统又主要包括动作准备、多方向移动训练、功能力量训练、快速伸缩负荷训练、能量系统发展及恢复再生训练。FMS 测试、SFMA 测试和 Y-Balance 测试是身体运动功能训练中最常用的 3 种检查手段。其主要目的是通过检查发现身体在运动中存在的受伤风险,发现并解决身体存在的薄弱环节,并为之后的训练和治疗提供参考依据。

(一)功能动作系统

FMS 既是 Functional Movement Systems(功能性动作系统),也是 Functional Movement Screen(功能性动作筛查),作为筛查它是一项简单可量化的运动损伤风险筛查测试。评估者可以通过观察参与者完成规定动作的质量,快速地发现身体在运动过程中存在的灵活性、稳定性或神经—肌肉控制力等问题。SFMA是一种从动作模式、功能性动作的整体及原理出发的测试,使评估者发现参与者的功能动作缺陷并找到疼痛的根源,从而进一步有针对性且高效地展开治疗与训练。而 Y-Balance 测试关注病人自身左右侧的差距和阶段训练前后的差距以及 Y 字者 3 个方向上的差距,实际上是比 FMS 测试和 SFMA 测试更高级的测试。

通常如果在 FMS 筛查过程中筛查对象出现了疼痛,则接下来需要进行SFMA 评估。反之,如果在 FMS 筛查过程中筛查对象没有出现疼痛,那在后续追求体能素质的偏好和优势时,就可以使用 FCS 测试。在做体能训练之前,FCS适合 FMS 没有问题的人,如果你没有疼痛和功能障碍,那在后续追求体能素质的偏好和优势时就可以使用 FCS 测试。

（二）功能训练系统

主要包括动作准备、多方向移动训练、功能力量训练、快速伸缩负荷训练、能量系统发展及恢复再生训练。动作准备是功能训练系统的第一部分，而动作准备中的第一部分则是激活。训练前的激活与训练后的恢复再生共同构成激活与再生系统，充分的动作准备为预防损伤打下坚实的基础。功能性力量训练主要包括悬吊训练、核心力量训练、振动训练、本体感觉功能训练4个模块。多方向移动训练又称为多方向速度训练，包括变向、角加速度、"减速"3个部分，其可从灵敏练习、步法练习和速度练习多个角度发展运动员的综合素质。快速伸缩复合训练是指能够使肌肉在最短时间内发挥最大力量的练习，它可以通过提高动作速度与爆发力、提高肌肉的弹性势能、增强关节间连接的力量，从而达到减少能量泄露、提高动作效率的效果，因此被视为专项运动的基础。发展能量系统的训练包括有氧训练（如达到65%最大心率，3000米放松跑）、无氧训练（如达到85%最大心率，50米冲刺跑）、混氧训练（如达到75%最大心率，法特莱克跑）3个方面，其作用在于可以有针对性地发展运动员心血管系统和能量代谢系统。恢复再生训练包括主动再生训练和被动再生训练，其中主动再生一般以中小强度的有氧练习为主，如有氧慢跑、功率自行车、简单的徒手动作等；被动再生包括软组织放松、牵拉放松等方式，以及借助泡沫轴、按摩棒等器械的辅助训练，恢复再生训练通常被安排在非训练日或调整休息日。

（三）动作纠正系统

主要是针对动作、姿势、关节活动度、肌力平衡等方面展开矫正训练，以帮助运动员提高动作效率，减少错误动作的出现，避免运动损伤的出现或加重。

四、身体运动功能训练的意义

文献综述结果显示，关于身体运动功能训练的应用，主要出现在学校体育、竞技体育、群众体育这3个方面的实践应用以及对身体运动功能训练内容的探索研究。现阶段我国高水平运动员的身体运动功能训练是为适应职业体育日益激烈的竞争而创立的理论体系和方法体系。青少年身体运动功能训练是为适应学校体育课程改革创建的一种新型教学理论与方法体系，它与传统的以身体素质练习为主的体能练习存在着本质差异。偏瘫病人的康复中也早已涉及身体运动功能训练，主要是运动训练以及运动康复等表现形式。

与传统训练不同,身体运动功能训练强调的是动作训练而非训练肌肉,其目的是通过训练提高完成专项技术所需要的专门动作的质量和竞技表现能力,而不是提高肌肉的力量。此外,身体运动功能训练不仅从生理学的角度强调神经对肌肉的支配作用,强调技术动作的稳定性和关节运动的灵活性,同时还从解剖学角度强调通过大肌群率先发力带动小肌群的发力,即发挥大肌群的发动机作用。更为重要的是,它从运动力学角度强调躯干支柱的作用,强调动力链的传递速度和功率。目前国外已经有实验证明,实施功能训练对改善机体某些方面的效果明显,它可以使身体整体损伤率降低30%,力量增加58%,平衡能力增加196%。功能训练方法可以降低损伤,并在某种程度上促进机体向有序的方向发展,这意味着功能训练方法使机体的某些能力得到提高。

脑卒中病人恢复进展缓慢,如果不能对病人进行及时、有效的康复干预将会给其造成各种严重的并发症,给家庭带来巨大的精神和经济负担,给社会造成巨大的损失。资料显示,偏瘫病人,运动系统若制动超过2小时,肌原纤维就会开始缩短并且逐渐萎缩,当超过2周时,会导致关节周围的致密结缔组织增加使关节挛缩,同时,使骨组织失去了机械应力的刺激作用,破骨细胞活性增强,骨组织被吸收从而发生骨质疏松综合征。研究显示,与强迫运动相比,自愿运动可以更好地促进中风后偏瘫病人的功能恢复。与高强度运动训练相比,轻度和中度运动训练可以产生更好的神经保护作用。早期的运动训练可以调节脑水肿、细胞凋亡、氧化损伤、干细胞和其他机制的过程,从而发挥对大脑的神经保护作用。因此,尽早对脑卒中偏瘫病人实施运动功能训练对防止并发症促进身体运动功能恢复具有重要意义。

(一)神经可塑性

研究证实,可以通过引入模式化的行为活动,如强制使用受损伤区域可以用来增强皮层的功能性重组能力。强制性运动疗法、双侧上肢运动训练、运动平板训练等都可从大脑层面促进脑卒中偏瘫病人的运动功能恢复。

1.强制性运动疗法(Constraint-Induced Movement Therapy,CIMT)

强制性运动疗法是一种强迫限制健侧肢体、主动训练瘫痪肢体的治疗方法,它可以帮助克服偏瘫肢的习得性废用。CIMT能扩大偏瘫手的运动区面积,而这种面积扩大与手功能提高有关。此外,影像学研究显示,CIMT能够诱导出大脑其他区域的可塑性,如对侧初级运动区(激活减少)、小脑、辅助运动区和额叶脑回双侧。

Wolf等人通过3年的前瞻性多中心随机对照试验观察了202例脑卒中病

人实施强制性运动疗法对上肢运动功能的影响,研究采用 Wolf 运动功能测试量表(Wolf Motor Function Test,WMFT)和运动能力量表(Motor Activity Log,MAL)作为结局评价工具。结果显示,经过 2 周的 CIMT 治疗,治疗组偏瘫上肢运动功能改善明显好于传统康复对照组,并且这一疗效差异能持续一年以上。

2.双侧上肢运动训练(Bilateral Arm Training,BAT)

对大多数脑卒中病人来说,双侧上肢运动训练也是一种非常有效的治疗方法。尽管偏瘫病人仍有一定的伸手能力,但他们无法正常完成与日常生活有关的动作。双侧和有节律性运动是运动学习技术所必备的基本要素。研究者认为,这两者可能是通过大脑半球间信号的传递和动作的顺序化来产生作用。使用 Fugl-Meyer 量表对显示有运动功能进步的病人展开评价,结果表明病人的双大脑半球的运动前区和运动区的皮质募集增加。相反,在那些运动功能没有改善的病人中被证实没有出现这种皮层功能重组,这表明同侧和对侧运动皮层募集与上肢的运动功能的恢复有关联。如对瘫痪食指进行跟踪波动图形的任务特异性训练显示,训练能促进感觉运动(初级感觉、运动、运动前区皮层)激活从对侧向同侧发生转变。

3.体育锻炼

可以促使体内的营养因子,如脑源性神经营养因子(BDNF)、胰岛素样生长因子 1(IGF-1)、血管内皮生长因子(VEGF)的积极释放,从而诱使脑可塑性变化。不同的营养因子对脑可塑性调节的通路或许有交叉,而 BDNF 是其中的关键。Alcantara 讨论了有氧运动和功能性任务训练如何影响脑卒中后 BDNF 浓度,系统评价的结果表明,有氧运动可促进脑卒中后中枢 BDNF 浓度的变化。此外,BDNF 在进行功能性锻炼,例如训练和约束诱导运动疗法(CIMT)时似乎仍存在争议。由于目前这些结论是基于动物的工作,因此暂时缺乏评估人类体育锻炼后脑卒中后 BDNF 浓度的研究。

4.外源性物理刺激

实验和临床研究提示外源性物理刺激(如磁刺激、电针等),对神经重塑也起着重要作用。研究显示,丰富的运动干预训练和外界刺激能够促进神经发生、促使轴突和树突分支增加、诱导血管发生,也能扩大运动区面积和改变运动皮层激活模式并且通过上调脑源性神经营养因子(BDNF)的表达,激活谷氨酸 α-氨基羟甲基恶唑丙酸(AMPA)受体,促进神经细胞的重塑和功能恢复。皮质兴奋性受兴奋性(谷氨酸盐)和抑制性(γ-氨基丁酸)神经传递的平衡控制,兴奋性越大相对应可塑性就越大,而增强的抑制性与可塑性受损有关,临床研究表明,通过外周神经刺激脑卒中后偏瘫病人的躯体感觉皮层,可以增强功能性手部任务训练的效果。其他研究表明,通过正中神经对体感皮层的重复刺激与传递到运动皮层的经颅磁刺激脉冲协同增强了运动皮层的兴奋性。

5.针对性运动训练

不同的康复手段可以产生不同程度的效果,广泛的皮质损伤在很大程度上使结构和功能发生改变,对损伤区域的刺激可促进功能恢复,只增加力量训练并不能诱导脑组织重塑,必须配合技巧训练。针对鼠的运动训练主要有跑转笼或平板,练习伸爪取笼外食物(reach training),综合技巧训练(包括在平衡木、绳索、网格上行走,爬梯子,跨越障碍物等)。实验表明,在不同时间的运动训练后单侧大脑中动脉闭塞致偏瘫小鼠双侧大脑感觉运动皮质胆碱能阳性纤维数目的变化不同,急性期短时间(15天)运动训练的小鼠其皮质胆碱能阳性纤维数未能发生显著变化,但长时间持续训练组小鼠的健侧胆碱能阳性纤维数目明显高于间断训练组和对照组,并且两运动组在训练结束后(90天后)患侧皮质胆碱能阳性纤维数显著增多,训练组皮质胆碱能纤维密度增高,从而证明,长期的运动训练可以促进胆碱能纤维的侧支发芽,且表现为健侧早于患侧。这些纤维数目的增加为损伤后功能的重组提供了有力的形态学支持。

(二)骨骼肌

脑卒中病人骨骼肌的改变,会加重残疾程度,影响病人的行走能力。其中骨骼肌的改变具体包括肌肉的萎缩、增生性肌肉肥大、肌肉纤维类型转变、脂肪沉积以及与胰岛素抵抗相关的肌肉代谢的改变。Prado-Medeiros 等对 13 例慢性脑卒中偏瘫病人进行双侧中段大腿 CT 扫描,评估了膝关节伸肌和屈肌的运动功能、股四头肌和腿筋肌体积,以及最大向心性和偏心性收缩。结果显示,偏瘫侧股四头肌萎缩(比健侧大腿横断面积低 24%,$P = 0.002$),膝关节伸肌和屈肌肌力、扭转力均下降,并且该力量缺陷与运动功能有显著相关性。研究者认为,脑卒中后病人双侧下肢的肌力都有不同程度的下降,肌力不足是限制脑卒中运动功能恢复的重要因素。通过开展与下肢肌肉(髋和膝关节屈肌和伸肌、踝关节背屈和跖屈肌)相关的力量训练,尝试重复的、费力的肌肉收缩的干预措施,能够改善并提高病人的步行能力和平衡能力。

与传统单一的康复方法相比,多种运动训练结合对肌力的改善也有一定作用。Chang 开展了一项训练计划(每节 40 分钟,每星期 3 次,每 8 周 3 次),内容包括 10 分钟的常规康复训练和 30 分钟的机器人辅助、双侧力诱导、等速手臂运动训练。结果显示,手臂运动功能的握力、推力和拉力强度与 Fugl-Meyer 量表(FMA)在运动后测试以及维持力测验中有显著改善。运动学中的运动时间、峰值速度、峰值速度时间百分比和标准化的加速度得分方面也均得到了显著改善。常规康复联合机器人辅助、双侧力诱导、等速手臂训练可能会促进慢性脑卒中病人上肢力量和运动控制能力的恢复。

除了运动训练之外，接受神经肌肉电刺激也可帮助恢复瘫痪肢体的肌力。脑卒中后偏瘫下肢肌肉会发生慢肌纤维向快肌纤维的转变，而这种肌纤维是更容易疲劳的纤维。研究认为，快肌纤维比例增高与自我选择步行速度具有显著相关性，而后者反应的是步态障碍的严重程度。通过长期使用频率为 $10 \sim 12$ Hz的电刺激，可以逆转纤维类型的转变，并且促进运动单位适应性。这种神经纤维转变的逆转被认为可能与运动神经元激活模式相关，是肌肉纤维接受电刺激时，控制了肌纤维中收缩蛋白和代谢酶的表达，因此神经肌肉电刺激也在临床广泛用于脑卒中后的康复治疗。

目前的康复模式不能系统地提供足够的运动锻炼来逆转身体的退化，不能提供足够的重复任务来优化运动学习，也不能提供后续锻炼来维持中风后的长期健康效益，探究适合脑卒中后偏瘫病人的最佳运动训练模式仍具有重要意义。

第三章 偏瘫病人的康复评定

康复评定是对病、伤、残病人的功能状况及其水平进行定性和(或)定量描述,并对其结果做出合理解释的过程。脑卒中偏瘫病人的康复评定包括神经功能缺损程度的综合评定、躯体功能评定、认知功能评定、心肺功能评定、心理功能评定、日常生活能力评定、生存质量评定等多个方面。脑卒中偏瘫康复评定是对脑卒中偏瘫病人所存留的或丧失的功能进行识别和测定,以鉴别病人的功能障碍情况和其严重程度,从而制订合理的康复计划,实施有效的康复治疗措施;同时监测病人的功能变化,以判断康复治疗的效果,对病人的疾病结局做出合理的评价。

第一节 神经功能缺损程度的综合评定

基于神经系统检查的神经功能缺损程度综合评定主要用于监测脑卒中神经功能缺损的变化以判断疾病严重程度,为脑卒中临床研究提供基线资料,预测疾病预后,是一种全面评价脑卒中病人神经功能缺损的方法,可以指导医护人员为病人选择适合的医疗康复方案。临床特异性神经功能缺损程度评估量表较多,本节主要介绍中国脑卒中临床神经功能缺损评分标准和美国国立卫生研究院卒中量表。

一、中国脑卒中临床神经功能缺损评分标准

脑卒中临床神经功能缺损评分标准(China Stroke Scale,CSS)以斯堪的纳维亚脑卒中量表(SSS)为基础,几经修订,最终于2015年在全国第四次脑血管病学术会议上通过。2009年,陶子荣研究发现CSS有良好的信度,各维度的重测信度和评定者间信度均在0.911~1.000;内部一致性信度的Cronbach's α系数

均在 0.8 以上。CSS 有较好的结构效度；分析 CSS 与 NIHSS 间相关系数为 0.86，效标效度良好。除面瘫项目 SES 为 0.38 外，其他均大于 0.5，大多数维度均显示出了良好的敏感性。

二、美国国立卫生研究院卒中量表

美国国立卫生研究院卒中量表(National Institutes of Health Stroke Scale, NIHSS)于 1989 年由 Brott 等人制定，它可用于语言和认知障碍有缺陷的人，评估时间少于 10 分钟，所使用的评估器具少，对脑卒中高危人群、脑卒中病人的死亡风险和身体功能恢复预测效度较好，是十分有效的评估工具。该量表可用于指导急性脑卒中的治疗，医务人员可根据评分判断脑卒中的严重程度和可能的预后，并对病人进行分层。NIHSS 共有 15 个评估项目，基线 NIHSS 评分可以判断神经功能缺损程度：NIHSS 评分 1~4 分为轻度脑卒中，代表预后良好；NIHSS 评分 5~15 分为中度脑卒中；NIHSS 评分 16~20 分为中重度脑卒中。

但 NIHSS 也有对后循环卒中不敏感，某些项目信度较差，低估右半球脑卒中的严重程度等缺点，不足以提供指导运动处方的信息，NIHSS 可与运动功能评估等量表结合使用。具体内容见表 3-1。

表 3-1　美国国立卫生研究院卒中量表

项　目	评分标准	得　分
1a.意识水平： 即使不能全面评价(如气管插管、语言障碍、气管创伤及绷带包扎等)，检查者也必须选择 1 个反应。只在病人对有害刺激无反应时(不是反射)才能记录 3 分	清醒，反应灵敏(0 分) 嗜睡，轻微刺激能唤醒，可回答问题，执行指令(1 分) 睡或反应迟钝，需反复刺激、强烈或疼痛刺激才有非刻板的反应(2 分) 昏迷，仅有反射性活动或自发性反应或完全无反应、软瘫、无反射(3 分)	
1b.意识水平提问： 月份、年龄。仅对初次回答评分。失语和昏迷者不能理解问题记 2 分，因气管插管、气管创伤、严重构音障碍、语言障碍或其他任何原因不能完成者(非失语所致)记 1 分。可书面回答	两项均正确(0 分) 一项正确(1 分) 两项均不正确(2 分)	

续表

项　　目	评分标准	得　分
1c.意识水平指令： 　睁闭眼；非瘫痪侧握拳松开。仅对最初反应评分，有明确努力但未完成的也给分。若对指令无反应，用动作示意，然后记录评分。对创伤、截肢或其他生理缺陷者，应予适当的指令	两项均正确（0分） 一项正确（1分） 两项均不正确（2分）	
2.凝视： 　只测试水平眼球运动。对随意或反射性眼球运动记分。若眼球偏斜能被随意或反射性活动纠正，记1分。若为孤立的周围性眼肌麻痹记1分。对失语者，凝视是可以测试的。对眼球创伤、绷带包扎、盲人或有其他视力、视野障碍者，由检查者选择一种反射性运动来测试，确定眼球的联系，然后从一侧向另一侧运动，偶尔能发现部分性凝视麻痹	正常（0分） 部分凝视麻痹（单眼或双眼凝视异常，但无强迫凝视或完全凝视麻痹）（1分） 强迫凝视或完全凝视麻痹（不能被头眼反射克服）（2分）	
3.视野： 　若能看到侧面的手指，记录正常，若单眼盲或眼球摘除，检查另一只眼。明确的非对称盲（包括象限盲），记1分。若全盲（任何原因）记3分。若濒临死亡记1分，结果用于回答问题11	无视野缺损（0分） 部分偏盲（1分） 完全偏盲（2分） 双侧偏盲（包括皮质盲）（3分）	
4.面瘫：	正常（0分） 轻微（微笑时鼻唇沟变平、不对称）（1分） 部分（下面部完全或几乎完全瘫痪）（2分） 完全（单或双侧瘫痪，上下面部缺乏运动）（3分）	

续表

项 目	评分标准	得 分
5、6.上下肢运动： 　置肢体于合适的位置:坐位时上肢平举90°,仰卧时上抬45°,掌心向下,下肢卧位抬高30°,若上肢在10秒内,下肢在5秒内下落,记1~4分。对失语者用语言或动作鼓励,不用有害刺激。依次检查每个肢体,从非瘫痪侧上肢开始	上肢： 　无下落,置肢体于90°（或45°）坚持10秒(0分) 　能抬起但不能坚持10秒,下落时不撞击床或其他支持物(1分) 　试图抵抗重力,但不能维持坐位90°或仰位45°(2分) 　不能抵抗重力,肢体快速下落(3分) 　无运动(4分) 　截肢或关节融合,解释:5a 左上肢;5b 右上肢(9分) 下肢： 　无下落,于要求位置坚持5秒(0分) 　5秒末下落,不撞击床(1分) 　5秒内下落到床上,可部分抵抗重力(2分) 　立即下落到床上,不能抵抗重力(3分) 　无运动(4分) 　截肢或关节融合,解释:6a 左下肢;6b 右下肢(9分)	
7.肢体共济失调： 　目的是发现一侧小脑病变。检查时睁眼,若有视力障碍,应确保检查在无视野缺损中进行。进行双侧指鼻试验、跟膝径试验,共济失调与无力明显不成比例时记分。若病人不能理解或肢体瘫痪不记分。盲人用伸展的上肢摸鼻。若为截肢或关节融合记9分,并解释	无共济失调(0分) 　一个肢体有(1分) 　两个肢体有,共济失调在:右上肢1=有,2=无(2分) 　截肢或关节融合,解释:左上肢1=有,2=无(9分) 　截肢或关节融合,解释:右上肢1=有,2=无(9分) 　截肢或关节融合,解释:左下肢1=有,2=无(9分) 　截肢或关节融合,解释:右下肢1=有,2=无(9分)	

续表

项　目	评分标准	得　分
8.感觉： 　检查对针刺的感觉和表情，或意识障碍及失语者对有害刺激的躲避。只对与脑卒中有关的感觉缺失评分。偏身感觉丧失者需要精确检查，应测试身体多处［上肢(不包括手)、下肢、躯干、面部］确定有无偏身感觉缺失。严重或完全的感觉缺失记2分。昏睡或失语者记1或0分。脑干卒中双侧感觉缺失记2分。无反应或四肢瘫痪者记2分。昏迷病人(1a=3)记2分	正常(0分) 　轻-中度感觉障碍(病人感觉针刺不尖锐或迟钝，或针刺缺失但有触觉)(1分) 　重度-完全感觉缺失(面、上肢、下肢无触觉)(2分)	
9.语言： 　命名、阅读测试。若视觉缺损干扰测试，可让病人识别放在手上的物品，重复和发音。气管插管者手写回答。昏迷者记3分。给恍惚或不合作者选择一个记分，但3分仅给不能说话且不能执行任何指令者	正常(0分) 　轻-中度失语：流利程度和理解能力部分下降，但表达无明显受限(1分) 　严重失语，交流是通过病人破碎的语言(2分) 　表达，听者须推理、询问、猜测，交流困难不能说话或者完全失语，无言语或听力理解能力(3分)	
10.构音障碍： 　读或重复表上的单词。若有严重的失语，评估自发语言时发音的清晰度。若因气管插管或其他物理障碍不能讲话，记9分。同时注明原因。不要告诉病人为什么做测试	正常(记0分) 　轻-中度，至少有些发音不清，虽有困难但能被理解(1分) 　言语不清，不能被理解，但无失语或与失语不成比例，或失音(2分) 　气管插管或其他物理障碍，解释(9分)	
11.忽视： 　若病人严重视觉缺失影响双侧视觉的同时检查，皮肤刺激正常，记为正常。若失语，但确实表现为对双侧的注意，记分正常。视空间忽视或疾病失认也可认为是异常的证据	正常(0分) 　视、触、听、空间觉或个人的忽视；或对一种感觉双侧同时刺激忽视(1分) 　严重的偏侧忽视或一种以上的偏侧忽视；不认识自己的手；只能对一侧空间定位(2分)	
总得分		

第二节　躯体功能评定

一、肌力评定

肌力（muscle strength）是指肌肉收缩产生的最大力量，又称绝对肌力，以肌肉最大兴奋时所能负荷的重量表表示。肌力检查是测定受试者在主动运动时肌肉或肌群的收缩力量，以评估肌肉的功能状态，肌力测定方法有手法肌力检查和器械肌力检查。手法肌力检查（Manual Muscle Testing，MMT）是由 Lovett 提出，经多次修改，最终将肌力分为 6 级（0—5 级），而后又先后诞生了以百分比表示各级肌力占比的 Kendall 分级法和 Medical Research Council 分级法（MRC 分级法）。脑卒中偏瘫病人器械肌力检查使用较少，常用器械主要有握力计、捏力计、拉力计、等速测力计等。（表 3-2）

表 3-2　肌力分级标准

测试结果	Lovett 分级	MRC 分级	Kendall 分级
能抗重力及正常阻力运动至测试姿位或维持此姿位	正常（Normal，N）	5	100
	正常-（Normal−，N−）	5−	95
能抗重力及正常阻力运动至测试姿位或维持此姿位，但仅能抗中等阻力	良+（Good+，G+）	4+	90
	良（Good，G）	4	80
能抗重力及正常阻力运动至测试姿位或维持此姿位，但仅能抗小阻力	良−（Good−，G−）	4−	70
	好+（Fair+，F+）	3+	60
能抗肢体重力运动至测试姿位或维持此姿位	好（Fair，F）	3	50
抗肢体重力运动至接近测试姿位，消除重力时运动至测试姿位	好−（Fair−，F−）	3−	40

续表

测试结果	Lovett 分级	MRC 分级	Kendall 分级
在消除重力姿位做中等幅度运动	差+（Poor+，P+）	2+	30
在消除重力姿位做小幅度运动	差（Poor，P）	2	20
无关节活动,可扪到肌收缩	差-（Poor-，P-）	2-	10
	微（Trace，T）	1	5
无可测知的肌收缩	零（Zero，Z）	0	0

二、肌张力与痉挛评定

（一）肌张力分类

临床上肌张力一般是指康复师对病人的肢体进行被动运动时所感觉到的阻力。异常肌张力分为三种情况:肌张力低下、肌张力增高、肌张力障碍。正常肌张力分为3类:静止性肌张力、姿势性肌张力、运动性肌张力。

1.静止性肌张力

肢体静息状态下,表现出来的肌张力特征,可通过触摸肌肉的硬度、观察肌肉外观、感觉被动牵伸运动时肢体活动受限的程度及其阻力来判断。

2.姿势性肌张力

在变换各种姿势的过程中,表现出来的肌张力特征,可通过观察肌肉的阻力和肌肉的调整状态来判断。

3.运动性肌张力

在完成某一动作的过程中,所感觉出来的一定弹性和轻度的抵抗感等肌张力特征,可通过检查相应关节在被动运动中的阻力来判断。

（二）痉挛评定

痉挛是肌张力增高中的一种表现形式,是指上运动神经元损伤所致,以速度依赖性的张力牵张反射增强,伴随牵张反射高兴奋性所致的腱反射亢进为特征的一种运动障碍。脑卒中偏瘫病人的肢体瘫痪在发生和发展过程中,几乎都会出现瘫痪肢体肌张力增高或痉挛。痉挛评定方法分为主观评定方法和客观评定方法,痉挛量化评定存在一定困难。临床常用的痉挛评定方法主要有改良

Ashworth 痉挛量表、Penn 评分法、Oswestry 等级量表、生物力学评定等方法。

1.改良 Ashworth 痉挛量表

改良 Ashworth 痉挛量表(Modified Ashworth Scale, MAS)是目前临床最常用的痉挛评估方法。MAS 存在忽略了腱反射和阵挛、量化欠准确容易产生误差、以关节被动运动中对阻力的主观感觉作为评定基础等缺点。（表3-3）

表3-3　改良 Ashworth 痉挛量表评估标准

级　别	评定标准
0级	无肌张力的增加
Ⅰ级	肌张力轻微增加,受累部分被动屈伸时,在 ROM 之末时出现突然卡住然后呈现最小的阻力或释放
Ⅰ+级	肌张力轻度增加,表现为被动屈伸时,在 ROM 后 50% 范围内出现突然卡住,然后均呈现最小的阻力
Ⅱ级	肌张力较明显地增加,通过 ROM 的大部分时肌张力均较明显地增加,但受累部分仍能较容易地被移动
Ⅲ级	肌张力严重增高,进行 PROM 检查有困难
Ⅳ级	僵直:受累部分被动屈伸时呈现僵直状态,不能活动

2.生物力学评定

客观评定方法包括药理学评定、生物力学评定、神经电生理检查、超声评定等方法。由于痉挛评定受到来自病人、康复评定者的多种因素的影响,故痉挛的量化评定较为困难,而痉挛的生物力学评定试图量化痉挛病人肢体的位相性牵张反射和紧张性牵张反射,现重点阐述生物力学评定。

（1）下肢摆动试验-钟摆试验（Warten-burg pendulum test）:病人坐位或仰卧位,膝关节于检查床缘屈曲,小腿在床外下垂（尽可能使检查床只支持大腿的远端）;然后将病人膝关节抬高至充分伸展位,当小腿自膝关节充分伸展位自由落下时,通过电子量角器（或肌电图）记录小腿钟摆样的摆动情况。

（2）上肢屈曲维持运动试验（Ramp and hold movement）:用于上肢痉挛的评定。

（3）手提测力计。

（4）等速测力器测定技术:有等速摆动试验和等速被动测试两种方法。

三、运动功能评定

(一)概述

脑卒中所致偏瘫属于上运动神经元性瘫痪,即中枢性瘫痪。中枢性瘫痪与下运动神经元损伤所致瘫痪的恢复过程不同,上运动神经元损伤使低位运动中枢失去其高位中枢的调节,使原始的、被抑制的低位中枢的运动反射释放,表现为肌张力增高,肌群间协调异常,出现联合反应、共同运动和异常运动模式等,其恢复过程是一种肌张力和运动模式不断衍变的质变过程。脑卒中偏瘫病人的运动功能评定方法较多,本节将罗列临床较为常用的 Brunnstrom 偏瘫六阶段评定、上田敏法、Fugl-Meyer 评价法、偏瘫病人运动评定量表及 Rivermead 运动指数。

(二)Brunnstrom 偏瘫六阶段评估

Brunnstrom 偏瘫六阶段评估法是由瑞典物理治疗师 Brunnstrom 基于大量偏瘫病人长期临床观察而提出的,他发现偏瘫的恢复过程几乎是定型的连续过程。据此理论设计制定了偏瘫功能恢复 6 级评价标准:①Ⅰ期(级):无肌肉收缩;②Ⅱ期(级):出现联合反应;③Ⅲ期(级):共同运动,痉挛逐渐加重;④Ⅳ期(级):开始出现分离运动,痉挛逐渐减弱;⑤Ⅴ期(级):分离运动及痉挛减轻更为明显;⑥Ⅵ期(级):接近正常或基本正常。(表3-4)Brunnstrom 法内容简单明了,容易操作,易被病人接受,一般在临床多用,科研中较少使用。Fugl-Meyer 法、Lindmar 法及上田敏法都是基于 Brunnstrom 偏瘫六阶段评定法而制定的。

表3-4 Brunnstrom 偏瘫六阶段评定法

分 级	上 肢	手	下 肢
Ⅰ期	弛缓,无任何运动	弛缓,无任何运动	弛缓,无任何运动
Ⅱ期	出现联合反应,不引起关节运动的随意肌收缩,出现痉挛	出现轻微屈指运动	出现联合反应,不引起关节运动的随意肌收缩,出现痉挛

续表

分　级	上　肢	手	下　肢
Ⅲ期	痉挛加剧，可随意引起共同运动或其成分	能全指屈曲，钩状抓握，但不能伸展，有时可由反射引起伸展	痉挛加剧：①随意引起共同运动或其成分；②坐位或立位时髋、膝可屈曲
Ⅳ期	痉挛开始减弱，出现一些脱离共同运动模式的运动：①手能置于腰后椎旁5厘米内；②肩前屈90°（肘伸展）；③肩0°，屈肘90°前臂能旋前、旋后	能侧方抓握及拇指带动松开，手指能半随意、小范围伸展	痉挛开始减弱，开始脱离共同运动，出现分离运动：①坐位，足跟触地，踝能背屈；②坐位，足可向后滑动，使其背屈大于0°
Ⅴ期	痉挛减弱，共同运动进一步减弱，分离运动增强：①肩外展90°（肘伸展，前臂旋前）；②肩前屈180°（肘伸展）；③肘呈伸展位，前臂能旋前、旋后	用手掌抓握，能握圆柱状及球形物，但不熟练能随意全指伸开，但范围大小不等	痉挛减弱，共同运动进一步减弱，分离运动增强：①立位，髋伸展位能屈膝；②立位，膝伸直，足稍向前踏出，踝能背屈
Ⅵ期	痉挛基本消失，协调运动大致正常，检查5秒运动次数，运动速度达到健侧的2/3以上：①双臂水平外展；②双臂上举过头；③肘伸展位前臂旋前；④肘伸展位前臂旋后	所有抓握均能完成，但速度和准确性比健侧差	协调运动大致正常，检查5秒运动次数，下述运动速度达到健侧的2/3以上：①立位，伸膝位髋外展；②坐位，髋交替地内、外旋，并伴有踝内、外翻

（三）偏瘫病人运动评定量表

偏瘫病人运动评定量表（Motor Assessment Scale，MAS）由澳大利亚Janet H. Carr于1985年提出，以身体综合运动能力和肌张力为主要评定内容。黄永禧等人研究发现MAS法有以下优点：①MAS法为定量评测法，更为客观和准确，可尽量减少评定者之间所造成的差异；②MAS法强调功能模式，但也包括抑制异常运动模式的内容,更接近人的正常运动功能;③MAS 容易掌握,敏感度高,耗时短;④评定设备简便,易于推广,当然 MAS 法尚有不完善之处,如手的精细活动的评分。(表 3-5)

表 3-5　偏瘫病人运动评定量表

项　　目	等　　级
1. 从仰卧到健侧卧	1 分:自己牵拉侧卧(起始位必须仰卧,不屈膝)。病人自己用健侧手牵拉向健侧卧,可用健腿帮助移动 2 分:下肢主动横移,且下半身随之移动(起始位同上) 3 分:用健侧上肢将患侧上肢提过身体,下肢主动移动且身体随之运动(起始位同上) 4 分:患侧上肢主动移到对侧,身体其他部分随之运动(起始位同上) 5 分:移动上下肢并翻身至侧位,但平衡差(起始位同上,肩前伸,上肢前屈) 6 分:在 3 秒内翻身侧卧(起始位同上,不用手)
2. 从仰卧到床边坐	1 分:侧卧、头侧抬起,但不能坐起(帮助病人侧卧) 2 分:从侧卧到床边坐(治疗师帮助病人移动,但整个过程病人能控制头部姿势) 3 分:从侧卧到床边坐(治疗师仅帮助将病人的下肢移至床边) 4 分:从侧卧到床边坐(不需帮助) 5 分:从仰卧到床边坐(不需帮助) 6 分:在 10 秒内从仰卧到床边坐(不需帮助)
3. 坐位平衡	1 分:必须有支持才能坐(要治疗师帮助病人才能坐起) 2 分:无支持能坐 10 秒(不用扶持,双膝和双足靠拢,双足可着地支持) 3 分:无支持能坐,体重能很好地前移且分配均匀(体重在双髋处很好地向前移,两侧均匀持重,头胸伸展) 4 分:无支持能坐并可转动头及躯干向后看(双足着地支持,不让双腿外展或双足移动,双手放在大腿上,不要移到椅座上) 5 分:无支持能坐且能向前触地面,并回到原位(双足着地,不允许病人抓住东西,腿和双足不要移动,必要时支持患臂,手至少必须触到足前 10 厘米的地面) 6 分:无支持坐在凳子上,触摸侧方地面,并回到原位(要求姿势同上,但病人必须向侧方而不是向前方触摸)

续表

项　目	等　级
4.从坐到站	1分:需要别人帮助才能站起(任何方法) 2分:可在别人随时准备帮助下站起(体重分布不均,用手扶持) 3分:可站起(不允许体重分布不均和用手扶持) 4分:可站起,并伸直髋和膝维持5秒(不允许体重分配不均,站时要完全伸直髋和膝) 5分:坐—站—坐不需别人随时准备帮助(不允许体重分配不均)
5.步行	1分:能用患腿站,另一腿向前迈步(负重侧的髋关节必须伸直,治疗师可准备随时给予帮助) 2分:在一个人准备随时给予帮助下行走 3分:不需帮助能独立(或借助任何辅助器具)行走3米 4分:不用辅助器具15秒内能独立行走5米 5分:不用辅助器具25秒内能独立行走10米,然后转身,拾起地上一个小沙袋,并走回原地 6分:35秒内上下4级台阶3次(不用或用辅助器具,但不能扶栏杆)
6.上肢功能	1分:卧位,上举上肢以伸展肩带(治疗师将病人臂置于所要求的位置并给予支持,使肘伸直) 2分:卧位,保持上举伸直的上肢2秒(治疗师应将上肢置于所要求的位置,病人必须使上肢稍外旋,肘必须伸直在20°以内) 3分:上肢位置同2分,屈伸肘部使手掌触及和离开前额(治疗师可帮助前臂旋后) 4分:坐位,使上肢伸直前屈90°(保持上肢稍外旋及伸肘,不允许过分耸肩),维持2秒 5分:坐位,使上肢伸直前屈90°并维持10秒,然后还原(病人必须维持上肢稍外旋,不允许内旋) 6分:站立,一手抵墙(上肢外展90°,手掌平压在墙上),当身体转向墙时要维持上肢的位置

项　目	等　级
7.手的运动	1分:坐位,伸腕(让病人坐在桌旁,前臂置于桌上。把圆柱状物体放在病人掌中,要求病人伸腕将手中的物体举离桌面,不允许屈肘) 2分:坐位,腕部桡侧偏移(将病人前臂尺侧放在旋前旋后的中位并放于桌面上,拇指与前臂成一直线,伸腕,手握圆柱体,然后要求病人将手抬离桌面,不允许肘关节屈曲或旋前) 3分:坐位,肘置身边,前臂旋前和旋后(肘不要支持,并处于屈曲90°或ROM的3/4处) 4分:手前伸,用双手捡起直径14厘米大球,并把它放下(球应放于桌上距病人较远的位置,使病人完全伸直双臂才能拿到球,肩必须前伸,腕中位或伸直,双掌要接触球) 5分:从桌上拿起一个塑料杯,并把它放在身体另一侧的桌上(不能改变杯子的形态) 6分:连续用拇指与每一个手指对指,10秒内做14次以上(从食指开始,每个手指依次碰拇指,不许拇指从一个手指滑向另一个手指或向回碰)
8.手的精细活动	1分:捡起一个钢笔帽,再放下(病人向前伸臂,捡起笔帽放在靠近身体的桌面上) 2分:从杯子里捡出一颗糖豆,然后放在另一个杯子里(茶杯里有8颗糖豆,两个杯子必须放在上肢能伸到处,左手拿右侧杯里的豆放进左侧杯里) 3分:画几条水平线止于垂直线上,20秒内画10次(至少要有5条线碰到及终止在垂直线上) 4分:用一支铅笔在纸上连续、快速地点点儿(至少每秒钟点两个点儿,连续5秒,病人不需要帮助能捡起及拿好铅笔,必须像写字一样拿笔,点点儿不是敲) 5分:把一些液体放入口中(不许低头去迎就匙,不许液体溢出) 6分:用梳子梳头后部的头发
9.全身肌张力(不评分)	1分:弛缓无力,移动身体部分时无阻力 2分:移动身体部分时感觉到一些反应 3分:变化不定,有时弛缓无力,有时肌张力正常,有时张力高 4分:持续正常状态 5分:50%时间肌张力高 6分:肌张力持续性增高

(四) Rivermead 运动指数

Rivermead 运动指数(Rivermead Mobility Index,RMI)由英格兰 Rivermead 康复中心设计而成,共 15 项,每项分 2 个等级,0 分为不能完成,1 分为能完成。RMI 在量化评价方法中最为省时,适用于门诊病人及住院查房,对运动功能评价较全面,容易判断病人的运动障碍处于何种状态。(表 3-6)

表 3-6 Rivermead 运动指数

项　目	评分标准
床上翻身	自己从仰卧位转成侧卧位
卧位→坐位	自己从卧位坐起来,并坐在床沿
坐位平衡	自己坐在床沿 10 秒
坐位→站位	在 15 秒内从椅子上站起来,并保持站立 15 秒(必要时可用手扶物体或用助具)
独立站位	观察独立站立 10 秒的情况
体位转移	不用帮助,自己从床转移到椅子上,再回到床上
室内借助助行器等行走	在室内行走 10 米(可以借助助行器、室内家具,但不用他人帮助)
上楼梯	自己上一层楼的楼梯
室外平地行走	不用他人帮助,在人行道上行走
室内独自行走	在室内独自行走 10 米(不用任何帮助,包括夹板、助行器、家具或其他人的帮助)
地上拾物	自己走 5 米,拾起掉在地上的物体,再返回
室外不平地面行走	自己在不平整的地面上行走(如草地、沙石地、斜坡等)
洗澡	自己进出浴室并自己洗澡
上下 4 级楼梯	不用他人帮助,不抓扶手,上下 4 级楼梯(必要时可用助行器)
跑步	跑或快速行走 10 米而没有跛行,或出现跛行但持续不超过 4 秒

四、协调与平衡障碍评定

（一）协调障碍评定

1.概述

（1）协调（coordination）：指人体产生平滑、准确、有控制的运动能力。协调功能障碍又称共济失调，人体在进行随意运动时必须保持稳定的姿势，而协调运动的产生需要功能完整的深感觉以及前庭系统、小脑和锥体外系的参与，协调障碍是指以笨拙的、不平衡的和不准确的运动为特点的异常运动。

（2）协调障碍常见类型：①小脑共济失调：小脑功能不全的症状以四肢与躯干协调运动失调为主，表现为四肢和躯干不能灵活、顺利而准确地完成动作。缺乏精细协调及对距离的判断力，可以影响步态、姿势和运动方式。病人对运动的速度、距离、力量不能准确估计而发生辨距不良、动作不稳，行走时两脚分开较宽、步态不规则、稳定性差。②基底神经节共济失调：基底神经节病变的病人一类主要表现为震颤，肌张力过高，随意运动减少，动作缓慢，面部表情呆板。具体表现为静止性震颤、手足徐动、偏身舞蹈症、肌张力紊乱。③脊髓后索共济失调：此类病人不能辨别肢体的位置和运动方向，行走时动作粗大，迈步不知远近、落地不知深浅、抬足过高、跨步宽大、踏地加重，行走时需要视觉补偿，总看着地走路，闭目或在暗处步行时易跌倒。

2.协调试验

（1）平衡性协调试验：协调障碍评定方法有许多。协调试验分为平衡性协调试验和非平衡性协调试验两大类。平衡性协调试验评估需要病人身体呈直立位，包括以下几种形式：双足站立，正常舒适位；双足站立，两足并拢站立后；双足站立，一足在另一足前方；单足站立；站立位，上肢交替地放在身旁、头上方或腰部；在保护下，出其不意地让受试者失去平衡；弯腰，返回直立位；身体侧弯；直线走，一足跟在另一足尖之前；侧方走和倒退走；正步走；变换速度走；突然停止后再走；环形走和变换方向走；足跟或足尖着地走；站立位睁眼和闭眼。平衡性协调试验的评分标准如下：能完成活动（4分）；能完成活动，需要较少帮助（3分）；能完成活动，需要较大帮助（2分）；不能完成活动（1分）。

（2）非平衡性协调试验：非平衡性协调试验要求病人在坐位时逐渐加快运动速度并进行睁眼和闭眼运动。检查的异常反应是运动逐渐偏离正确的位置和闭眼时反应质量下降。非平衡性协调试验的评定方法包括指鼻试验、指指试验、轮替试验、跟膝胫试验、反跳试验、画线试验、食指对指试验、拇指对指试验、旋转试验、拍地试验等。

（3）东京大学康复部协调性检查：东京大学康复部协调性检查适用于上肢协调功能障碍者。分为三个部分，首先给病人一张纸，纸上画有一个圆圈，圆的外径约 6 cm，让受试者用铅笔在离开纸面上方 10 cm 对准中心画点，肘悬空，每秒一点，画 50 点，左（L）、右（R）各一次。记下准确的点数和偏离圆心落在 1～5 圈内的点数。其次，准备一张纸，大小为 8 cm×20 cm 左右，要求受试者用笔从左至右通过垂直线的断开处画连续的曲线，肘不要摆动，越快越好，且不应碰及垂直线。上栏为右手用，正常应在 11～16 秒内完成，错仅 0～2 处；下栏为左手用，正常应在 14～21 秒完成，错0～2 处。最后，准备一张大小为 10 cm×20 cm 左右的纸，纸上画上直线和圆圈图案，要求受试者用铅笔尖从左至右地在圈内点点，肘不要动，越快越准越好。上栏供右手用，正常每完成一条需 3～5 秒，画点 5～10 个，约错 1 个；下栏供左手用，完成一条需 3～5 秒，完成 2～8 个，错 1 个左右。右方斜线的左方记错误数，右方记画点数，如 1/5～10 表示画了 5～10 个点，错 1 个。

（二）平衡障碍评定

1.概述

人体平衡是人体保持稳定的能力或保持重心落在支撑面内的能力。人体平衡功能的建立以感觉输入、中枢整合、运动控制 3 个环节为保障，通过视觉对事物运动方式及头与眼的视空间定位，前庭系统感知头部变化，躯体觉感受重心的位置及支撑面的情况维持各方面的感觉输入，继而由中枢系统进行各种信息的加工，发布指令引起下位功能器官对平衡的良好控制。脑卒中病人由于脑的动脉供血系统病损导致血管痉挛、闭塞或破裂，造成脑血流循环障碍和脑组织结构或功能损害，产生如患侧无力、肌痉挛、感觉缺失、视觉缺损等损伤，从而影响到病人的平衡功能。

人体平衡分为两大类，包括静态平衡和动态平衡。医护人员需要评定病人的静止状态、运动状态、动态支撑面、姿势反射等方面。

2.平衡评定方法

平衡评定近年来增加许多方法，大致可分为观察法、量表法、人体平衡仪测试法。量表法和人体平衡仪测试法因为发现有良好的信效度和敏感性而被广泛使用。

（1）观察法：观察法易于医务人员掌握和操作，但也有过于粗略、主观、缺乏量化指标等缺点,因此对平衡功能的反应差,在临床上被大量使用。具体方法有静态平衡评定和动态平衡评定。

(2)量表法:量表评定法属于主观性评定。临床上使用的量表主要有 Fugl-Meyer 平衡评价法、Lindmark 平衡功能评定(表 3-7)、Berg 平衡量表、MAS 平衡功能评测、Semans 平衡障碍分级法等。

表 3-7　Lindmark 平衡功能评定

项　目	评分标准
自己坐	0 分:不能坐
	1 分:稍许帮助(如一只手)即可坐
	2 分:独自坐超过 10 秒
	3 分:独自坐超过 5 秒
保护性反应——病人闭上眼睛,从左侧向右侧推;再从右侧向左侧推	0 分:无反应
	1 分:反应很小
	2 分:反应缓慢,动作笨拙
	3 分:正常反应
在帮助下站立	0 分:不能站立
	1 分:在 2 个人中度帮助下才能站立
	2 分:在 1 个人中度帮助下能够站立
	3 分:稍许帮助(如一只手)即可站立
独立站立	0 分:不能站立
	1 分:能站立 10 秒,或质心明显偏向一侧下肢
	2 分:能站立 1 分钟,或站立时稍不对称
	3 分:能站立 1 分钟以上,上肢能在肩水平以上活动
单腿站立(左腿、右腿)	0 分:不能站立
	1 分:能站立,不超过 5 秒
	2 分:能站立,超过 5 秒
	3 分:能站立,超过 10 秒

Berg 平衡量表(Berg Balance Scale,BBS)最先由 Berg 报告,共包括站起、坐下、独立站立、闭眼站立、上臂前伸、转身一周、双足交替踏台阶、单腿站立等 14个项目,每个项目得分为 0~4 分,共 5 个等级,满分为 56 分。得分越高,提示平衡功能越好。一般需要 20 分钟完成测试。(表 3-8)

表 3-8　Berg 平衡量表

测评项目	评分标准
从坐到站	4 分:不用手扶能够独立地站起并保持稳定
	3 分:用手扶着能够独立地站起
	2 分:几次尝试后自己用手扶着站起
	1 分:需要他人少量的帮助才能站起或保持稳定
	0 分:需要他人中等或大量的帮助才能站起或保持稳定
独立站立	4 分:能够安全站立 2 分钟
	3 分:在监视下能够站立 2 分钟
	2 分:在无支持的条件下能够站立 30 秒
	1 分:需要若干次尝试才能无支持地站立达 30 秒
	0 分:无帮助时不能站立 30 秒
独立坐	4 分:能够安全地保持坐位 2 分钟
	3 分:在监视下能够保持坐位 2 分钟
	2 分:能坐 30 秒
	1 分:能坐 10 秒
	0 分:没有靠背支持不能坐 10 秒
从站立到坐	4 分:最小量用手帮助安全地坐下
	3 分:借助双手能够控制身体的下降
	2 分:用小腿的后部顶住椅子来控制身体的下降
	1 分:独立地坐,但不能控制身体下降
	0 分:需要他人帮助坐下

续表

测评项目	评分标准
床椅转移	4分:稍用手扶就能够安全地转移
	3分:绝对需要用手扶着才能够安全地转移
	2分:需要口头提示或监视才能够转移
	1分:需要一个人的帮助
	0分:为了安全,需要两个人的帮助或监视
闭目站立	4分:能够安全地站10秒
	3分:监视下能够安全地站10秒
	2分:能站3秒
	1分:闭眼不能达3秒钟,但站立稳定
	0分:为了不摔倒而需要两个人的帮助
双脚并拢站立	4分:能够独立地将双脚并拢并安全站立1分钟
	3分:能够独立地将双脚并拢并在监视下站立1分钟
	2分:能够独立地将双脚并拢,但不能保持30秒
	1分:需要别人帮助将双脚并拢,但能双脚并拢站15秒
	0分:要别人帮助将双脚并拢,双脚并拢站立不能保持15秒
站立位上肢向前伸	4分:能够向前伸出>25厘米
	3分:能够安全地向前伸出>12厘米
	2分:能够安全地向前伸出>5厘米
	1分:上肢可以向前伸出,但需要监视
	0分:在向前伸展时失去平衡或需要外部支持

续表

测评项目	评分标准
站立位时从地上拾物	4分:能够轻易且安全地将鞋捡起
	3分:能够将鞋捡起,但需要监视
	2分:伸手向下达2~5厘米且独立地保持平衡但不能将鞋捡起
	1分:试着做伸手向下捡鞋动作时需要监视,但仍不能将鞋捡起
	0分:不能试着做伸手向下捡鞋的动作,或需要帮助免于失去平衡摔倒
站立位转身向后看	4分:从左右侧向后看,体重转移良好
	3分:仅从一侧向后看,另一侧体重转移较差
	2分:仅能转向侧面,但身体的平衡可以维持
	1分:转身时需要监视
	0分:需要帮助以防失去平衡或摔倒
转身一周	4分:在≤4秒时间内安全地转身360°
	3分:在≤4秒内仅能从一个方向安全地转身360°
	2分:能够安全地转身360°,但动作缓慢
	1分:需要密切监视或口头提示
	0分:转身时需要帮助
双足交替踏台阶	4分:能够安全且独立地站立,在20秒内完成8次
	3分:能够独立站立,完成8次的时间>20秒
	2分:无需辅助具在监视下能够完成4次
	1分:需要少量帮助能够完成>2次
	0分:需要帮助以防止摔倒或完全不能做

续表

测评项目	评分标准
双足前后站立	4分：能独立将双脚一前一后地排列（无间距）并保持30秒
	3分：能独立将一只脚放在另一只脚前方（有间距）并保持30秒
	2分：能够独立地迈一小步并保持30秒
	1分：向前迈步需要帮助，但能够保持15秒
	0分：迈步或站立时失去平衡
单足站立	4分：能够独立抬腿并保持时间>10秒
	3分：能够独立抬腿并保持时间5~10秒
	2分：能够独立抬腿并保持时间≥3秒
	1分：试图抬腿，不能保持3秒，但可维持独立站立
	0分：不能抬腿或需要帮助以防摔倒

（3）人体平衡仪测试法：平衡测试仪评定法又称为定量姿势图测试法，其优势在于可以精确测量人体重心位置、移动面积和形态，客观记录到量表不易发现的细小姿势摇摆，可确定引起平衡障碍的原因，并实施更合适的康复训练。该方法使用的仪器大致分为静态平衡测试仪和动态平衡测试系统。静态平衡测试仪可描述和分析静力时压力中心的变化情况，以了解平衡功能；动态平衡测试系统测试内容主要有感觉整合测试（Sensory Organization Test，SOT）、运动控制测试（Motor Control Test，MCT）、应变能力测试（Adaptation Test，ADT）和稳定性测试（Limits of Stability，LOS）等。

五、关节活动度评定

1.概述

关节活动度（Range of Motion，ROM）有两种测定方向，一是被动性关节活动度，指被动运动关节时关节的活动范围；另一种是主动性的关节活动度，指关节主动活动时的关节活动范围。在偏瘫病人中，最影响病人关节活动度的因素是痉挛与挛缩。单纯的关节活动度的评价并不能反映患肌痉挛的程度以及整个肌体的功能状态,需要将它与其他的检查结合在一起。关节活动度所需测定工具主要有量角器、尺子。其中通用量角器是临床上最常用的测量关节角度的器械。

2.注意事项

明确适应证与禁忌证;采取正确的体位和固定;正确摆放测量工具;尽量暴露检测部位;同时测量主动和被动关节;认真分辨运动终末感;正确记录,分析测量结果。

六、上肢功能评估

(一)偏瘫上肢功能检查法的内容和方法

因上肢和手功能较下肢功能恢复缓慢,上肢功能与日常生活关系较下肢更为密切,所以在康复治疗过程中,偏瘫上肢的功能改善更能反映康复治疗结果的本质。偏瘫病人的上肢功能评定方法分为主观评定和客观评定。主观评定方法有以肌力变化为主的评定、以运动模式改变为主的评定、以上肢功能变化为主的评定;客观评定方法有生物力学测试研究、神经电生理研究、fMRI、康复机器人等。关节活动度评定、肌力评定等内容已介绍,现介绍以上肢功能变化为主的评定方法。

(二)偏瘫上肢功能变化为主的评估方法

目前临床常用的以上肢功能变化为主评定方法包括 Carroll 双上肢功能测试(Carroll Upper Extremities Functional Test,UEFT)、简易上肢功能检查 STEF、Wolf 运动功能测试量表(Wolf Motor Function Test,WMFT)、上肢功能指数(Upper Extremity Functional Index,UEFI)、上肢功能评定表等。主观量表评定具有良好的信效度,但也存在主观性较强、结果很难反映微小功能变化等不足。

七、下肢功能评定

(一)脑卒中偏瘫步态类型

脑卒中偏瘫步态主要表现为患侧足下垂、内翻,膝反张,呈现拖曳步态或划圈步态。偏瘫病人步行周期表现为患侧单肢体支撑期缩短,双侧肢体支撑期延长,形成一种不对称的步态,既增加能量消耗,又增加摔倒的危险,而且双侧肢体支撑期延长也是影响步行速度的一个重要因素。偏瘫步态主要有 4 种类型:

提髋型、膝过伸型、腐拐型、划圈型。下肢功能评定主要分为步行能力评定和步态分析,步行能力评定方法有 Hoffer 步行能力分级、Nelson 步行功能评定,现主要介绍步态分析方法。

（二）步态分析

对脑卒中偏瘫病人进行步态分析,主要是评估病人是否存在异常步态及步态异常的性质和程度,为分析异常步态原因和矫正异常步态、制订康复方案提供依据。一般来说,步态分析方法主要分为目测步态分析法和定量步态分析法。

1.目测步态分析法

目测步态分析法也称临床定性分析,是指无需辅助器械,康复师通过肉眼观察病人行走过程。进行目测步态分析前,康复师需要对病人进行详细的病史采集和体格检查。康复师应首先嘱病人以自然且习惯的姿势、速度来回在场地内行走数次,康复师从前面、后面和侧面反复观察,注意评定病人重心的移动幅度,有无跌倒的风险,姿势是否协调,各关节位置和活动幅度是否正常,手臂摆动是否适度,步行节律是否均匀,速度是否合适,步行的对称性和协调性,病人神情等内容。对需要助行器和矫形器的病人,除进行持拐的步态检查外,还应尽量观察病人徒手行走的步态,以便显示出使用辅助装置时可能掩盖的异常。

目测步态分析法主观性大且无量性指标,需要评定者具备较好的知识储备,但其操作简单,使用快捷,目前仍然为临床主要使用的评定标准。

2.定量步态分析法

定量步态分析法又称仪器分析法,需要使用器械或者设备得到准确的数据,以进行步态分析,包括运动学分析、动力学分析、时空参数的分析、动态肌电图及氧价分析等。

（1）步态参数评定:基本步态参数评定可以使用足印分析法、吸水纸法、鞋跟绑缚标记笔法来进行,上述方法所使用的器械较为简单,如秒表、卷尺、量角器等。

（2）步态分析系统:目前最先进的方法是采用步态分析系统,包括红外线摄像机以及红外线反光标记、测力台、肌电遥测系统和计算机处理系统。通过步态分析系统可以测定运动学参数、动力学参数、肌电活动参数、步行周期参数、能量代谢参数等多项参数,从而数据化地客观分析病人的步态。徐光青使用远红外线三维步态分析系统对脑卒中偏瘫病人躯体运动进行三维运动学分析,定量分析偏瘫步态躯体运动的三维运动学特征,研究发现脑卒中偏瘫步态躯体运动具有以下运动学特征:身体重心大范围的侧方运动和小范围的垂直运动;骨盆大范围的前后倾斜运动和旋转运动。

第三节 认知功能评定

一、概述

脑卒中后认知障碍（Post-Stroke Cognitive Impairment, PSCI）指在脑卒中这一临床事件后6个月内出现达到认知障碍诊断标准的一系列综合征，PSCI会增加脑卒中病人病死率，也严重影响病人的日常生活能力和社会功能，脑卒中后认知功能障碍与病人偏瘫呈显著正相关。因此，及时进行认知功能评定和诊断，对脑卒中病人的预后和制订康复计划有十分重要的意义。

二、认知功能障碍评估

（一）意识水平评估

在对脑卒中病人进行认知功能评定之前，应该进行意识水平评定。格拉斯哥昏迷量表（Glasgow Coma Scale, GCS）是目前临床上广泛使用的量表，GCS总分为15分，最低分为3分，8分以下为重度损伤，提示预后差；9~11分为中度损伤；≥12分为轻度损伤；≥9分提示无昏迷，数值越低，预示病情越重。（表3-9）

表3-9　格拉斯哥评分表

睁眼反应	语言反应	运动反应	瞳孔对光反射
自动睁眼4分	正确答对5分	可按指令动作6分	正常5分
呼唤睁眼3分	回答错误4分	能确定疼痛部位5分	迟钝4分
刺痛睁眼2分	语无伦次3分	对疼痛刺激有肢体退缩反应4分	两侧反应不同3分
无反应1分	只有发音2分	对疼痛刺激时肢体过屈3分	大小不等2分
	无反应1分	对疼痛刺激时肢体过伸2分	无反应1分
		对疼痛刺激时无反应1分	

4~7分，特重型；8~11分，重型；12~15分，中型；15~18分，轻型。

（二）认知功能障碍的筛查

PSCI 高危人群应该进行认知功能障碍的筛查,筛查工具没有特定的量表,评估人员应该根据病人病史、所处康复阶段、个体实际需求作特异化的选择。《脑卒中后认知障碍管理专家共识》按照评估所需时长推荐了以下几种筛查量表。

1.3~5 分钟评估时间

（1）记忆障碍自评量表（Alzheimer's disease-8,AD8）。

（2）简易认知评估量表（Mini-Cog）：满分 5 分,≤3 分认为有认知功能受损。

2.5~20 分钟评估时间

（1）简易精神状态量表（Mini-Mental State Examination,MMSE）：国内外应用最广的认知筛查量表,临床可操作性好、易被病人接受是 MMSE 优于其他认知量表的主要特点。引入国内后,以上海翻译版和北京翻译版应用最广泛。（表 3-10）

表 3-10　简易精神状态量表

1.定向力:现在我要问您一些问题,多数都很简单,请您认真回答	正确（1分）	错误（0分）
1）现在是哪一年?		
2）现在是什么季节?		
3）现在是几月份?		
4）今天是几号?		
5）今天是星期几?		
6）这是什么城市?（为外地病人,则可问病人家在当地的哪个方位）		
7）这是什么区（城区名）?（如能回答出就诊医院在本地的哪个方位也可）		
8）这是什么街道?（如为外地病人,则可问病人家在当地的哪个街道）		
9）这是第几层楼?		
10）这是什么地方?		

续表

2.即刻记忆:现在我告诉您三种东西的名称,我说完后请您重复一遍(回答出的词语正确即可,顺序不要求)	正确(1分)	错误(0分)
1)回答出"皮球"		
2)回答出"国旗"		
3)回答出"树木"		
3.注意力和计算力:现在请您算一算,从100中减去7,然后从所得的数算下去,请您将每减一个7后的答案告诉我,直到我说"停"为止	正确(1分)	错误(0分)
1)100-7=93		
2)93-7=86		
3)86-7=79		
4)79-7=72		
5)72-7=65		
4.延迟回忆:现在请您说出刚才我让您记住的是哪三种东西(回答出的词语正确即可,顺序不要求)	正确(1分)	错误(0分)
1)回答出"皮球"		
2)回答出"国旗"		
3)回答出"树木"		
5.命名:请问这是什么?	正确(1分)	错误(0分)
1)回答出"手表"(回答出"表"就算对)		
2)回答出"铅笔"(回答出"笔"就算对)		
6.重复:请您跟我说	正确(1分)	错误(0分)
说出"大家齐心协力拉紧绳"		
7.阅读:请您念一念这句话,并按这句话的意思去做(如病人为文盲,该项评为0分)	正确(1分)	错误(0分)
请闭上您的眼睛		

续表

8.3 步指令:我给您一张纸,请您按我说的去做	正确 (1分)	错误 (0分)
1)病人右手拿起纸		
2)病人将纸对折		
3)病人将纸放在左腿上		
9.表达:请您写一个完整的句子(句子要有主语、谓语,能表达一定的意思)(如病人为文盲,该项评为 0 分)	正确 (1分)	错误 (0分)
10.绘图:请您照着这个样子把它画下来	正确 (1分)	错误 (0分)
总分		

（2）蒙特利尔认知评估量表 Mo CA:对识别 MCI 及痴呆的敏感性和特异性较高,总分 30 分,该表对文盲与文化程度低的老人的适用性较差。

3.20~60 分钟评估时间

国际上最常用的是 NINDS-CSN 关于血管性认知功能障碍（Vascular Cognitive Inipairment,VCI）进行标准化神经心理测验,但国内使用较少。

三、记忆功能评定

（一）瞬时记忆评定

可分为语言记忆和非语言记忆。具体有数字广度测验、词语复述测试、视觉图形记忆测试等形式。

（二）短时记忆和长时记忆评定

短时记忆要求停顿 30 秒后,病人回忆出检查的内容。长时记忆可分为情节记忆、语义记忆、程序性记忆。

（三）韦克斯勒记忆量表

韦克斯勒记忆量表（Wechsler Memory Scale,WMS）又称韦氏记忆量表,可用于康复评估,是评估各种记忆能力和工作记忆的成套测验方法,国内广泛应用的 WMS 是 1980 年龚耀先等修订的版本,而目前韦克斯勒记忆量表第四版中文版经研究证实具有良好的效度和信度。

(四) Rivermead 行为记忆试验

Rivermead 行为记忆试验 (Rivermead Behavioural Memory Test, RBMT) 于 2008 年发表第三版 (RBMT-Ⅲ), RBMT-Ⅲ 较传统记忆评定量表具有明显的优势, 如临床实用性强、题目难度适宜、测试时间短、依从性好。RBMT-Ⅲ 能够反映日常生活中记忆多个维度的功能状态。

四、注意评定

注意评定方法包括时间和地点的定向测试、视觉注意测试、听觉注意测试、100 连续减 7 测试。

五、知觉功能评定

(一) 失用症的评价

失用症包括意念性失用、意念运动性失用和肢体运动性失用、结构性失用、穿衣失用、口-颜面失用等类型。评定方法主要采用动作检查, 即要求病人使用某种器具完成特定的动作, 评定者观察病人动作表现。不同的类型, 采取不同的口令。例如, 意念性失用评定可要求被检者完成系列的日常生活活动; 意念运动性失用评定令病人表演使用某种工具的动作; 肢体运动性失用评定可采用精细运动进行测试。

(二) 失认症的评价

失认症包括视觉失认、触觉失认和听觉失认。

1.视觉失认评定

包括视物辨认、触物辨认、面容辨认、色彩辨认等方面。

2.触觉失认评定

在病人进行深、浅感觉, 复合感觉功能评定后进行, 评定者在桌子上摆放生活物品, 如杯子、羽毛球, 病人闭眼触摸一件物品, 辨认之后放回原处, 随即睁眼, 指认出该物品。

3.听觉失认评定

包括听力、非言语性听觉测试、言语性听觉测试。

第四节　心肺功能评定

一、心功能评定

（一）心功能分级

美国纽约心脏病协会分级（New York Heart Association classification, NYHA）在临床应用最广, 该分级方法简单易行, 但评定标准靠病人主观感受, 可能与实验室检查结果有出入。（表3-11）

表3-11　心功能分级

分　级	活动情况
I	患有心脏疾病, 其体力活动不受限制。一般体力活动不引起疲劳、心悸、呼吸困难或心绞痛
II	患有心脏疾病, 其体力活动稍受限制, 休息时感到舒适。一般体力活动时, 引起疲劳、心悸、呼吸困难或心绞痛
III	患有心脏疾病, 其体力活动大受限制, 休息时感到舒适, 较一般体力活动轻时, 即可引起疲劳、心悸、呼吸困难或心绞痛
VI	患有心脏疾病, 不能从事任何体力活动, 在休息时也有心功能不全或心绞痛症状, 任何体力活动均可使症状加重

（二）心电运动试验

心电运动试验是通过观察病人运动时发生的各种反应, 如呼吸、血压、心率、心电图、气体代谢、临床症状与体征等, 以判断病人心脏、肺、骨骼肌等的实际负荷能力和机体对运动的实际耐受能力。该试验是在一定运动量的负荷下, 使心脏储备力全部动员进入最大或失代偿状态, 诱发一定的生理或病理反应, 从而判断心功能情况。通过心电运动试验可以对脑卒中病人的心功能进行评定, 以判断康复效果, 并且及时调整运动处方。

二、肺功能评定

(一)肺容积和肺容量测定

1.基本肺容积

基本肺容积包括潮气量、补吸气量、补呼气量和残气量。

(1)潮气量:正常成年人1次平静呼吸,每次呼出或者吸入的气量。正常情况下为400~600 mL。

(2)补吸气量:指正常吸气末再能吸入的气量,补吸气量主要反映吸气肌的力量和人体的吸气储备量,正常成年男性约2160 mL,女性约1400 mL。

(3)补呼气量:指正常呼气末再能尽最大力气呼出的气量,补呼气量反映呼气肌、腹肌的力量和人体的呼气储备量,正常成年男性为(1609±492)mL,女性为(1126±338)mL。

(4)残气量:完成最大呼气后肺内残存的气量。

2.基本肺容量

基本肺容量包括深吸气量、功能残气量、肺活量、肺总量。

(1)深吸气量:等于潮气量和补吸气量之和,深吸气量是最大通气量和肺活量的主要成分(约占肺活量的75%)。

(2)功能残气量:等于补呼气量和残气量之和,其作用与残气量相同,可缓冲呼吸过程中肺泡气体分压的变化幅度。

(3)肺活量:指尽最大努力吸气后完全呼出的最大气量,等于潮气量、补吸气量和补呼气量之和,是静态肺功能的重要指标之一,可反映一次呼吸中肺的最大通气能力。正常成年男性为(4217±690)mL,女性为(3105±452)mL。

(4)肺总量:指尽最大努力吸气后肺内所含气体量,等于肺活量和残气量之和。正常成年男性肺总容量约为5000 mL,女性约为3500 mL。

(二)肺通气功能测定

肺通气功能测定有助于进一步了解病人的肺功能情况。测定的主要指标有每分通气量、肺泡通气量、最大自主通气量、用力肺活量以及最大呼气中段流量等。

1.每分通气量(minute ventilation,VE)

每分通气量是指静息状态下,每分钟进或出肺的气体总量,等于潮气量与呼吸频率的乘积。正常成年男性为(6663±200)mL,女性为(4217±160)mL。

2.肺泡通气量(alveolar ventilation,VA)

肺泡通气量是指静息状态下单位时间内进入肺泡的气体总量。VA能确切反映有效通气的增加或减少。生理死腔量的增大见于各种原因引起的肺血管床减少、肺血流量减少或肺血管栓塞,反映换气功能的异常。

3.最大自主通气量(maximal voluntary ventilation,MVV)

最大自主通气量是指以最快速度用最大力气深呼气和深吸气1分钟的通气量,测试时间一般为12秒。

4.用力肺活量(forced vital capacity,FVC)

用力肺活量是指尽力最大吸气后,尽力尽快呼气所能呼出的最大气量,其临床应用较广,常以 FEV_1/FVC 作为判断指标。

5.最大呼气中段流量(maximal mid-expiratory flow,MMEF/MMF)

最大呼气中段流量指根据呼气容积流量曲线得出的用力呼出25%~75%的平均流量。

三、心肺联合运动试验

心肺联合运动试验(Cardiopulmonary Exercise Testing,CPET)是从静息状态到运动负荷下监测全导联心电图、血压变化、肺通气指标、摄氧量和二氧化碳排出量等代谢指标,以气体交换测量值为核心指标,同步评估心血管及呼吸系统对同一运动应激的反应情况的一项非侵入、精确、重复性好的定量评估检查方法。

CPET的设备包括步行、跑步机、机器人辅助的跑台、下肢功率车、结合上下肢的测力计、曲柄臂测力计及整个身体靠坐的踏阶设备TBRS等。整个身体靠坐的踏阶设备作为美国运动医学院推荐的金标准,可以为躯干和远端肢体提供支持,适用于由于步态、平衡和协调障碍而不能使用跑步机或者自行车的脑卒中病人。钱贞研究发现有平衡功能障碍的脑卒中病人建议使用带有靠背的自行车或减重跑步机,中重度功能障碍的病人,建议使用半卧位自行车或者TBRS,TBRS可使没有较高运动水平的脑卒中病人更易达到极量运动,轻度到重度脑卒中的病人均可以使用。

第五节　心理功能评定

一、脑卒中后情感障碍

　　脑卒中后情感障碍是脑卒中常见的并发症之一,主要包括脑卒中后抑郁(Post-Stroke Depression,PSD)、脑卒中后焦虑(Post-Stroke Anxiety,PSA)以及焦虑抑郁共病,会严重影响脑卒中病人的功能康复。PSD 和 PSA 虽然是不同的情感障碍,但往往相伴而生,脑卒中后情感障碍发病机制和发病因素研究中有许多共通点。脑卒中后情感障碍的发病机制尚不清楚,目前主要有社会心理因素和生物学机制两种理论模式。脑卒中后情感障碍的治疗是全方位、长期的系统治疗,除积极治疗和预防脑卒中的再发、正确的神经康复训练外,目前仍以药物治疗为主。因此,脑卒中后情感障碍应该积极早起识别早起干预,脑卒中康复的心理功能评定十分有意义。

二、情绪评定

　　本书主要介绍以下适用于脑卒中偏瘫病人的情绪评定量表。

(一)Zung 焦虑自评量表

　　Zung 焦虑自评量表(Zung Self-Rating Anxiety Scale,SAS)于 1971 年由 Zung 编制,一共含有 20 个项目,用于评定受试对象的焦虑主观感受,评定时间范围为病人最近一星期的实际感受。

　　评定的依据主要根据所定义症状出现的频率,其轻重程度分 4 级,包括正向评分和负向评分,评分标准:"1 分"代表没有或很少时间;"2 分"代表少部分时间;"3 分"代表相当多时间;"4 分"代表绝大部分或全部时间。评定结束后,将 20 个项目中的各项分数相加,得到总分(X)乘以 1.25 后取整数部分,得到标准分(Y)。其中,50~59 分为轻度焦虑,60~69 分为中度焦虑,69 分以上为重度焦虑。(表 3-12)

表 3-12 Zung 焦虑自评量表

评定项目	很少有	有时有	大部分时间有	绝大部分时间有
我感到比往常更加神经过敏和焦虑				
我无缘无故感到担心				
我容易心烦意乱和恐惧				
我觉得我可能将要发疯				
我感到事事都很顺利,不会有倒霉的事情发生				
我的四肢抖动和震颤				
我因头痛、颈痛和背痛而烦恼				
我感到无力或疲劳				
我感到很平静,能安静坐下来				
我感到我的心跳较快				
我因阵阵的眩晕而不舒服				
我有阵阵要昏倒的感觉				
我呼气和吸气都不费力				
我的手指和脚趾感到麻木和刺痛				
我因胃痛和消化不良而苦恼				
我时常要小便				
我的手总是温暖而干燥				
我觉得脸发烧发红				
我容易入睡,晚上休息很好				
我做噩梦				

(二)Zung 抑郁自评量表

Zung 抑郁自评量表(Self-Rating Depression Scale,SDS)由 Zung 于 1965 年编制而成。SDS 与 SAS 一致,有 20 个评估项目。SDS 采用 4 级评分,主要评定项目为所定义的症状出现的频度:"1 分"表示没有或很少时间有;"2 分"为小部分时间有;"3 分"是相当多时间有;"4 分"是绝大部分或全部时间有,所有项目得分相加即得总分,总分大于 40 分或标准分超过 60 分即可判定有抑郁情况。(表 3-13)

表 3-13　Zung 抑郁自评量表

评定项目	很少有	有时有	大部分时间有	绝大部分时间有
我觉得闷闷不乐,情绪低沉				
我觉得一天之中早晨最好				
我一阵阵哭出来或想哭				
我晚上睡眠不好				
我吃得和平时一样多				
我和异性接触时和往常一样感到愉快				
我发觉我的体重在下降				
我有便秘的苦恼				
我心跳比平时快				
我无缘无故感到疲乏				
我的头脑和平时一样清楚				
我觉得经常做的事情并没有困难				
我觉得不安而安静不下来				
我对将来抱有希望				
我比平常容易激动				
我觉得做出决定是容易的				

续表

评定项目	很少有	有时有	大部分时间有	绝大部分时间有
我觉得自己是个有用的人,有人需要我				
我的生活很有意思				
我以为如果我死了别人会生活得更好些				
平时感兴趣的事我仍然照样感兴趣				

(三)汉密尔顿焦虑量表

汉密尔顿焦虑量表(Hamilton Anxiety Scale,HAMA)于 1959 年由 Hamilton 编制。在国内,HAMA 已成为临床和科研领域对焦虑症状进行评定的应用最为广泛的他评量表,该量表的 14 个项目也分别来自不同形式和不同系统的焦虑描述。

HAMA 所有项目分为 5 个等级,各级的标准为:无症状(0 分);轻(1 分);中等(2 分);重(3 分);极重(4 分)。14 个项目得分之和为最终得分,HAMA 总分能够较好地反映病人病情严重程度,一般超过 14 分为肯定有焦虑,超过 21 分为肯定有明显焦虑,超过 29 分为严重焦虑。(表 3-14)

表 3-14　汉密尔顿焦虑量表

项　　目	无症状(0分)	轻(1分)	中等(2分)	重(3分)	极重(4分)
焦虑心境		.			
紧张					
害怕					
失眠					
认知功能					
抑郁心境					
肌肉系统症状					
感觉系统症状					

续表

项　　目	无症状(0分)	轻(1分)	中等(2分)	重(3分)	极重(4分)
心血管系统症状					
呼吸系统症状					
胃肠道症状					
生殖泌尿系统症状					
植物神经系统症状					
会谈时行为表现					

(四)汉密尔顿抑郁量表

汉密尔顿抑郁量表(Hamilton Depression Scale,HAMD)系他评量表,主要用于抗抑郁药物治疗效果的评价和评估抑郁症状严重程度。该量表于1960年由汉密尔顿编制,目前是临床上应用十分广泛的抑郁量表,常作为编制其他量表的校标和临床验证的金标准。HAMD目前最常用的有HAMD-17项、-21项、-24项3种版本及其中文版。HAMD一次评定需要15~20分钟,其评分标准如下:总分<7分:正常;7~17分:可能有抑郁症;18~24分:肯定有抑郁症;>24分:严重抑郁症。(表3-15)

表3-15　汉密尔顿抑郁量表

项　　目	评分标准	无	轻　度	中　度	重　度	极重度
抑郁情绪	0.未出现 1.只在问到时才讲述 2.在访谈中自发地描述 3.不用言语也可以从表情、姿势、声音或欲哭中流露出这种情绪 4.病人的自发言语和非语言表达(表情、动作)几乎完全表现为这种情绪	0	1	2	3	4

续表

项　目	评分标准	无	轻　度	中　度	重　度	极重度
有罪感	0.未出现 1.责备自己,感到自己已连累他人 2.认为自己犯了罪,或反复思考以往的过失和错误 3.认为疾病是对自己错误的惩罚,或有罪恶妄想 4.罪恶妄想伴有指责或威胁性幻想	0	1	2	3	4
自杀	0.未出现 1.觉得活着没有意义 2.希望自己已经死去,或常想与死亡有关的事 3.消极观念(自杀念头) 4.有严重自杀行为	0	1	2	3	4
入睡困难	0.入睡无困难 1.主诉入睡困难,上床半小时后仍不能入睡(要注意平时病人入睡的时间) 2.主诉每晚均有入睡困难	0	1	2		
睡眠不深	0.未出现 1.睡眠浅多噩梦 2.半夜(晚12点以前)曾醒来(不包括上厕所)	0	1	2		
早醒	0.未出现 1.有早醒,比平时早醒1小时,但能重新入睡 2.早醒后无法重新入睡	0	1	2		

续表

项　目	评分标准	无	轻　度	中　度	重　度	极重度
工作和兴趣	0.未出现 1.提问时才诉说 2.自发地直接或间接表达对活动、工作或学习失去兴趣,如感到没精打采,犹豫不决,不能坚持或需强迫自己去工作或劳动 3.病室劳动或娱乐不满3小时 4.因疾病而停止工作,住院病者不参加任何活动或者没有他人帮助便不能完成病室日常事务	0	1	2	3	4
迟缓	0.思维和语言正常 1.精神检查中发现轻度迟缓 2.精神检查中发现明显迟缓 3.精神检查进行困难 4.完全不能回答问题(木僵)	0	1	2	3	4
激越	0.未出现异常 1.检查时有些心神不定 2.明显心神不定或小动作多 3.不能静坐,检查中曾起立 4.搓手、咬手指、头发、咬嘴唇	0	1	2	3	4
精神焦虑	0.无异常 1.问及时诉说 2.自发地表达 3.表情和言谈流露出明显忧虑 4.明显惊恐	0	1	2	3	4

续表

项　目	评分标准	无	轻　度	中　度	重　度	极重度
躯体性焦虑	指焦虑的生理症状,包括口干、腹胀、腹泻、打呃、腹绞痛、心悸、头痛、过度换气和叹息,以及尿频和出汗等 0.未出现 1.轻度 2.中度,有肯定的上述症状 3.重度,上述症状严重,影响生活或需要处理 4.严重影响生活和活动	0	1	2	3	4
胃肠道症状	0.未出现 1.食欲减退,但不需他人鼓励便自行进食 2.进食需他人催促或请求和需要应用泻药或助消化药	0	1	2		
全身症状	0.未出现 1.四肢、背部或颈部沉重感,背痛、头痛、肌肉疼痛、全身乏力或疲倦 2.症状明显	0	1	2		
性症状	指性欲减退、月经紊乱等 0.无异常 1.轻度 2.重度 不能肯定,或该项对被评者不适合(不计入总分)	0	1	2		
疑病	0.未出现 1.对身体过分关注 2.反复考虑健康问题 3.有疑病妄想,并常因疑病而去就诊 4.伴幻觉的疑病妄想	0	1	2	3	4

续表

项　目	评分标准	无	轻　度	中　度	重　度	极重度
体重减轻	按 A 或 B 评定 A.按病史评定 0.不减轻 1.病人述可能有体重减轻 2.肯定体重减轻 B.按体重记录评定 0.一周内体重减轻 1 kg 以内 1.一周内体重减轻超过 0.5 kg 2.一周内体重减轻超过 1 kg	0	1	2		
自知力	0.知道自己有病,表现为忧郁 1.知道自己有病,但归咎伙食太差、环境问题、工作过忙、病毒感染或需要休息 2.完全否认有病	0	1	2	3	4
总分						

第六节　日常生活能力评定

一、概述

(一)定义

日常生活能力(Activities of Daily Living, ADL)是指人们在每天的生活中,为了照料自己的衣、食、住、行,保持个人卫生和独立社区活动所必须进行的一系列基本活动,ADL 是人们为了维持生存而必须每天反复进行的、最基本的、最具有共性的活动。要改善脑卒中病人的自理能力,就必须进行日常生活能力评定。

(二)分类

1.基本 ADL 或躯体 ADL(basie or physical ADL,BADL or PADL)

基本 ADL 或躯体 ADL 是指病人每日生活中所进行的基本活动,与穿衣、进食、保持个人卫生等自理活动和坐、站、行走等基本运动有关。BADL 反映病人粗大的运动功能,评定内容以躯体功能为主,适用于较重的残疾病人,主要在医疗机构内使用。

2.工具性 ADL(instrumental ADL,IADL)

工具性 ADL 是指人们在社区中独立生活所需的较高级的关键性技能,比如家务、采购、驾车等,此类 ADL 大多需借助工具进行。IADL 反映精细的运动功能,内容包含了躯体功能、言语、认知功能,适用于较轻的残疾病人,适用范围主要在社区和老年人,敏感度较高。

二、评定方法

(一)直接观察法

直接观察法是指检查者通过直接观察病人的实际生活基本活动进行评定,评定者也可以发出指令后观察病人的动作反馈。该方法的优点是能够比较客观地反映病人的实际日常生活能力情况,但此法耗时较长,病人容易疲倦。

(二)间接评定法

间接评定法是指通过询问的方式来评定病人的日常生活能力。询问的对象可以是病人本人,也可以是家人或照顾者。间接评定法有利于评定一些不便于直接观察的较私密的活动,可以在较短时间内得到评定结果,此方法使用简单,但信度较差。

三、常用的评定量表

临床上,针对脑卒中病人常用的 ADL 评定量表有 Barthel 指数(Barthel Index,BI)、改良 Barthel 指数(Modified Barthel Index,MBI)、功能独立性评定量

表（Functional Independence Measure，FIM）、Frenchay 活动指数（Frenchay Activities Index，FAI）、Lawton 工具性日常生活能力量表（Lawton Instrumental Activities of Daily Living，Lawton IADL）等。陈善佳等人采用问卷调查的方法调查从事脑卒中康复临床工作的 66 位康复医生和 162 位康复治疗师，研究发现在脑卒中康复评定中 ADL 量表使用率从高到低依次是改良 Barthel 指数、FIM、Lawton IADL、FAI，同时发现 BADL 量表无论使用率还是总体认可度上都优于 IADL 量表，目前临床更偏重脑卒中病人的基础性日常生活能力康复，而疏于病人工具性生活能力康复。

（一）改良 Barthel 指数

改良 Barthel 指数是在 BI 的基础上编制的，MBI 包含 10 项基础性日常生活活动，其中 7 项为自理性活动（进食、穿衣、修饰、如厕、洗澡、控制大便和控制小便），以及 3 项移动性活动（床椅转移、行走、上下楼梯）。研究发现，MBI 量表具有良好的重测信度，评价者间信度以及内部一致性，以及良好的内容效度、效标效度和构想效度。

MBI 每个项目分为 5 个等级，不同的级别代表了不同程度的独立能力，级别越高，代表独立自理能力越高。MBI 的评分标准为：0～20 分为极严重功能缺陷；21～45 分为严重功能缺陷；46～70 分为中度功能缺陷；71～99 分为轻度功能缺陷；100 分代表病人能完全自理。（表 3-16）

表 3-16　改良 Barthel 指数

项　目	评分标准
大便	0＝失禁或昏迷
	5＝偶尔失禁（每周<1 次）
	10＝能控制
小便	0＝失禁或昏迷或需由他人导尿
	5＝偶尔失禁（每 24 小时<1 次，每周>1 次）
	10＝能控制
修饰	0＝需帮助
	5＝独立洗脸、梳头、刷牙、剃须

续表

项 目	评分标准
如厕	0＝依赖别人
	5＝需部分帮助
	10＝自理
进食	0＝依赖别人
	5＝需部分帮助（夹饭、盛饭、切面包）
	10＝全面自理
转移	0＝完全依赖别人，不能坐
	5＝需大量帮助（2 人），能坐
	10＝需少量帮助（1 人）或指导
	15＝自理
活动（步行）	0＝不能动
	5＝在轮椅上独立行动
	10＝需 1 人帮助步行（体力或语言指导）
	15＝独立步行（可用辅助器）
穿衣	0＝依赖
	5＝需一半帮助
	10＝自理（系、开纽扣，关、开拉锁和穿鞋）
上楼梯	0＝不能
	5＝需帮助（体力或语言指导）
	10＝自理
洗澡	0＝依赖
	5＝自理

(二)功能独立性评定量表

功能独立性评定量表是 1987 年由美国纽约州功能评估研究中心的研究人员提出的,其内容包括自理能力、括约肌控制、转移、行走、交流和社会认知 6 个方面,并规定了详细的评分标准。共有 18 项,每项分成 7 个等级,最高得分 7 分,最低得分 1 分,共计 126 分。经过多年的临床应用和多次修订,目前 FIM 的信效度已经通过众多研究和各种人群加以确定,成为目前国际上最常用的功能独立性评定方法之一,已被广泛用于各种具有独立生活功能缺陷的病人,包括脑卒中及其他脑血管病、脊髓疾病、心肺疾病、各种矫形术后、骨关节疾病、癌症、艾滋病等。

功能水平和评分标准有以下几个:

(1)独立:活动中不需他人帮助。

完全独立(7 分)——构成活动的所有作业均能在合理的时间内规范、完全地完成,不需辅助设备或备用品。

有条件的独立(6 分)——活动中需要辅助设备;活动需要比标准更长的时间;或有安全方面的考虑。

(2)依赖:为了进行活动,病人需要另一个人予以监护或身体的接触性帮助,或者不进行活动。

有条件的依赖——病人付出 50% 或更多的努力,其所需的辅助水平如下:

①监护和准备(5 分)——病人所需的帮助只限于备用品、提示或劝告,帮助者和病人之间没有身体的接触或帮助者仅需要帮助准备必需用品;或帮助病人戴上矫形器。

②少量身体接触的帮助(4 分)——病人所需的帮助只限于轻轻接触,自己能付出 75% 或以上的努力。

③中度身体接触的帮助(3 分)——病人需要中度的帮助,自己能付出 50%~75% 的努力。

(3)完全依赖:病人需要一半以上的帮助或完全依赖他人,否则活动就不能进行。

①大量身体接触的帮助(2 分)——病人付出的努力小于 50%,但大于 25%。

②完全依赖(1 分)——病人付出的努力小于 25%。

FIM 评定内容上增加了交流与社会认知两个方面,为病人进一步回归社会提供了更加客观的评价指标与依据,但不足的是 FIM 量表不能对有视觉障碍或情感障碍的病人所需的照护时间加以准确的预测。(表 3-17)

表 3-17　功能独立性评定表

项　目				评估日期		
运动功能	自理能力	1	进食			
		2	梳洗修饰			
		3	洗澡			
		4	穿裤子			
		5	穿上衣			
		6	上厕所			
	括约肌控制	7	膀胱管理			
		8	直肠管理			
	转移	9	床/椅/轮椅转换			
		10	如厕			
		11	盆浴或淋浴			
	行走	12	步行或轮椅			
		13	上下楼梯			
	运动功能评分					
认知功能	交流	14	理解			
		15	表达			
	社会认知	16	社会交往			
		17	解决问题			
		18	记忆			
	认知功能评价					
FIM 总分						
评估人						

姓名　　　性别　　　年龄　　　床号　　　诊断　　　住院号

(三)Frenchay 活动指数

Frenchay 活动指数属于 IADL 量表,适用于评估脑卒中病人的家居劳动、工作休闲、交际等多方面工具性日常生活功能。FAI 具体评定项目包括准备正餐、清洗餐具、洗衣服、轻体力家务活、重体力家务活、就近购物、参与社交活动、户外行走超过 15 分钟、参与喜好的活动、驾车/骑车或乘坐公交汽车、外出旅游或开车兜风、花园的劳动、家居维护或汽车/自行车保养、读书及有薪工作。（表 3-18）

也有研究发现，FAI 具有较好的结构效度，适用于我国脑卒中病人。

表 3-18 FRENCHAY 活动指数表
（社会适应能力评定量表）

评定内容		评分标准	分数
I.在最近三个月	做饭	不能	0
	梳理	<1 次/周	1
	洗衣	1~2 次/周	2
	轻度家务活	几乎每天	3
II	重度家务活	0=不能	0
	当地商场购物	1=1~2 次/3 个月内	1
	偶尔的社交活动	2=3~12 次/3 个月内	2
	外出散步>15 分钟	3=至少每周 1 次	3
	能进行喜爱的活动		
	开车或坐车旅行		
III. 最近 6 个月	旅游/开车或骑车	0=不能	0
		1=1~2 次/6 个月内	1
		2=3~12 次/6 个月内	2
		3=至少每周 1 次	3
IV	整理花园	0=不能	0
		1=轻度的	1
	家庭/汽车卫生	2=中度的	2
		3=全部的	3
V	读书	0=不能	0
		1=6 个月 1 次	1
		2<1 次/2 周	2
		3>1 次/2 周	3

续表

评定内容		评分标准	分数
Ⅵ	上班	0=不能 1=10 小时/周 2=10~30 小时/周 3>30 小时/周	0 1 2 3

总分:根据评分结果,可将社会生活能力做出下述的区分;47 分完全正常;30~44 分接近正常;15~29 分中度障碍;1~14 分重度;0 分完全丧失。

第七节　生活质量评定

一、生活质量概述

(一)含义

生活质量(Quality of Life,QOL)也称生存质量,康复医学领域的生活质量是指个人的生活的水平和体验,这种水平和体验反映了病人在不同程度的伤残情况下,维持自身躯体精神以及参与社会活动处于一种良好状态的能力和素质。生存质量是一个多维的概念,包括身体功能、心理功能、社会功能等;生存质量是一个主观的评价指标,应根据评定者的主观体验进行评定;生存质量具有文化依赖性,应该建立在一定的文化价值体系下。

(二)生活质量评定方法

1.访谈法

通过当面访谈或电话访谈,了解被评定对象的心理特点、行为方式、健康状况、生活水平等,进而对其生存质量进行评价。其优点是使用较为灵活,适用人群全面,而其也存在一些不足,比如会受评定者主观感受影响,耗费时间和精力等。

2.自我报告法

自我报告法是指由病人根据自己的健康状况和对生存质量的理解,自己报告对生存质量的评价,自行在评定量表上评分。该法一般不会单独使用,会结合其他方法使用。

3.观察法

由评定者在一定时间内对病人的心理活动、疾病的症状等进行观察评估,从而判断其综合生存质量。

4.量表评定法

量表评定法是临床上目前广泛使用的方法,采用具有较好效度、信度和敏感度的标准化评定量表对被评定对象的生存质量进行多维的综合评定。临床上评定生活质量的量表较多,有普适性评定量表,也有疾病专用评定量表,评定者在选择量表时,需要考虑其优缺点,还应考虑研究的目的、资料获取的形式、评定对象的病史等相关因素。

二、生活质量评定量表

(一)普适性评定量表

1.世界卫生组织生活质量评定量表

世界卫生组织生活质量评定量表(WHOQOL-100)是由世界卫生组织生活质量研究小组组织 15 个国家一起编制的生活质量研究工具。该量表可应用于因慢性疾病而导致功能障碍的病人及其照料者、处于严重应激状态的对象、交流有困难的人群以及儿童,研究也证实 WHOQOL-100 在中国的慢性疾病病人和照料者中应用有较好的信度和效度。

WHOQOL-100 评定内容包括生理、心理、独立性、社会关系、环境和精神支柱/宗教和个人信仰 6 个领域,共 24 个方面。尽管 WHOQOL-100 能够详细地评估与生活质量有关的各个方面,但此量表存在评定花费时间长、内容量大等不足。因此,1998 年 WHO 推出世界卫生组织生活质量测定简式简表(WHOQOL-BREF),此量表包括生理、心理、社会关系和环境 4 个领域,共 26 个条目。

2.医疗结局研究简表

医疗结局研究简表(SF-36)是目前世界上公认的具有较高信度和效度的普适性生活质量评价量表,我国研究者也将该量表应用于脑卒中病人生存质量的评估。SF-36 评定病人生活质量的 8 个维度为总体健康、生理功能、生理职能、躯体疼痛、活力、社会功能、情感职能和精神健康。SF-36 也可以用于健康人群的生活质量测量、临床研究和卫生政策评价等方面,与其他生活质量测评量表相比,SF-36 具有内容简洁、使用灵活、易于管理、敏感性较高的优点。

3.疾病影响程度量表

疾病影响程度量表(Sickness Impact Profile,SIP)包含了 12 个方面,共 136 个问题,覆盖了步行、活动、自身照顾、社会交往、情绪行为、交流、行为动作的灵敏度、睡眠与休息、饮食、家居料理、娱乐与休闲和工作等方面。此量表内容中的情绪行为、交流、行为动作的灵敏度和社会交往能力比较适合神经系统疾病病人的后期测量,因指标定义清晰和权重合理而广为应用。此量表评定时间一般在 20~30 分钟。

(二)脑卒中疾病专用量表

1.疾病影响调查表中风专用量表-30

疾病影响调查表中风专用量表-30(SA-SIP30)是在 SIP 量表基础上优化而来的,具有评估项目少、评估时间短等优点。Straten 在相关性和同质性的基础上,将原始 SIP 量表的 12 个分量表和 136 个分量表分别缩减为 8 个分量表和 30 个分量表,主要评定内容包括身体照顾与活动、社会交往、活动性、交流、情感行为、家居料理、行为动作的灵敏度和步行 8 个方面,同时将 SA-SIP30 和 SIP 进行对照研究,研究发现 SA-SIP30 是临床上评估脑卒中病人生活质量的可行且合理的措施。

2.Frenchay 活动指数

Frenchay 活动指数适用于评估脑卒中病人的家居劳动、工作休闲、交际等多方面工具性日常生活功能,具体见上文。

第八节　运动营养评定

一、营养评估

脑卒中病人在康复期容易出现体重下降、肌肉衰减等营养不良问题。针对脑卒中康复期病人,早期进行营养评估,针对性展开膳食管理及运动康复护理,对提高病人营养状况,促进神经功能恢复,提高生活质量有重要价值。营养评估包含营养风险筛查及营养评定两部分。营养风险筛查主要是凭借已经过外部验证的营养风险筛查工具,确定病人是否存在营养风险以及是否需要制定营养干预方案;营养评定是由专业人员(通常是营养师)通过调查饮食摄入情况,测定人体组成成分,综合人体测量学指标、生化指标、临床检查结果,对病人的营养代谢速率和身体功能等进行全方位检查和评估,以进一步确定病人营养不良的具体类型、严重程度以及适合的营养支持治疗方案等。以下将介绍可用于日常生活中评估自身营养状况的常用方法。

1.体重

体重是最常用的人体学测量指标。短时间的体重变化可反映体液平衡的改变,长时间的体重变化则可能表明人体的一般营养状况发生改变,如住院前一个月体重下降5%,或住院后6个月内体重下降10%以上。

2.体质指数

体质指数(Body Mass Index,BMI)是一个与全身脂肪密切相关的指标,由体重千克数除以身高米数的平方计算得出。BMI可以用于衡量人体的肥胖和消瘦程度以及是否健康。我国 BMI 定义标准为:$BMI < 18.5 \ kg/m^2$ 为体重过低(营养不良)、$18.5 \ kg/m^2 \leqslant BMI < 24.0 \ kg/m^2$ 为体重正常、$24.0 \ kg/m^2 \leqslant BMI < 28.0 \ kg/m^2$ 为超重,$BMI \geqslant 28.0 \ kg/m^2$ 为肥胖。值得注意的是,BMI 指标容易受到病人年龄、水肿和疾病严重程度等多种因素的影响,因此 BMI 可能无法反映身体营养状况的近期变化。

3.营养评估量表

营养风险筛查(Nutritional Risk Screening,NRS)2002 是目前多个指南推荐的住院病人营养风险筛查的首选工具。NRS2002 量表包含了对营养状态、疾病炎症应激相关的代谢紊乱以及年龄三方面的评估。总分<3 分表示病人无营养风险;≥3 分为低营养风险,≥5 分为高营养风险,及时给予存在营养风险的病人营养干预,可以一定程度降低其出现不良临床结局的风险。

主观全面评价工具(Subjective Global Assessment,SGA)是一种已建立的营养评定工具,用于诊断营养不良。SGA 由多个营养参数综合构成,包括体重历史、摄食量变化、胃肠道症状、运动能力、代谢压力程度、肌肉质量和皮下脂肪的损失以及体液的积累。SGA 将营养状况分为三类,即营养良好、轻度至中度营养不良和严重营养不良。

微型营养评定(Mini Nutritional Assessment,MNA)可用于评估社区、老年住院病人和门诊病人、慢性病病人和外科病人的营养状况。MNA 包括人体测量指标(身高、体重、体重变化、上臂围和腓肠肌围等);整体评估(与医疗、活动能力和生活方式相关的项目);饮食评估(与进餐次数、水分、食物及饮食习惯相关的项目);主观评估(包括自我评估和他人评估)。MNA≥24 分表示营养状况良好,17≤MNA≤23.5 分表示存在营养不良的风险,MNA <17 分表示存在营养不良。

一项研究分析了临床常用的综合营养评估量表在脑卒中康复期病人中的适用性,并探讨其与人体测量法及实验室检查指标的相关性,结果显示营养风险筛查 2002(NRS2002)、微型营养评估(MNA)、主观整体评估(SGA)3 种量表评估法对脑卒中康复期病人营养状况的评估结果一致,其中 NRS2002 的适用性最好,SGA 次之。研究者认为 NRS2002 的临床应用推广价值最大。

二、膳食营养方案的制定

(一)膳食指导原则

根据《脑卒中患者膳食指导》(WS/T 558—2017),在对脑卒中病人进行膳食指导时,须注意根据脑卒中病人的实际情况调整能量和蛋白质摄入量,蛋白质摄入量最少为 1 g/(kg·d),动物蛋白与植物蛋白摄入量最好满足 1∶1 的比例,总脂肪能量占总能量不超过 30%,碳水化合物占摄入总能量的 50%~65%。均衡补充含多种维生素和矿物质的食品和特殊医学用途配方食品,每日摄入膳食纤维 25 g/d~30 g/d,可酌情增加。选择多种食物,达到营养合理,以保证充足的营养和适宜的体重;每日推荐摄入谷薯类,蔬菜、水果类,肉、禽、鱼、乳、蛋类,豆类,油脂类共 5 大类食品,做到主食粗细搭配。多用蒸、煮、炖、拌、汆、水溜、煨、烩等少盐少油烹调方式。

(二)每日膳食营养目标计算

充足的能量供给能促进脑卒中病人神经功能恢复,因此掌握能量的计算方式对平衡日常生活中的能量摄入量十分有必要。确定脑卒中病人每日膳食营养目标的方法如下:

1.直接查表法

按照性别、年龄、劳动分级等,在《中国居民膳食营养素参考摄入量》中对号入座应用推荐摄入量(RNI)或适宜摄入量(AI)为营养目标。例如,根据《中国居民膳食营养素参考摄入量》,50~60 岁轻体力劳动女性一日能量推荐量为1900 kcal,男性为 2300 kcal。

2.计算法

全日能量供给量(kcal)= 标准体重(kg)×单位标准体重能量需要量(kcal/kg)。标准体重计算公式为:标准体重(kg)= 身高(cm)-105。单位标准体重能量供给量查表可得,轻体力劳动表示工作时有75%的时间坐或站立,25%的时间站着活动,如办公室工作人员和售货员等。中等体力劳动表示工作时有40%的时间坐或站立,60%的时间从事特殊职业活动,如大学生、中学生和机动车驾驶员等。重体力劳动表示工作时有25%的时间坐或站立,75%的时间从事特殊职业活动,如农业劳动者、舞蹈演员和运动员等。

研究者发现,脑卒中病人的基础能量消耗(Basal Energy Expenditure,BEE)约高于正常人的30%。建议脑卒中病人摄入能量为83.68 kJ(20 kcal)/(kg·d)~146.44 kJ(35 kcal)/(kg·d),再根据其身高、体重、性别、年龄、活动度、应激状况进行系数调整。因此直接查表法和上述计算法仅适用于处于稳定期的脑卒中病人,其能量供给量可与正常人相同,体重超重者同样应减少能量供给。发病后能量需要量应按照"BEE×活动系数"的公式计算。(表3-19)

表3-19 成人单位标准体重每日能量供给估算表

体 型	极轻体力劳动	轻体力劳动	中等体力劳动	重体力劳动
消瘦	35	40	45	45~55
正常	25~30	35	40	45
超重	20~25	30	35	40
肥胖	15~20	20~35	30	35

三、运动营养

合理营养与适量运动,是人们保持良好健康和运动能力的物质基础。人体所需的营养素蛋白质、糖、维生素、矿物质、水等均与人体的运动能力有着密切的关系。

肌肉收缩主要依靠肌肉中的蛋白质,要想使肌纤维增粗,力量增大则必须依靠肌肉中的蛋白质含量增加。此外,血红蛋白和肌红蛋白的增加,可以促进运动时体内的物质代谢。脂肪可提供长时间、低强度运动的热能,但是脂肪被氧化分解放能需在氧充足的前提条件下。若在缺氧环境下,脂肪氧化受障碍,无法被充分利用,会增加体内的酸性物质,对机体产生不利影响。在运动中和运动结束后,保证糖的供应对机体均有良好作用。运动中,可帮助维持机体血糖水平以及糖氧化供能;运动后,可帮助肝糖原和肌糖原水平快速恢复。目前已知的维生素有 30 多种,其功能在于调节物质代谢,保证生理功能。如缺乏维生素 A 易患"夜盲症",缺乏维生素 D 易患"软骨病"等。然而维生素的摄入需做到适量,过多对人体并无益处。矿物质是构成人体组织和维持正常生理功能必需的重要物质。人体必需的矿物质有钙、磷、镁、钾、钠、硫、氯 7 种含量较多的常量元素,以及铁、锌、铜、钴、钼、硒、碘、铬 8 种含量较少的微量元素。例如,铁是血红蛋白的重要组成成分,若铁含量不足易引发缺铁性贫血,影响机体有氧运动能力和耐力。适当的体育运动可以增强铁的代谢。水是人体正常代谢所必需的物质,可调节体温以及保持腺体正常分泌。在运动后需及时补充水分,以防止失水过多影响血容量,给机体带来严重的健康威胁。

综上所述,通过合理的膳食营养可为运动者提供适宜的能量,并保证运动中能源物质的利用,可以保持良好的机能状态,延缓运动性疲劳的发生或减轻其程度,并且有利于剧烈运动后的恢复。

第四章　运动干预在脑卒中偏瘫病人康复中的应用

脑卒中幸存者的后遗症中，最常见的是单侧肢体运动功能障碍，即偏瘫。运动疗法是偏瘫的康复治疗技术中较为常见的一种，其是以神经发育学和神经生理学相关理论为基础而发展起来的一系列促进中枢神经系统损伤后瘫痪肌肉功能恢复的方法。常见的传统运动疗法包括 Bobath 神经发育疗法、Brunnstrom 运动疗法、Rood 感觉运动疗法、神经肌肉本体感觉异化疗法（Proprioceptive Neuromuscular Facilitation, PNF）。随着康复治疗需求的增加和新技术的发展，近年来又出现了几种新疗法，如运动再学习方法（Motor Relearning Programme, MRP）、操作性机电生物反馈疗法、运动想象疗法、强制性运动疗法等。这些治疗技术大多来自个人经验，结合一定的神经发育学或/和神经生理学的基本原理和研究成果，而逐渐上升为神经生理学理论。尽管多缺乏实验证据，也缺乏大样本、多中心、随机对照研究的临床证据，但经过数十年的发展和临床应用，它们逐渐被大家所认可、应用和推广。它们之间既有一些不同点，又有一些相同之处。尽管它们产生、发展、成熟的过程不同，在世界不同地区可能各有侧重，但因为各有其局限性，目前多倾向于综合地应用这些技术。

第一节　Bobath 神经发育疗法

Bobath 神经发育疗法是由英籍德裔物理治疗师 Berta Bobath 和 Karel Bobath 从实践中创立的针对小儿脑性瘫痪与成人脑部损伤后一种特殊评价与治疗方法。该技术主要观点是设法抑制病人异常的运动模式和姿势反射，根据发育顺序促进正常的运动，使功能尽快恢复。并且随着不断发展，该项治疗技术广泛地影响了物理治疗界，是其他治疗技术如运动再学习疗法及 Johnstone 技术的基础,目前已成为国内外康复界广泛认可的治疗偏瘫病人运动功能障碍的运动疗法之一。

一、基本理论

Bobath 技术主张按照正常个体发育顺序,利用感觉反馈输入（如自发性姿势反射和平衡反应）,调节运动功能,通过中枢神经系统对运动输出重组而改善运动功能。

（一）运动发育顺序

人体正常的运动发育是从头到脚、由近及远的顺序。具体运动发育顺序一般是:仰卧位→翻身→侧卧位→肘支撑卧位→坐→手膝跪位→双膝跪位→立位。理论上,在治疗时肢体功能恢复是按照由近端向远端的顺序,只有改善了头、颈、躯干的运动之后,才有可能改善四肢的功能;只有控制了肩胛带的稳定性之后,才有可能发展上肢的精细动作技巧。脑损伤后的恢复要依据人体正常发育过程,抑制异常的动作模式,同时通过关键点的控制诱导病人逐步学会正常的运动模式,诱发出高级神经系统反应,如翻正反应、平衡反应及其他保护性反应,使病人克服异常动作和姿势,逐渐体验和实现正常的运动感觉和活动。

（二）运动控制

躯体的随意运动是在神经系统的分级控制下进行的。正常情况下较高级中枢控制着较低级中枢,后者仅控制原始和较自动的行为。中枢神经损伤后,异常的运动模式是高级的抑制性控制减弱或丧失的结果。治疗应针对重新建立较高级中枢的抑制性控制,从而抑制异常的运动模式。

（三）运动感觉的再获取

运动的感觉可以通过后天的反复学习、训练而获得,正确的运动感觉对提高运动控制能力是不可缺少的,中枢神经系统损伤后,病人常感觉到异常的体位姿势和动作传入的异常感觉。不同的感觉刺激（如用刷子刷、振动等）,能增加各种感觉输入,反复刺激和重复动作可以促进和巩固动作的学习,且正常的运动感觉本身,可教会病人重新学习正常运动。

二、治疗原理

中枢神经系统的基本功能是感受刺激及传导兴奋,具有综合协调各种刺激和反应的功能。脑卒中病人的这些功能会受到不同程度的影响,主要是由于中枢性运动抑制失衡,使中枢性抑制系统作用减弱,致使低级中枢的原始功能释放,导致运动环路的兴奋性增强,在运动系统不受调控的情况下,神经元所支配的肌群或肌肉难以实现相互协调、相互制约,从而导致肌群协调紊乱,肌力降低,以及肌张力明显升高,使脑卒中后偏瘫病人的患侧肢体肌张力增高呈痉挛状态。异常的肌肉张力和运动模式通常会导致姿势控制受损,被认为是偏瘫病人遇到的两大问题。

基于以上观点,Bobath 疗法在治疗中将偏瘫恢复阶段分为弛缓期、痉挛期、相对恢复期三个阶段。Bobath 认为针对痉挛状态存在的高张力、腱反射亢进和出现的异常姿势反射及运动模式,应进一步抑制痉挛和异常运动模式,主要方式是促进关节分离运动,再以正常的运动模式完成基本动作。在训练过程中,Bobath 认为运动模式应与运动发展的发育顺序相关,即按照从头到脚、由近及远的顺序进行,在治疗中,首先应注意的是头颈的运动发展,然后是躯干,最后是四肢。因此,Bobath 认为每一种技能活动均是以姿势控制、翻正反应、平衡反应及其他保护性反应,抓握与放松等基本模式为基础而发生的按照运动发育顺序制订训练计划。最近,Bobath 疗法被重新定义为一种解决问题的方法,用于评估和治疗由中枢神经系统损伤引起的功能、运动和姿势控制缺陷的个体。通过识别和分析功能活动及参与过程中的运动成分和潜在损伤,成功地实现了给定任务中的目标。结合适当的输入(视觉、言语或触觉)在 Bobath 训练中也起着至关重要的作用,因为适当的感觉输入会影响运动性能。

三、常用的基本技术及操作要点

Bobath 治疗脑卒中病人的目标是采用抑制技术减少上运动神经元损伤的症状,采用促进技术增加患侧肢体或躯干及健、患两侧间正常的协调运动模式,促进患侧躯干和肢体进行功能活动,减少代偿及适应性辅助器具或设备的使用。常用的基本技术包括控制关键点、利用反射性抑制模式、利用调正反应、利用平衡反应及保护性反应、利用感觉刺激、运动控制的训练、反复挤压关节增加肌张力等。

（一）常用的治疗技术

1.反射抑制性模式（reflex inhibiting pattern，RIP）的应用

反射性的肌肉反应是获得运动控制的最早发育阶段。因此，在训练中，可利用反射性机制来防止异常的感觉输入，改善病人的异常的肌张力和异常的姿势。常用的反射性抑制模式有：①躯干肌抗痉挛模式；②上下肢的抗痉挛模式；③肩部的抗痉挛模式；④手部抗痉挛模式。

2.促进正常姿势反应

对于偏瘫病人，除了使其肌张力正常化，还应加强正常的姿势反应。这些姿势反应对病人坐、站、走等运动功能都是最基本的和最重要的。中枢神经系统对一些反射和反应的控制是分层次的，如翻正反应、上肢的伸展保护反应和平衡反应均属于中脑下皮质和皮质等部位控制。当中枢神经系统损伤后，正常的姿势反应会受到不同程度的破坏。因此对于偏瘫病人，要首先促进他们出现这些正常的姿势反应，并使之具备正常的姿势控制能力，才能进行各种功能的活动，促进随意运动功能的恢复。

（1）翻正反应（right reaction），属于静态反应，是身体为了维持头在空间的正常位置（面部与地面呈垂直位），头与躯干共同为保持这种位置关系而出现的自主反应。根据感受刺激部位和动作效应出现的部位不同，可将调正反应分为以下4类：A.发自颈部，作用于躯干；B.发自迷路，作用于头部；C.发自躯干，作用于躯干和颈部；D.发自眼睛，作用于头部。

（2）平衡反应及保护性反应，属于动态反应，是比调正反应更高级的维持全身平衡的一种反应。当人体突然受到外界刺激引起重心变化时，四肢和躯干出现一种运动，以恢复重心到原有平衡状态。

3.关键点（key-point）的控制

人体关键点可影响身体其他部位的肌张力。Bobath技术的治疗重点是对"关键点"的支持和运动。常用关键点包括：中心控制点是胸骨柄中下段，主要控制躯干的张力；近端控制点是头颈部、骨盆、肩部等，分别控制全身、骨盆和肩胛带部位的张力；远端控制点是手指、足，分别控制上肢、手部、下肢及足等部位的张力。治疗师可通过在关键点的手法操作来抑制病人的异常姿势反射和肢体的异常肌张力。

4.感觉刺激

如牵拉肌肉、拍打肌腹或用手、毛刷、冰块等刺激皮肤感觉，促使肌肉收缩。其中叩击法（tapping）是加强固有感受器及表浅感受器的一种刺激方法，在四肢或躯干上有规律地给予叩击,使肌肉收缩,叩击后,可以通过交互抑制(reciprocal inhibition)减少肌肉过度紧张状态。临床常用叩击方法包括:①抑制性叩击:小范围、短时间内重复给予叩击刺激,通过刺激固有感受器及表浅感受器,活化拮抗肌的功能,达到抑制痉挛肌活动的目的。②压迫性叩击:通过刺激关节感受器及肌梭,达到活化主动肌与拮抗肌的目的,多用于增加姿势张力,维持姿势和关节稳定度。③交替性叩击:交替叩击主动肌与拮抗肌,利用相互神经支配原理,诱发翻正及平衡反应的出现。④清扫叩击:沿肌肉收缩的方向,在皮肤或肌肉给予快速轻抹的刺激,以诱发主动肌和协同肌共同作用。

5.运动控制的训练

①控制训练是将肢体末端被动地移动到关节活动范围内的某一空间位置上,指示病人练习将肢体控制在该位置上不动;②定位放置训练,在肢体能控制后,训练病人主动将肢体定位在某一位置,然后由此向上和向下活动,再返回原处。

6.推-拉技巧

推-拉技巧(push-pull techniques)是一种挤压、牵拉关节的技巧,主要是对患侧肢体进行轻微的挤压、推、拉来促进肢体的伸展和屈曲。当屈肌紧张占优势时,可使用推的技术缓解肢体的屈肌张力,加强伸肌的控制能力。通常主要的手法有:①压迫性轻推。即对关节进行轻微挤压,使关节间隙变窄,可激活关节周围伸肌肌肉,利于关节伸展,促进关节的稳定性与姿势反应。病人在立位或坐位姿势下,持续挤压常用于促进躯干的反射性伸展。此手法可加强关节周围肌肉的张力,加强关节的稳定性。②轻微牵拉。对关节进行牵拉,可增大关节的间隙,使关节面分离,激活关节感受器,刺激关节周围的屈肌肌肉收缩,此牵拉手法主要用于促进关节屈曲运动之前。

7.患侧肢体的负重

此技术可刺激本体感受器,这是因为肢体的负重可加强病人对患肢的感觉能力,并加强对患肢的控制能力。当病人的一侧肢体出现肌张力升高时,负重训练可改善伸肌、屈肌之间的张力平衡,以增加肢体的稳定性;另外,肢体的负重可防止骨质疏松等并发症的出现。患侧上肢的负重训练如下:病人坐位,治疗师使患侧上肢外旋、外展,肘伸展,前臂旋后,伸腕,手指伸展,拇指外展等,平放在身体一侧进行负重,即将身体的重量移到此侧上肢,同时治疗师可在病人的肩部,沿上肢长轴的方向施加向下的压力,以加大肢体的负重力量,待病人能主动进行控制后,可让病人在上肢负重的情况下轻微地屈曲、伸展此侧上肢的肘关节。下肢的负重训练与上肢的基本相似。

（二）操作要点

（1）Bobath 疗法在偏瘫痉挛状态的治疗中，注重三个治疗程序中的重点。

①个体化训练。Bobath 的训练方案不是固定的，运动时间、运动范围及方式是根据病人的具体情况来决定的。以偏瘫病人的训练为例：Bobath 将偏瘫病人恢复阶段划分为 3 个不同时期：弛缓期、痉挛期和相对恢复期，各期治疗技术均有所不同。这些阶段的治疗计划主要根据肌张力的情况而制订，此时不考虑运动功能的其他方面。在偏瘫病人的弛缓期，应加强高级姿势反应和患侧肢体的负重训练来刺激运动功能的恢复。在训练时，不要使用任何阻力，因为过强的阻力将增强肌肉的张力，对于大多数病人，应该以缓解患侧的痉挛作为治疗目的。对于偏瘫病人的痉挛期，应尽可能应用反射抑制性抗痉挛模式来缓解肢体的肌张力。而在相对恢复期，应促进肢体的分离运动，如以手指的分离运动等作为训练目的。偏瘫病人在康复训练之前，治疗师将根据病人运动功能恢复阶段和病人存在的主要问题点，分别设计治疗目标和训练计划，再对具体的病人实施针对性的训练方法。偏瘫病人的训练目标和治疗计划可参考表 4-1。

表 4-1 偏瘫病人的训练目标和治疗计划

恢复阶段	病人主要问题	训练目标	训练计划
弛缓期	肌肉松弛 肌张力低下 无自主性运动	预防肌肉痉挛的出现 预防关节挛缩畸形的出现 预防并发症及继发性损害 加强患肢肢体的控制能力 诱发正常的运动模式	良好肢体位置的保持 床上体位转移训练 关节被动运动 患肢主动运动
痉挛期	痉挛、腱反射亢进 出现异常的姿势反射 出现异常的运动模式	抑制痉挛 抑制异常的运动模式 促进关节分离运动，以正常的运动模式完成基本动作	关节被动运动 肌肉持续牵拉训练 肢体负重训练 躯体控制训练 矫正异常姿势

续表

恢复阶段	病人主要问题	训练目标	训练计划
恢复期	痉挛渐渐减轻 关节出现分离运动 协调性基本接近正常 平衡性基本接近正常	加强肢体运动功能协调性 加强身体耐力 加强动态平衡稳定性 加强步行能力	双侧肢体协调训练 运动协调性训练 提高运动速度训练 精细运动训练 步行训练

②选择清晰的训练指令,注重熟悉训练环境到开放训练环境的过渡。

③强化病人短期康复治疗目标的设置与完成,激发病人的主动参与,并做好短期目标间的衔接。

（2）在缓解高肌张力治疗的手法运用和病人主动运动训练中,均应强调核心控制——针对破坏稳定性的力量,为了进行高效运动而预先或反应时进行的多关节力学连锁中的一个要素,即全身性多关节连锁进行姿势控制的核心部分,狭义定位由腹横肌、腹斜肌、躯干深部多裂肌以及腰大肌后部纤维构成。应用在肢体上的手法治疗强调垂直肌肉走向的放松与轻度牵拉,切忌不当按摩手法的使用,避免疼痛和尖锐感觉刺激及引发肌张力的进一步增加,同时注意温度、心理因素等肌张力影响因素。

（3）治疗中须注重康复治疗的 24 小时管理,包括身体图式的管理、轮椅到床的移乘管理、日常生活运动的管理、室内自主运动训练的管理等,稳定并巩固治疗效果,提高康复治疗的质量。

四、小结

综上所述,Bobath 技术作为传统治疗脑卒中的康复方法,目前在临床上应用最为广泛,在降低异常肌张力、促进正常的姿势和运动模式恢复方面被认为可能是有效的,但其本身具有一定的局限性,比如为了防止痉挛和异常运动模式加重,多活动量不足,有学者认为其有使治疗时间延长、ADL 恢复慢且实用性差、耐力不足等缺点。因此,基于传统 Bobath 技术理念,有学者结合现代学科（主要有生物力学、神经学及运动学）,发展形成了新 Bobath 技术。新 Bobath 技术更新了以往的理念,强调所有诱发动作均由促通手法进行,但治疗原则及利用的原理不变。此外,依赖于当前运动科学的运动控制理论、神经可塑性理论和康复文献的进展知识,Bobath 技术也正与其他疗法融合,共同形成了对神经康复的成熟 PT 治疗方法,促进了神经康复医学的发展。

第二节　Brunnstrom 运动疗法

Brunnstrom 运动疗法是由瑞典物理治疗师 Signe Brunnstrom 于 1970 年创立的一套用于脑损伤后运动障碍的治疗方法。Brunnstrom 基于运动功能恢复的各个不同阶段,提出了"恢复六阶段"理论(Brunnstrom Ⅰ-Ⅵ分期),即弛缓期、联合反应、共同运动、脱离共同运动的活动、分离运动、接近正常协调运动模式。Brunnstrom 技术主要是利用各类运动模式诱发运动反应,而后再从异常运动模式中引导并分离出正常运动的成分,最终恢复脑卒中患肢的功能。近年来,随着技术的发展,Brunnstrom 学派的学者又增加了第七个阶段——正常运动模式。

一、基本理论

脑卒中偏瘫时,由大脑皮层支配的高级运动机能受到抑制,而由脊髓控制的运动因大脑损伤而释放,因此,可出现联合反应、共同运动、原始反射等。

(一)联合反应

脑卒中痉挛期,病人运动中常伴有联合反应、联带运动等病理模式。联合反应是在某些环境下出现的一种非随意运动或反射性肌张力增高的表现,由较低级运动控制中枢脊髓控制,一般在瘫痪恢复早期出现。根据两侧肢体运动是否相同又分为对称性和不对称性两种。上肢联合反应一般为对称性活动,下肢联合反应内收、外展为对称性,屈曲、伸展为相反性活动。(表 4-2)

表 4-2　联合反应

对侧联合反应	对称性活动	上肢健肢屈曲则患肢屈曲 上肢健肢伸展则患肢伸展 下肢健肢内收(内旋)则患肢内收(内旋) 下肢健肢外展(外旋)则患肢外展(外旋)
	相反性活动	下肢健肢屈曲则患肢伸展 下肢健肢伸展则患肢屈曲
同侧联合反应	相同性运动	上肢屈曲则下肢屈曲 上肢伸展则下肢伸展

（二）共同运动

共同运动是脑损伤常见的一种肢体异常活动表现,一般在病人瘫痪恢复的中期出现。当病人活动患侧上肢或下肢的某一个关节时,不能做单关节运动,邻近的关节甚至整个肢体都出现一种不可控制的共同活动,为部分性随意运动,有非随意运动成分,是脊髓控制的原始或低级运动,并形成特有的活动模式,这种模式称为共同运动。在用力时共同运动表现特别明显。共同运动在上肢和下肢均可表现为屈曲模式或伸展模式。（表4-3）

表4-3 共同运动

肢体	部位	屈肌共同运动	伸肌共同运动
上肢	肩胛带	回缩、上提	前方突出
	肩关节	屈曲、外展、外旋	后伸、内收、内旋
	肘关节	屈曲	伸展
	前臂	旋后（或旋前）	旋前
	腕关节	掌屈	背屈
	手指	屈曲	伸展
下肢	髋关节	屈曲、外展、外旋	后伸、内收、内旋
	膝关节	屈曲	伸展
	踝关节	背屈、外翻	趾屈、内翻
	足趾	伸展	屈曲

（三）原始反射

新生儿出生后具备许多运动反射,随着婴儿神经的发育及不断完善,在1岁以后大部分的原始反射被高位中枢所抑制而不能表现出来,逐渐消失。当脑部受损后,这些运动反射失去皮质控制时即被释放而再次出现,成为病理性反射。

1.同侧伸屈反射

是同侧肢体的单侧性反应。例如,刺激上肢近端伸肌产生的冲动能引起同侧下肢伸肌收缩,或者刺激上肢近端屈肌可以引起同侧下肢的屈曲反射。

2.交叉伸屈反射

当肢体近端伸肌受刺激时,会发生该肢体伸肌和对侧肢体伸肌同时收缩;反之,刺激屈肌会引起同侧和对侧肢体的屈肌收缩。当屈肌协同抑制不足时,刺激髋或膝的屈肌不仅可以使身体同侧屈肌收缩加强,也可以使对侧髋、膝屈肌收缩加强。

3.屈曲回缩反射

远端屈肌的协同收缩,又称屈曲回缩反射。表现为刺激伸趾肌可以引起伸趾肌、踝背伸肌、屈膝肌以及髋的屈肌、外展肌和外旋肌出现协同收缩以逃避刺激。上肢也有这种屈曲回缩反射,例如刺激屈指、屈腕肌时不仅引起屈腕肌和屈指肌的收缩,也可以使屈肘肌和肩后伸肌反射性地收缩。屈肌收缩能牵拉拮抗肌(伸肌),引起对抗性伸肌反射。在病理状态下,正常的抑制作用减弱,这些相互对抗的反射会引起交替性的主动肌、拮抗肌张力亢进。

4.伤害性屈曲反射

当肢体远端受到伤害性刺激时,肢体出现屈肌收缩和伸肌抑制。其反应的强度与刺激强度成正比。轻微刺激只引起局部反应,例如在仰卧位下肢伸直时如果轻触足底前部,会出现足趾屈曲和轻微的踝跖屈。随着刺激强度增大,反应逐渐向近端关节肌肉扩展,除了足趾和踝屈曲外,可以出现屈膝、屈髋,屈曲的速度也加快,甚至会出现对侧肢体的伸展。

5.紧张性颈反射(Tonic Neck Reflex,TNR)

由于颈关节和肌肉受到牵拉所引起的一种本体反射称为紧张性颈反射,表现形式有对称性紧张性颈反射(Symmetrical Tonic Neck Reflex,STNR)和非对称性紧张性颈反射(Asymmetrical Tonic Neck Reflex,ATNR),前者在颈屈曲、伸展时出现,后者由头的旋转或侧屈引起,前者两侧肢体产生同样运动,后者两侧肢体产生相反效果。

6.紧张性迷路反射(Tonic Labyrinthine Reflex,TLR)

迷路反射又称前庭反射,是由于头部空间位置改变所引发的,表现为仰卧位时上、下肢伸肌张力高,四肢容易伸展,头后仰、俯卧位时上、下肢屈肌张力高,四肢容易屈曲。可分为静态紧张性迷路反射和动态紧张性迷路反射。

7.紧张性腰反射(Tonic Lumbar Reflex,TLR)

身体上部对骨盆的关系位置改变所引发的紧张性反射称为紧张性腰反射,表现为躯干上部转向一侧时,同侧上肢屈曲、下肢伸展;对侧上肢伸展、下肢屈曲。

二、治疗原理

Brunnstrom 运动疗法最基本的治疗观点是在中枢神经系统损伤后的软瘫期采用一切方法(联合反应、共同运动和反射活动)诱导出反射或肢体协同运动,直至病人出现联合反应和共同运动后,不断调整刺激方式,再以适当抑制协同模式和促进反协同模式以获得正常的运动控制和功能表现。同时,利用本体感觉和其他皮肤刺激来辅助促通神经和肌肉;利用反馈机制达到兴奋或抑制的目的,也利用紧张性颈反射和腰反射来促进姿势稳定;利用其他姿势反射来诱发和训练手指的控制能力,所以,这一方法是外周本体感觉、皮肤感觉和中枢性促通相结合的方法。

Brunnstrom 方法的治疗顺序按其分级进行。在软瘫期利用联合反应来促进病人的肌肉收缩,如利用健侧上肢用力屈曲和伸展,诱发患侧上肢的屈曲和伸展;利用健侧下肢的内收和内旋诱发患侧下肢的内收和内旋。利用紧张性颈反射和紧张性腰反射促进姿势稳定,矫正头和躯干的位置,调节肌张力。利用牵张、抓握和逃避等反应诱发和再训练手指的控制能力。利用外周本体感觉刺激(如拍打肌腹)和皮肤刺激(如抚摸)促进肌肉收缩。出现共同运动之后,进一步利用上述治疗手段(除联合反应外)使病人熟练地掌握伸肌和屈肌共同运动,再从肢体近端开始抑制共同运动、促进分离运动出现并和日常生活活动相结合,最后训练精细、协调和速度运动。

三、常用治疗技术及操作要点

Brunnstrom 认为脑卒中病人在偏瘫后运动早期出现共同运动、原始姿势反射及联合反应是正常的。偏瘫病人在肢体运动的恢复前要进行康复评定,在训练过程中,不同阶段的运动功能恢复特点也各有不同。

(一)不同阶段的运动功能恢复特点

Brunnstrom 将偏瘫恢复过程分为 6 个阶段,这也是偏瘫运动功能评定的主要方法之一。

Ⅰ弛缓期:时间短,无随意运动。部分病人长期处于此阶段,预后不良。此阶段有 3 个特点:①肌张力低;②腱反射降低或消失;③无随意运动。

Ⅱ联合反应:肢体近端可有少许随意运动,可出现轻度痉挛。此阶段也有 3 个特点:①肌张力高;②腱反射亢进;③出现联合反应。3 个特点出现 1 个即为第 2 阶段。

Ⅲ共同运动:出现由部分随意运动发起的共同运动,上肢为屈肌共同运动,下肢为伸肌共同运动,此阶段痉挛可达高峰。

Ⅳ萌发分离运动:近端大关节(肩、肘、髋、膝等)有较独立的屈伸活动,痉挛开始减轻。

Ⅴ萌发精细运动：出现独立于共同运动的活动，各关节的独立运动更加充分，痉挛明显减轻。

Ⅵ痉挛基本消失，完全恢复正常：病人恢复近于正常的协调与技巧运动。

（二）各部位的常用训练方法

1.上肢及手部

（1）Brunnstrom Ⅰ—Ⅲ阶段的训练方法：主要是利用健侧活动施加阻力诱发联合反应或共同运动的出现，在此基础上做进一步的诱导。可利用近端牵引反应、抓握反射和牵引内侧肩胛肌等，对抗异常的屈腕、屈指，诱发手指的抓握，同时注意利用伸肌共同运动模式促进伸腕。一旦屈、伸共同运动的随意性增强后就应该尽早应用到功能活动中。

（2）Brunnstrom Ⅳ阶段：主要为诱发及进一步促进分离运动。通过各种手段促进手的伸、屈、抓握及放松的能力，进行手的功能活动。

（3）Brunnstrom Ⅴ阶段：进一步促进分离运动，加强随意性，提高手的抓握、释放及对指能力，与日常生活活动作紧密结合。

（4）Brunnstrom Ⅵ阶段：加强手的协调性、灵活性及耐力的练习及精细动作练习，按照正常的活动方式来完成各种日常生活活动，完成患手的独立运动。

2.下肢

下肢的训练也是按 Brunstrom 的不同阶段，采取不同的治疗方式。先是诱发联合反应或共同运动的出现，然后利用这些形式完成肢体运动，进一步促进共同运动诱发分离运动，接着脱离共同运动模式以分离运动形式出现，最后随意地完成各种功能动作，并应用在日常生活活动中，增强动作的耐力、灵巧性等使所做的动作更加实用。当然，这只是理想的治疗过程，病人病后的个体差异决定了其预后，并非所有人都能完成这一过程。下面介绍几种主要治疗方法。

（1）屈肌共同运动的诱导方法：病人取仰卧位，伸直健侧下肢，嘱其健侧做足跖屈动作，治疗师从足底对跖屈足施加阻力，即可引起患侧下肢屈肌共同运动。此时如让病人面部转向健侧，则可利用非对称性紧张性颈反射进一步加强这种屈曲运动。（图 4-1）

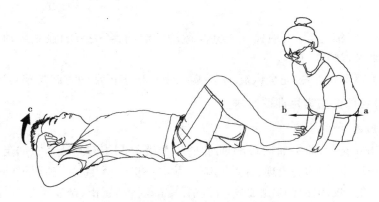

图 4-1　屈肌共同运动的诱导方法

a.健足用力方向；b.治疗师施加阻力反向；c.头部运动方向

（2）伸肌共同运动的诱导方法：病人仰卧位，伸直下肢，嘱病人健侧做足背屈动作，治疗师对背屈的健足施加阻力，通过联合反应可引起患侧下肢的伸肌共同运动。此时如让病人面部转向患侧，则可利用非对称性紧张性颈反射进一步加强这种伸肌的运动。（图 4-2）

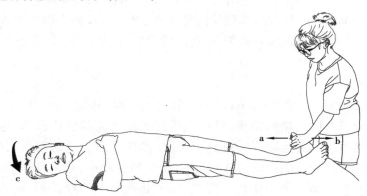

图 4-2　伸肌共同运动的诱导方法

a.健足用力方向；b.治疗师施加阻力反向；c.头部运动方向

（3）患侧下肢外展的诱发：病人仰卧位，嘱病人用力外展健侧下肢，治疗师对其外展施加阻力，通过 Raimiste 现象（健侧抗阻做某一动作时患侧出现类似动作），患侧下肢也出现外展动作。（图 4-3）病人双下肢，这样即可起到脱离共同运动、诱发分离运动的作用。

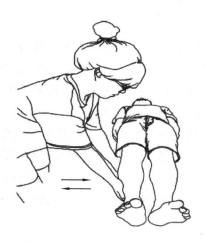

图 4-3　患侧下肢外展的诱发

（4）患侧下肢内收的诱发：病人取仰卧位，被动或主动活动使患侧下肢处于外展位，健侧下肢也同样取外展位，嘱病人用力内收健侧下肢，治疗师沿相反方向对其施加阻力，通过 Raimiste 现象，患侧下肢出现内收动作。（图4-4）

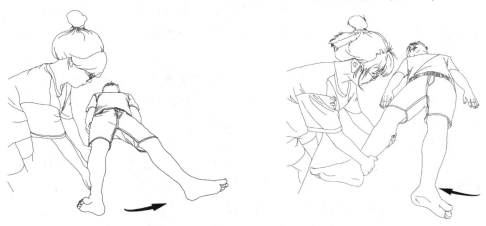

图 4-4　患侧下肢内收的诱发

（5）下肢脱离共同运动模式的训练：病人仰卧位，治疗师站在病人足端，双手分别握住病人双侧踝部，轻轻将其双足抬离床面 30°左右（注意不要牵拉下肢），轻柔、小范围左右摆动病人双下肢，这样可起到脱离共同运动、诱发分离运动的作用。

3.躯干

Brunnstrom 对躯干的训练是在早期开始进行的,其训练内容主要有提高躯干平衡能力和躯干肌肉活动两个方面,平衡训练在坐位进行,躯干肌肉的活动一般是先练屈肌,然后练伸肌,最后练旋转肌。做躯干前屈训练时需要帮助,让病人双前臂合抱,健臂在下支持患臂,治疗师与病人相向而坐,支持病人双肘,并在不牵拉病人肩部的情况下引导其前屈。复原为直坐位的动作让病人主动完成,此时也达到了训练伸肌的目的。正前屈训练后,练习斜方向前屈,即左前屈和右前屈,最后练习转动躯干,躯干转向右时使头转向左侧,然后向相反方向进行,这样可利用紧张性颈反射和紧张性腰反射诱发出肩部的活动。

(三)操作要点

(1)不同治疗阶段的操作要点

①Ⅰ—Ⅱ期:保持正确的卧位姿势。通过对头部、健肢施加抵抗运动诱发联合反应,维持关节活动度训练,利用支具保持手的对掌状态,尽可能使用患侧手。

②Ⅱ—Ⅲ期:多做促进从协调运动中分离出来的运动。如肩关节内伸展,肘关节屈曲状态下的前臂旋前,肘关节伸展状态下的旋后。促进肩关节、肘关节支持性和伸展性运动。

③Ⅲ—Ⅳ期:上肢近心关节的支持性已有所改善,但是手指因受屈曲运动模式影响伸展受限,所以,应进一步强化上肢支持能力的同时致力于扩大手指的伸展范围并尽可能地在日常生活中使用患手。

④Ⅳ—Ⅴ期:促进肢体各关节空间的支持性。

⑤Ⅴ—Ⅵ期:进行耐久性的动作。如抓握动作训练,从抓握大的物体逐渐过渡到抓握较小的、较细的、软滑的物品的练习。训练病人的精细动作。

⑥Ⅶ期:主要是尽量促进正常功能的恢复。

(2)治疗根据发育顺序有规律地进行,即从反射到随意运动+功能活动。

(3)无随意运动存在时,利用反射、联合反应、本体感觉性刺激和皮肤触觉刺激增加肌张力,促进运动出现。

(4)当随意运动出现时,首先要求病人使肢体定位并保持,即做等长收缩。如果成功,继续做离心性收缩,最后做向心性收缩。

(5)一旦病人出现随意控制,应尽快终止各种刺激。首先停止反射刺激,最后停止触觉刺激。Brunnstrom 第三阶段以上不得使用原始反射(含联合反应)。

（6）为克服或破坏联带运动模式，应加强主动运动的训练。

（7）一旦诱发出正确的运动，要不断重复，直至学会；为了将这种运动感觉与有目的的运动相结合，还应将其融入功能活动训练中。

四、小结

任何中枢性瘫痪都不能恢复到发病前的机能状态，只是脊髓水平的共同运动逐渐减少，高级的皮层水平的分离运动逐渐增多。若未能抓住良好时机进行康复训练或训练的方法不当，可能会强化共同运动模式，加重痉挛，并且难以纠正。Brunnstrom 所提出的中枢神经偏瘫的理论，为脑卒中偏瘫康复的神经生理学疗法奠定了理论基础。基于"六阶段理论"，Brunnstrom 技术在脑梗死偏瘫恢复过程中的任何时期，均利用正确运动模式诱发反应运动，使病人观察到瘫痪肢体可以运动，刺激病人康复的欲望，使病人积极主动地参与临床治疗。Brunnstrom 技术强调缓慢、逐步恢复，在整个过程中逐渐向正常的运动模式发展，从而重新组合中枢神经系统。脑梗死偏瘫病人恢复正常自主运动之前须经过异常运动模式和肢体共同运动过程，利用异常运动模式帮助脑梗死偏瘫病人控制肢体，促使肢体产生共同运动，最终达到病人独立运动的目的。但由于Brunnstrom 运动疗法早期的治疗技术，一旦诱导出病人异常的运动模式，很难再恢复正常，所以临床已较少应用，但4—6 阶段的治疗技术临床仍广泛应用，主要是降低肌张力，促进分离运动。

第三节　Rood 感觉运动疗法

Rood 感觉运动疗法又称为多种感觉刺激疗法或皮肤感觉输入促通技术，是临床常用的神经肌肉促进技术之一。由美国物理治疗师 Margaret Rood 提出，是神经发育学治疗方法中最早的方法。Rood 认为感觉刺激可以对运动产生促进或抑制作用，中枢神经损伤后运动功能恢复是按照运动发育的顺序。因此治疗师可以应用各种感觉刺激使肌张力正常化，并诱发出所需要的肌肉反应，从而实现重组神经运动功能，促进运动功能康复。

一、基本理论

Rood 治疗技术是利用正确的感觉输入引出有目的的运动反应,并按照个体发育规律反复训练以治疗运动障碍的方法。其核心内容是利用多种感觉刺激方法作用于皮肤、关节、肌肉等感受器,兴奋不同种类的神经纤维,通过感觉反馈环路调节脊髓传出纤维的兴奋性,从而改变靶肌肉的肌张力,诱发或协调肌肉的活动。

(一) 运动控制的发育顺序

Rood 将运动控制的发育顺序分为运动性控制、稳定性控制、在稳定的基础上活动以及难度较高的技能活动 4 个水平(表 4-4),也是交互抑制、同时收缩、粗大运动和精细运动发育的过程。

表 4-4　运动控制及发育顺序

发育水平	运动控制及发育顺序
Ⅰ.运动性控制	仰卧位屈肌回缩;翻身;腹支撑(不能维持)
Ⅱ.稳定性控制	腹支撑(能维持);颈部肌群同时收缩;肘支撑俯卧;膝手卧位;站立
Ⅲ.在稳定的基础上活动	颈部肌群同时收缩,头在空中定位;肘支撑俯卧(重心转移,前、后、左、右、单侧负重);膝手卧位(轻度摇摆,重心交换,单侧负重);站立(重心转移,单侧负重)
Ⅳ.技能活动	肘支撑俯卧(一侧上肢悬空用于完成技能活动,匍匐前进);膝手卧位(一侧上肢悬空用于完成技能活动,爬行、躯干旋转、交替运动、对角线运动);站立和行走

(1)交互抑制:交互抑制(reciprocal inhibition)是一种具有保护作用的出生后早期的运动模式(水平Ⅰ),即主动肌收缩时拮抗肌舒张。这一运动模式是通过以脊髓和脊髓上位中枢控制为主的反射。屈曲逃避反射和翻身动作均为此发育水平。

(2)同时收缩:同时收缩(co-contraction)又称拮抗收缩,指主动肌与拮抗肌同时收缩,是一种提高关节稳定性的紧张性模式(水平Ⅱ)。同时收缩具有维持姿势和维持持物状态的作用。

（3）粗大运动：粗大运动（gross motor）是在稳定性的基础上进行的活动（水平Ⅲ）。这种模式是远端被固定，近端肌群出现活动。膝手位就是腕关节和足部远端部分被固定的肢位，此时颈部和胸部近端关节在稳定的基础上肩胛带和骨盆可以自由活动。

（4）精细运动：精细运动（precise movement）是更高水平的运动控制（水平Ⅳ）。为了进行精细运动，远端部分自由活动时近端部分必须稳定。如画家站在画布前绘画时，在上肢充分伸直的状态下手持画笔自由地操作。

（二）神经生理学基础

1.与神经传导有关的运动神经元

脊髓前角中存在着大量的运动神经元，包括 α 神经元和 γ 神经元，其纤维离开脊髓后直达所支配的肌肉。神经纤维分为 A、B、C 三类。

（1）A 类：包括有髓鞘的躯体传入和传出纤维，分为 α、β、γ、δ 四类。其中，α 纤维为初级肌梭传入纤维和支配梭外肌的传出纤维，它接受来自皮肤、肌肉和关节等外周传入的信息，也接受从脑干到大脑皮层等中枢传入的信息，产生一定的反射传出冲动；β 纤维为皮肤的触、压觉传入纤维；γ 纤维为支配梭内肌的传出纤维，当其活动加强时，梭内肌纤维收缩，可提高肌梭内感受装置的敏感性，因此，对调节牵张反射具有重要作用；δ 纤维为皮肤痛温觉传入纤维。

（2）B 类：是有髓鞘的植物性神经的节前纤维。

（3）C 类：包括无髓鞘的躯体传入纤维和植物性神经的节后纤维。

2.感觉传导通路

（1）浅感觉传导通路：浅感觉是指皮肤、黏膜的痛觉、温觉和触觉。皮肤内有丰富的神经末梢，是人体最大的一个感觉器官，其中分布着多种感受器，能产生多种感觉。一般认为，皮肤感觉主要有四种，即由对皮肤的机械刺激引起的触觉和压觉，由温度刺激引起的冷觉和热觉，以及由伤害性刺激引起的痛觉。浅感觉传导通路是与 γ 传出无关的皮肤-肌梭反射的通路，即当刺激皮肤上的毛发时，通过毛发感受器并将神经冲动传入脊髓，经脊髓-丘脑束将冲动传入大脑皮层运动区，引起椎体束起始端的神经细胞兴奋，再经皮质-脊髓束传至脊髓，最后由 α 纤维传出直达肌肉部位。（图 4-5）因此，在对病人进行治疗时，可通过刺激皮肤而对肌肉产生促进或抑制性的反应。

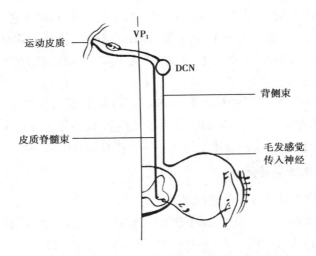

图 4-5 与 γ 传出神经无关的皮肤-肌梭反射

（2）本体感觉传导通路：本体感觉是指肌、腱、关节等运动器官本身在不同状态（运动或静止）时产生的感觉（如人在闭眼时能感知身体各部的位置）。因位置较深，又称深部感觉。本体感觉传导通路是与 γ 传出有关的皮肤-肌梭反射通路，即当刺激覆盖于肌腱、肌腹附着点上的皮肤时，通过本体感受器并将冲动传入脊髓，再经内囊投射至大脑皮层，最后通过 γ 纤维传出直达肌梭。（图 4-6）因此，在对病人进行治疗时，可根据刺激的性质和方式的不同，对肌肉产生促进或抑制作用。

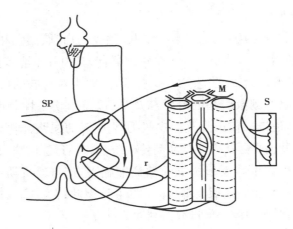

图 4-6 与 γ 传出神经有关的皮肤-肌梭反射

（三）治疗原理

Rood 认为利用适当的感觉刺激可引起正常运动的产生和肌张力的正常化。由于肌纤维的性质不同,每块肌肉的作用也不一样,它因不同的感觉刺激而产生不同的运动模式,即按照特定的感觉输入获得特定的运动输出的顺序进行。不同神经纤维具有不同的功能,有促进作用,也有抑制作用;肌肉有主动肌、拮抗肌和协同肌,为完成某一动作需要多块肌肉共同参与,它们有分工、有合作,在大部分情况下是协同收缩,但有些是在轻负荷的运动中发挥主要作用,而另一些则在重负荷的运动中发挥主要作用。因此,我们可以按照发育的顺序对感觉感受器施以适当的感觉刺激,通过大脑皮层诱发出运动反应,再遵循以下神经生理学原则,就可以建立适当的运动记忆。

1.肌张力的正常化

神经系统发育障碍的病人,肌张力大都具有不同程度的异常。因而调整肌张力是改善运动功能不可缺少的前提。正确的感觉输入是形成正确的运动反应的基础。因此,肌张力的正常化和诱发预期的肌肉反应可以通过输入特定、适当的感觉刺激实现。Rood 认为通过输入有控制的感觉,诱发反射性的肌肉反应,是运动控制发育过程中的第一步。因此,为诱发运动反应,Rood 将发育的运动模式作为一种运动感觉(适当的感觉刺激)来输入,作为治疗的第一方案。

2.治疗方案与功能发育水平相适应

感觉运动控制是以发育为基础的,当随意运动的控制能力尚未达到某一水平时,其感觉运动发育就不能继续向下一个阶段发展。因此,用发育的观点对病人进行评价,按照发育的顺序进行治疗,即治疗必须从病人的实际发育水平开始,按照发育的顺序向控制的高级水平进展。(表 4-5)治疗遵循从头到尾的原则,即从头部开始,沿着体节向骶部进行,首先是屈肌群受到刺激,其次是伸肌群,然后是内收肌群外展肌群,最后出现旋转。

3.易化运动功能要与目的性活动相结合

Rood 运用目的性活动来诱发皮层下(无意识的)某种运动模式。主动肌、拮抗肌及协同肌根据目的或计划产生的运动组合是反射性的(自动的)程序。根据神经生理学原理,皮层并不控制某一块肌肉,如当皮层发出"拿起杯子"的指令时所有与拿杯子有关的皮层下中枢。

4.重复

重复练习是运动学习所必需的。Rood 治疗方法由 3 部分组成,即调控性感觉刺激、应用运动控制的发育顺序和有目的性的活动。

二、常用治疗方法及操作要点

(一)Rood 技术的适应证及禁忌证

1.适应证

可用于运动控制能力差的任何病人,特别是中枢神经系统损伤后各个时期的运动功能障碍的治疗,恢复早期通常多与其他易化技术联合应用。

2.禁忌证

体质衰弱不能接受刺激者,靶肌肉处皮肤有炎症和关节炎症者。

(二)常用治疗方法

Rood 感觉运动疗法诱发肌肉反应的感觉刺激方法,主要包括对肌肉的促通方法和抑制方法两类。

1.促通方法

适用于弛缓性瘫痪、收缩力弱等病人。①快刷。可应用电动毛刷刺激肌肉表面的毛发或皮肤,擦刷频率为一次 3~5 秒,若 30 秒后无反应,需重复刺激 3~5 次。此促通作用可维持 30 分钟达到最大疗效,且潜在效果较长,此方法在其他所有刺激手法之前使用,效果最佳。此方法也可在相应肌群的脊髓节段皮区进行刺激。因此,可根据皮肤感觉区的分布(表 4-5 和图 4-7)进行快速擦刷,达到诱发肌肉反应的目的。②轻微触摸。治疗师利用手指轻微触摸病人手指、脚背面、手掌或足底刺激肌肉收缩。常用工具为驼毛刷子、棉棒、治疗师手指等;刺激频率为每秒 2 次,每次治疗 3~5 回,每回中间间隔为 30 秒。图 4-8 为临床中轻微触摸方法的应用,上肢屈肌痉挛的抑制方法:轻微触摸图中所示上肢黑线处,可缓解下列肌肉的张力,如手指屈肌、拇指外展肌、腕关节尺侧屈肌、肘屈肌、肩关节后撤肌;下肢伸肌痉挛的抑制方法:轻微触摸图中所示下肢的黑线处,可缓解以下肌肉的张力,如足趾屈肌、足趾内收肌、跖屈肌(腓肠肌、比目鱼肌)、踝内翻肌(胫骨后肌)、膝屈肌(股后肌群)、内收肌。③冰刺激。主要包括两种方法:用冰块压在受刺激部位 3~5 秒或用冰块快速摩擦病人手掌、足底,对刺激部位起到促进作用,具有强烈的温度易化效果。但在应用此方法时,应注意选择对象和部位,除口腔黏膜外,三叉神经的分布,颈部以上的部位,耳郭,身体正中线等均不得使用;对肌张力低下,处于弛缓状态的病人可用冰冻和快速冰冻刺激法。④轻叩肌腱或肌腹。治疗师用手指尖轻轻叩打肌肉、肌腱或肌腹3~5次,主要作用是使肌肉易化,主要适用于病人在进行随意肌肉收缩之前或指示其完成肌肉收缩的过程中。⑤挤压肌腹,即对肌腹进行挤压或将重物压在上面,常用训练工具为治疗师的手或重物。⑥继发牵伸,即在关节活动范围末端继续牵伸。⑦快速、轻微牵伸肌肉,即快速、轻微牵拉关节,主要作用是通过刺激肌梭的初级传入末梢和 α 运动神经元而激起被牵伸的同一肌肉出现收缩反应,此疗法效果即刻显现。⑧抵抗阻力,主要作用是使一块肌肉的许多肌梭或全部肌梭均受刺激。⑨强力挤压关节,主要作用是激活感受器,促进关节周围肌肉的收缩。训练时,通过增加重量来增强关节压力,如在肘支撑俯卧位、手支撑卧位、手膝位与站立位时的负重(图 4-9)或头顶沙袋。此训练方法适用于控制性运动障碍,如手足徐动症、舞蹈病、共济失调等病人,治疗时应选择能加强关节稳定性的体位进行训练。⑩对骨突处加压,训练方法是在跟骨外侧加压促进内侧踝背屈肌或跟骨内侧加压促进外侧踝背屈肌。另外,节奏强的音乐、使人有兴趣的周围环境以及香味均可用于诱发肌肉反应。

表 4-5 易化肌肉与脊髓节段皮区

髓节 (第 V 脑神经)	皮肤知觉区分布	被易化肌群	功 能
C1-3	前部颜面、颈部	咀嚼肌、锁乳突肌、斜方肌上部	食物摄取、控制头部
C4	肩上部	斜方肌	控制头部
C5	肩外侧面	三角肌、肱二头肌、大及小菱形肌	肘屈曲
C6	拇指、前臂桡侧	桡侧腕伸肌、肱二头肌	肩外展、腕伸展
C7	中指	肱三头肌、手关节、手指伸肌	手关节屈曲、手指伸展
C8	小指、前臂尺侧	手关节、手指屈肌	支配的手指弯曲
T1	腋窝、上臂内侧	手部肌	手指内、外展

续表

髓节 （第 V 脑神经）	皮肤知觉区分布	被易化肌群	功　能
T2-12	胸廓	肋间肌	呼吸
T10	脐	腰肌、髂肌	下肢屈曲
L1-2	大腿内侧	提肌、睾丸辅助肌	上提阴囊
L3-4	膝部前部	股四头肌、胫前肌、排尿肌	髋关节屈曲、膝伸、髋外展
L5	趾	外侧股二头肌	膝屈曲、足趾伸展
L5-S1	足部	腓肠肌、比目鱼肌、趾长伸肌	屈曲逃避反射、蓄尿作用
S2	小腿后侧	足部小肌群	蓄尿作用

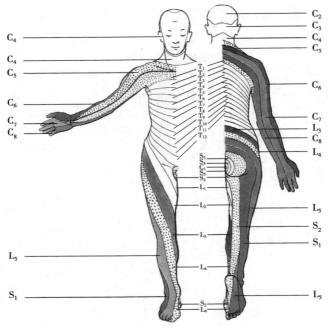

图 4-7　皮节区分布图

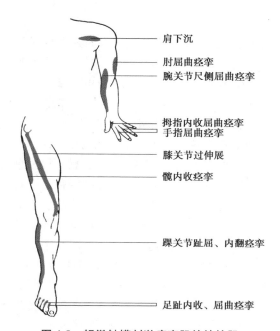

图 4-8 轻微触摸刺激痉挛肌的拮抗肌

（图中阴影部分为触摸部位，针对阴影部分进行触摸：
①可抑制肩关节下沉、肘屈曲、腕关节尺侧偏和掌屈、拇指内收屈曲、
手指屈曲痉挛；②可抑制髋关节内收痉挛、膝关节过伸展、踝关节跖屈及内翻痉挛）

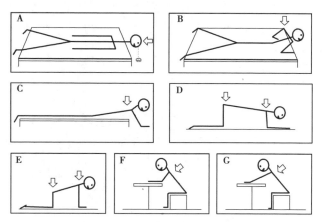

图 4-9 不同体位下进行强力关节的挤压训练（图中箭头所示为加阻力方向）
A.俯卧位；B.肘支撑俯卧位；C.手支撑俯卧位；D.肘支撑膝立位；
E.手膝立位；F.前臂支撑坐位；G.手支撑坐位

2.抑制方法

适用于痉挛或其他肌张力高的情况。①将病人由仰卧慢慢转向侧卧,训练时,治疗师扶住病人的肩部与髋部,慢慢转动病人,若转动速度快,可借助前庭刺激起到促进作用。②轻微的关节挤压,训练时治疗师握住病人肘部,将上臂外展至 35°~45°,轻柔地把肱骨头推入并保持在关节窝,主要用于抑制肌肉痉挛及减轻轻度偏瘫病人因肩部肌肉痉挛所致的肩痛。③缓慢触摸与轻微挤压背侧脊神经区,治疗师双手交替从病人头后部开始,沿脊柱向下,缓慢触摸并轻微挤压直至骶尾 3~5 分钟,主要作用是抑制肌肉紧张并使病人放松。④中度温热刺激,用棉毛毯、绒毛枕头或羊毛围巾将要抑制的部位包住 10~20 分钟来维持体温。应用此疗法应注意温度的控制,若使用的温度高于体温,则要抑制的肌肉反而会被促进。⑤对肌腱止点处加压(图 4-10),指示病人抓握较大的、坚固的物体,使手部长肌腱的整个长度持续加压,可抑制手的屈肌痉挛,常用训练工具,如手柄、球等。⑥持续牵伸,使用石膏管型或夹板使屈肌痉挛的肌梭呈延长状态数周,主要作用是使肌梭呈较长状态,抑制痉挛。⑦放松摇摆,病人呈仰卧位,治疗师右手掌置于头后部,左手置于病人头顶,将颈部轻度屈曲,使头部呈画圆样缓慢转动,在转动同时对颈椎关节施加轻度的压迫,这是常用的抑制手法之一。⑧振动刺激,此技术是利用连续、快速的接触刺激,起到抑制伸张反射,使肌群紧张程度发生变化的作用。以下情况不宜选用此方法:3 岁以下小儿不宜;儿童不宜在关节附近使用;65 岁以上老人易对振动过敏;小脑障碍病人,会因振动而使震颤加重,痉挛不协调加重,因此,使用此法需经评价后慎重进行。此外,播放单调音乐或创造阴沉令人情绪低沉的环境,会促进人的睡眠,也可用于抑制肌肉反应。

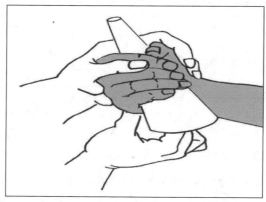

图 4-10　对肌腱止点加压

指示病人握住一空圆锥形物体,治疗师从腕关节尺侧向里施加压力,降低手指屈肌张力

（三）操作要点

（1）治疗时间：要求在病人病情平稳后尽早进行（发病后病人生命体征平稳）。

（2）治疗顺序：先从头部开始沿着体节向骶部进行，屈肌群首先受到刺激，其次是伸肌群，再次是内收肌群，然后为外展肌群，最后为旋转肌群。

（3）目的性训练：因此，治疗师须根据病人的情况、存在的问题，设计训练活动，这些活动不仅用于诱发有目的性的反应，而且要充分考虑到是否可以提供相同运动重复的机会。

（4）在操作过程中需要遵循：①快速兴奋，缓慢抑制：如要兴奋某部位肌肉需用反复快速刺激法，反之，缓慢持续刺激则引起目标肌肉抑制。②短时兴奋，长时抑制：用冰块快速轻擦某肌肉表面皮肤几次，可诱发该皮肤下肌肉收缩，若用冰水较长时间浸泡痉挛的肌肉，可使该肌肉肌张力降低，痉挛减轻。③冷兴奋，热抑制：冰冷短时刺激可使肌肉兴奋，长时温热疗法可使肌肉松弛。④牵拉屈曲，挤压伸展：两关节面的牵拉分离可刺激该关节的屈曲，两关节面相互挤压可刺激该关节的伸展。⑤一旦诱发，即时应用：用易化技术一定要根据训练目的，采用相应的刺激形式。同时，还需注意掌握诱发的肌肉活动与功能性活动适当结合，利用这些感觉刺激一旦获得某些肌肉活动，应尽可能及时应用于肢体功能性活动中去，以免刺激的效应减退。

三、小结

Rood 技术利用偏瘫病人仅有的反射模式，通过拍打、叩击、刷擦及挤压等刺激有利于诱发来自皮肤关节深浅感受器的大量信息的传入性活动及来自大脑中枢的大量神经冲动的传出，并进行不断诱导、修正，促进大脑皮质功能的重组，最终使大脑皮质意识水平达到最高的运动控制。Rood 技术还增加关节活动范围，纠正肩关节的异常模式，恢复其正常的生理解剖结构，对缓解症状、增加肌力、防止肌肉萎缩有良好的作用。通过对 Rood 技术机理的总结和归纳，我们认为 Rood 技术具有相对完善的神经生理学基础，在疾病的早期即加以应用是符合神经发育规律和恢复规律的。后期 Rood 技术更多地强调本体感觉刺激对运动的作用，为 PNF 技术奠定了基础。此疗法适合任何有运动控制障碍的病人，目前在临床上应用较广泛。

第四节　神经肌肉本体感觉促进技术

神经肌肉本体感觉促进技术（Proprioceptive Neuromuscular Facilitation，PNF），又称为 Kabat-Knott-Voss 技术，是由美国内科医生和神经生理学家 Herman Kabat 于 1940 年提出理论，物理治疗师 Margaret Knott 和 Dorothy Voss 进一步完善的最初主要用于周围神经损伤的一种治疗方法。该技术最早被用来治脊髓灰质炎病患，随着技术理论的完善和更新，现普遍用于神经系统及骨骼肌肉系统疾病。该疗法在国内外得到了广泛的应用，并在应用中不断充实和完善。近年来，在脑卒中偏瘫的病人中通过 PNF 的对角线抗阻运动与牵拉技术，对病人的下肢功能障碍也起到了很大的帮助。

一、基本理论

PNF 技术基于人体正常的运动发育顺序和一定的神经生理学基础，通过激发人的再发育潜能，刺激人体本体感觉，激活和募集最大数量的肌纤维参与运动，促进瘫痪肌肉收缩，最终缓解肢体痉挛（降低肌张力），恢复其运动功能。

（一）运动发育的规律

1.正常运动发育顺序是由头向足、由近向远的顺序发展

即依次为头、躯干和四肢；四肢的发育顺序是由近及远。因此，治疗首先强调控制肩胛带的稳定性之后，才发展上肢的精细动作技巧；首先强调头颈、躯干和髋部的运动，继而带动四肢的运动。

2.正常运动发育的规律遵循总体动作模式和姿势顺序

总体运动模式的发展顺序为：对称→不对称→反转→单侧→对侧→斜线反转。但并非每个过程都必须经历，可以相互交叉重叠，也可以有跳跃。

3.发育和再发育的潜力

每个人都有发育和再发育的潜力。

4.运动取决于主动肌和拮抗肌的协同作用

要维持良好的姿势需要二者之间不间断的平衡，因此取得拮抗肌的平衡是 PNF 的主要目标之一。例如，偏瘫手部的屈肌痉挛治疗时要刺激伸肌的收缩。

5.重复各种刺激

促进运动的学习治疗中充分利用本体感觉和视、听感觉的反馈等因素重复刺激机体来实现运动的再学习,这是 PNF 的特征之一。随着训练的不断重复,逐渐减少感觉提示,当某一运动的动作被重复到可以自由使用并根据需要加以调整时,运动学习就已实现。

(二)神经生理学基础

1.后续效应

刺激的作用到该刺激停止后仍然持续存在。如果刺激的强度及时间增加,延续的作用也随之增加。在维持静力性收缩之后,肌肉力量的增加就是后续效应的延续结果。

2.总和效应(时间、空间)

在一定时间内连续的阈下刺激组合可以引起神经肌肉兴奋的时间总和效应;作用于身体不同区域的阈下刺激相互加强可以引起神经肌肉兴奋的空间总和效应。时间和空间总和可以相互结合,获得更大的躯体运动。

3.扩散效应

当刺激的数量和强度增加时,机体产生反应的强度和传播速度也随之增加。这种反应既可以是兴奋性的,也可以是抑制性的。

4.连续诱导

拮抗肌受刺激产生收缩后,可引发主动肌的兴奋性收缩。拮抗肌逆转技术就是运用了这种特性。

5.神经交互支配

主动肌收缩的同时伴随着对拮抗肌的抑制。交互神经支配是协调运动的必要成分。放松技术就是利用了这一特性。

二、治疗原理

PNF 主要是应用人体本体感觉刺激促进肌肉收缩、增强肌力和耐力、扩大关节活动范围、增加功能活动的方法。当机体因各种原因导致功能受损,肌肉无力、运动不协调、关节活动受限、肌肉痉挛、瘫痪时,即不能满足日常生活的需要时,通过采用刺激人体组织的各种本体感觉器官,来激活和募集最大数量的运动单位参与活动,同时通过调整感觉神经的兴奋性来改变肌肉的张力,缓解肌痉挛。通常,PNF治疗师在训练时采取主动及被动的对角线及螺旋运动形式,因为沿肢体长轴方向许多肌肉被牵拉成螺旋状,这种运动形式还可以引起牵张反射,从而增加了肌肉主动活动;对这种拉长运动形式的快速牵拉可产生肌肉收缩,继而松弛。主动肌肉收缩可以通过本体感觉冲动刺激中枢神经系统,增加运动中枢兴奋性,因此兴奋许多其他的运动单位。PNF治疗师促进的运动控制或运动模式遵循一系列静态/动态和辅助的主动抵抗过程,以恢复脑卒中病人的运动控制和增强瘫痪肢体的肌肉力量,因此在这个动态过程中,需不断在对抗运动的方向上施加适当的阻力,以不断保持本体感觉冲动的传入,其中还需要加入治疗师的语言和视觉刺激。选择恰当的螺旋对角线模式、合理地施加牵拉和保持阻力、诱发主动运动、恰当的言语激发、适当的手法接触、应用节律性慢逆转交替地刺激主动肌和拮抗肌、必要时加上其他外周性刺激等,使PNF成为一种综合的技术方法。正确的应用可能产生良好的结果,不正确的使用可能不利于病人的恢复。直到目前为止,世界对Knott、Voss等的方法的评价还未达到一致。一些学者认为,应用PNF治疗偏瘫,其运动功能的恢复没有比应用传统神经生理学方法更好;但另外一些学者则认为它是有效的。

三、常用的基本技术和操作要点

(一)常用的基本技术

PNF的训练原则遵循从运动到稳定,然后是控制性运动到熟练运动的递进过程。主要的促通方法包括手法按触(manual contact)、运动模式(patterns)、快速牵张(quick stretch)、牵引(traction)、挤压(approximation)、最大阻力(maximal resistance)、治疗师体位(stance of therapist)。

1.手法按触(manual contact)

通过刺激本体感受器诱导正确的运动方向、促进肌肉收缩、增强肌力,正确的手法接触病人是实施此技术成功的关键。治疗师用手接触病人的皮肤暴露部位,放在患手或足的掌面或背面,朝向运动方向摆放。(图4-11)

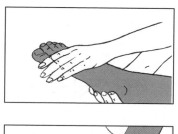
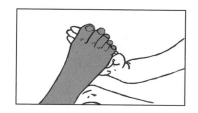
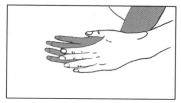
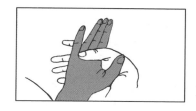

图 4-11　治疗师与病人手/脚接触的方法

2.运动模式(patterns)

它是 PNF 的精髓,最常用的是对角线螺旋形运动模式,此模式是日常生活动作的主要形式。它利用两个对角线方向的运动,使身体的强壮部位通过兴奋扩散带动身体较弱的部位。运动模式包括 3 种运动成分,即屈曲或伸展、内收或外展、外旋或内旋,产生一条斜向的动作线,即对角线螺旋形模式。上肢运动模式,以左侧肢体为治疗侧。上肢强壮肌肉施加阻力可带动其他软弱肌肉的收缩。病人的头部和颈部于舒适的位置,尽可能地使之接近中立位;将上肢置于两个对角线交叉的中间位。病人仰卧位时左上肢的基本模式参看图 4-12,所有图解均参照此体位。在这两个对角线模式中的正常顺序为手指和腕关节首先做全范围运动,然后其他关节一起做其他活动范围的运动。上肢有 4 种基本模式,包括 D1 屈曲,屈曲-内收-外旋;D1 伸展,伸展-外展-内旋;D2 屈曲,屈曲-外展-外旋;D2 伸展,伸展-内收-内旋。下肢运动模式,以左侧肢体为治疗侧。对下肢强壮肌肉施加阻力可带动其他软弱肌肉的收缩。病人的脊柱应在中间位,无侧弯或旋转;下肢有两个对角线模式。(图 4-13)在这两个对角线模式中的正常顺序为脚趾、足和踝首先做全范围运动,然后其他关节一起做其他活动范围的运动。下肢有 4 种基本模式,包括 D1 屈曲,屈曲-内收-外旋;D1 伸展,伸展-外展-内旋;D2 屈曲,屈曲-外展-内旋;D2 伸展,伸展-内收-外旋。

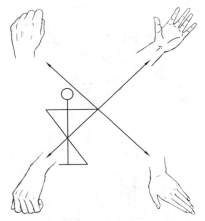

图 4-12　左上肢的基本模式　　　　　图 4-13　下肢对角线模式

3.快速牵张(quick stretch)

肌肉被牵伸到一定程度后可产生牵张反射,该反射可激发自主运动,增强较弱肌肉收缩力量和反应速度,同时有利于姿势的控制。在每一动作模式开始时,可采用快速牵拉引起肌肉产生牵张反射。

4.牵引(traction)或挤压(approximation)

牵引可增大关节间隙刺激关节感受器,促进关节周围肌肉(特别是屈肌)的收缩。主要用于促进关节的屈曲及抗重力运动;挤压是对关节的压缩使关节间隙变窄,刺激关节周围伸肌肌肉收缩,激活关节感受器促进关节稳定能力和负重能力,提高了抗重力肌肉的收缩,以达到促进关节稳定性与正常姿势反应的目的。

5.最大阻力(maximal resistance)

治疗师施加的阻力不仅促进肌肉收缩并相应增强对大脑皮质刺激,由于肌肉张力的增加对本体感觉产生了最有效的刺激。治疗师施加阻力的程度,应掌握在能使病人自身产生运动并能顺利完成整个运动范围。最大阻力可刺激肌肉产生自主运动。

6.治疗师体位(stance of therapist)

①站立位:前脚与运动方向平行放置,膝关节微屈增加灵活性,后脚与前脚垂直呈90°放置,增强立位稳定性。(图4-14)②手的抓握姿势:使用蚓状肌抓握(图4-15)(蚓状手),这一姿势中压力来自掌指关节的屈曲,手指伸展的程度与接触病人身体的部位相一致。蚓状手姿势控制运动的同时可避免因挤压引起病人的疼痛。

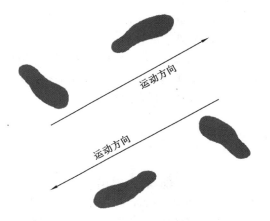

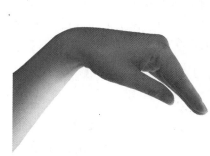

图 4-14　治疗师站立体位,前后脚最佳摆放方法　　　　图 4-15　蚓状手

(二)操作要点

1.节律性稳定(rhythmic stabilization)

主动肌和拮抗肌交替进行抗阻等长收缩,促进关节的稳定性。

2.缓慢逆转(slow-reversal)

首先进行拮抗肌最大阻力的等张收缩,再进行主动肌的等张收缩,达到促进较弱肌群收缩的目的。

3.慢逆转-保持(slow reversal hold)

拮抗肌等张收缩数次后,再进行主动肌的等长收缩。

4.节律性起始(rhythmic initiation)

治疗师先有节奏反复进行数次肢体被动运动,然后用言语节奏引导病人反复进行数次自主被动运动,并要求病人集中注意力于所做运动,随后要求病人主动地反复进行数次节律性运动,最后在病人主动用力时,在训练的肌肉上施加阻力。适用于精神紧张、运动启动困难、运动不协调者。

5.重复收缩(repeated contraction)

即主动肌进行反复的主动收缩,增加运动模式中较弱肌群的肌力。

6.保持-放松(hold-relax)

首先进行拮抗肌的等长抗阻训练,待主动肌痉挛缓解后,再进行主动肌的等长收缩。

7.收缩-放松(contract-relax)

首先进行拮抗肌的等张收缩,待主动肌痉挛缓解后,再进行主动肌的被动运动,反复多次后,再进行主动肌的等张收缩。

在训练过程中,我们运动前要让病人理解运动要求,运动中用言语指令控制运动的节奏、鼓励其努力活动。并且正确用视觉诱导运动的强化及向正确的方向运动。在整个训练过程中,治疗应该是主动的,强调生理及心理水平上病人已有功能,且所有治疗的主要目的是使病人运动达到最高水平的衔接。

四、小结

PNF 是脑卒中康复中常用的神经促进疗法。目前,临床上国内外运用 PNF 模式改善脑卒中病人的上下肢运动功能、平衡、协调、柔韧性、吞咽及日常生活活动能力等均有报道。正确利用 PNF,能使脑卒中偏瘫病人各项功能障碍明显改善,从而提高其 ADL 和生活质量。PNF 是一种综合疗法,每种治疗是针对整个人或者机体整体功能的指导,而不只是针对某一个特殊问题或身体的某一部分。同时它是帮助病人达到他们活动功能的最高水平而设计的。值得一提的是,临床在应用 PNF 时,大部分应用肢体运动模式,忽略肩胛、骨盆、颈部、躯干等运动模式。有研究指出,在脑卒中偏瘫的软瘫期,为使原动肌与拮抗肌相互作用,可以在健侧肢体施加一定的阻力,以及使用一些特殊技术来达到目的,同时根据联合反应原理,利用诱发活动作用在肢体的偏瘫侧,使相应瘫痪肌肉产生主动收缩;而在脑卒中偏瘫的痉挛期,为了达到主动肌与拮抗肌交替收缩的目的,可以对患侧肢体施加一定的阻力,并且使用一些特殊技术加强训练,来降低痉挛和肌张力,帮助建立正确的运动模式。并通过抑制异常姿势模式,来提高肢体的协调性和运动控制能力。临床上如何综合使用 PNF 的各种运动模式来取得最佳康复效果有待进一步探讨。另外,PNF 专业性强、动作复杂、较难掌握,将其简单化并贯穿在日常生活训练中更具有现实意义。

第五节 运动再学习技术

运动再学习技术(Motor Relearning Program,MRP)是 1987 年由澳大利亚康复医学教授 Janet H.Carr 和 Roberta B.Shepherd 提出的一种运动疗法,是依据神经生理学、运动科学、生物力学、认知心理学等理论基础,以作业或功能为导向,以科学的运动学习方法对病人进行再教育以恢复其运动功能的一套完整且系统的方法。此方法认为中枢神经系统损伤后运动功能的恢复过程是病人重新学习运动功能或再训练的过程。MRP强调病人的主观参与和认知重要性的前提下,按照科学的运动方法对病人进行再教育以恢复其运动功能的一种方法,并强调训练中应用功能性活动和真实环境。

一、基本理论

MRP基于大脑的可塑性理论,通过训练病人的运动控制,结合多种与运动有关的感觉输入,使病人进行不断重复练习,从而重获运动能力。MRP的基本原理包括脑损伤后功能恢复的机制和学习运动技巧的几个基本要素。

(一)学习与大脑的可塑性理论

运动再学习技术主要依赖大脑的可塑性和脑的功能重组理论。中枢神经系统具有较大的可塑性且可通过不断地学习和训练来得到强化和巩固。研究表明,学习与脑可塑性有关:①学习与环境经验对脑的结构与功能区会产生影响;②特定的学习与经验影响大脑特定的区域;③不同类型的学习与经验以不同的方式改变大脑的结构;④受教育的程度、挑战性的学习经历、学习技能的掌握水平以及学习的起始年龄等是影响脑结构重组的因素;⑤突触连接的细微结构与功能区的大小受到整个生命过程中的经验包括教育的影响。

(二)运动控制的机制

1.神经网络理论

目前神经网络理论取代了过去的神经等级理论(神经系统对运动的控制是从上而下进行的),认为大量的神经元之间相互连接组成复杂的网络体系。神经元之间存在着特殊的连接,会使其作用因反复使用而增强、因失用而减弱。人类的习得性运动也促使神经系统的网络不断优化,并实现节能而高效的运动模式。例如,大脑可将来自不同区域的信息(视觉、听觉、触觉、本体觉等)进行整合,并根据任务的目的发出指令,从而进行恰当的运动。

2.多系统理论

正常运动的发生是运动系统在神经系统控制下完成的,是一种随意、协调、精确、适度的运动。该理论认为运动的产生是机体多系统之间相互协作的结果,这种协作关系的好坏程度决定着运动的质量。如神经系统的认知能力、支配和调控能力;关节的活动度;肌肉的收缩能力;还有心血管和呼吸系统的供血、供氧能力等。

3.运动技能的形成

运动再学习实际上是运动技能的再学习过程,通常把运动技能的形成过程划分为3个阶段。

(1)认知阶段:任何动作技能的学习,都必须经历认知阶段,只是形式与经历时间不一。这一阶段的主要任务是治疗师通过言语(口头或书面)指导以及适当的演示练习,让病人了解和认识活动任务及其要求,也作一些初步尝试。病人主要通过视觉观察示范动作并进行模仿练习,较多地利用视觉来控制动作,重点是学习"做什么"。此阶段的行为特征为注意范围较窄;知觉的准确性较低;动作不协调;多余的动作较多,准确性不够;能初步利用"反应-结果"的反馈方式,但只能利用非常明显的线索;意识的参与较多。

(2)联系阶段:病人主要任务是学会将适当的动作反应与适当的刺激联系起来,并学会在适当的时候作出适当的反应,且排除先前经验中习惯的干扰,将一系列单个动作组合成一个整体。适当的刺激与反应的联系必须通过练习才能形成。因为练习是以掌握一定的学习任务为目标所进行的反复操作过程。练习者的注意主要指向技能的细节,把若干动作结合成为整体,重点学习"如何做"。此阶段的行为特征为注意的范围有所扩大;紧张程度减少,动作之间的干扰减少;多余动作趋向消除,动作的准确性提高;识别错误动作的能力也有所加强;初步形成了一定的技能。视知觉已不起主要作用,肌肉运动感觉逐渐清晰明确,可以根据肌肉运动感觉来分析判断。

(3)完善阶段:又称为自动化阶段,病人对运动技能的动作系列已作为有机的整体并被巩固下来,在大脑中形成了内在的动力定型,且越来越精确、流畅,无需特殊的注意和纠正,便可达到自动化,重点学习"如何能做好"。此阶段的行为特征为动作控制从有意识向无意识转化;注意范围扩大到对环境变化信息的加工上,对动作本身的注意很少;视觉控制作用减弱,动觉控制作用加强,能及时发现和纠正动作的错误;运动技能明显提高。

二、治疗原理

偏瘫病人由于对脊髓运动神经元的下行传导减少和运动单位激活的协调能力减弱,加之制动与失用所致,其中肢体肌肉受影响较大,因此,肢体的灵活性受到很大的影响。此外,中枢神经系统损伤后,上运动神经元解除了对下运动神经元的抑制作用,也可能是由于锥体系和锥体外系的直接病损造成,病人会出现感觉-运动控制障碍,表现为肌肉的间断性或持续性的不自主运动,肌张力增高。肌张力增高则表现为肌肉对被动运动的阻抗增高,伴有姿势和运动的异常。然而机体会针对自身的变化发生适应性行为,通过尝试用不同于正常的运动模式或方法来达到目的,由此出现了异常的运动模式或代偿动作。

由于机体在损伤后容易出现一些适应性改变,如肌力减弱、肌肉硬度增加、软组织长度及柔韧性改变、关节腔脂肪组织增生、软骨萎缩、骨质疏松、有氧运动能力减低等。因此,在损伤发生后的早期,就应该采取措施预防或减少适应性改变的发生。MRP可通过反复多次的整体和重复训练,强化运动、平衡、视觉、听觉、触觉、本体感觉等姿势体位变化的一系列刺激,促使输入的运动、感觉等相关信息在大脑中进行重新整合,促进脑缺血受损区域和相关区域等部位脑组织的神经元生长发育、损伤修复、血管新生和胶质细胞增殖,调控脑缺血脑组织的生理改变,实现脑功能重组,改善其神经功能。其次,偏瘫病人在肌肉活动恢复过程中,可能会出现错误的倾向。MRP可通过激活较多的运动单位和抑制不必要的肌肉活动两方面,避免肌肉失衡及挛缩,使病人能够恢复有效的运动功能。

此外,动机、意志等在动作技巧的形成和改善中起主要作用,并通过意向性运动输出与运动方案的比较,对运动进行监测。有本体感觉和触觉缺陷不一定是脑卒中预后不良的指征,通过明确目标、视听反馈和指导,病人将学到有效的运动。运动训练本身有助于改善病人的感知觉。同时强调在运动学习中利用视觉和语言反馈的重要性。因此,MRP强调为病人恢复和学习创造良好的环境、多坚持练习以及将训练转移到日常生活中的重要性,并明确提出了在脑卒中病人开始学习代偿以前进行治疗、训练及创造环境的重要性。有国外学者研究表明,在运动再学习方案设计的环境下对脑卒中后运动功能障碍的病人进行以任务导向为策略的运动训练效果优于以抑制或促进为策略的常规康复训练方法。

三、常用训练内容和操作要点

MRP治疗的主要原则是:①强化训练,包括诱发肌肉主动活动、提高肌肉协同控制能力、增强与功能有关的肌力和耐力;②保存软组织的长度和柔韧性,包括良肢位摆放、合理应用支具和电疗等;③预防废用性肌萎缩和不良的适应性运动行为;④控制肌肉痉挛,严重者可采用肉毒毒素注射。

（一）常用训练内容和步骤

该方法由 7 个部分组成,包括日常生活中的基本运动功能,即口面部功能、上肢功能、床边坐起、坐位平衡、站立与坐下、站立平衡、行走。治疗人员可以根据病人情况选择最适合病人的任何一部分开始治疗,每部分训练强调主观参与,告诉病人正常运动和运动缺失成分;反复练习运动缺失成分;不断纠正异常运动;在真实环境中学习,使其逐渐熟练。每一部分一般分为 4 个步骤进行:①描述正常的活动部分,并通过对作业的观察来分析缺失的基本成分和异常表现。②练习丧失的运动成分,包括解释、指示、练习加语言、视觉反馈及手法指导。③作业的练习,包括解释、指示、练习加语言、视觉反馈及手法指导,进行再评定,增加灵活性。④训练的转移,包括安排和坚持练习,练习中要自我监督,创造良好的学习环境,亲属和有关人员的参与等保证病人将所学的运动技能用于日常生活及各种环境,使学习能持久和深入。

具体训练方法如下:①上肢功能训练:诱发肌肉活动及训练伸向物体的控制能力→维持肌肉长度,防止挛缩→诱发手操作的肌肉活动和训练运动控制→将训练转移到日常生活中;②口面部功能训练:训练吞咽、面部活动,改善呼吸控制→将训练转移到日常生活中;③从仰卧到床边坐起训练:仰卧位转身训练→颈侧屈→从侧卧坐起训练将训练转移到日常生活中;④坐位平衡训练:训练移动重心时调整姿势→增加练习的复杂性→将训练转移到日常生活中;⑤站起与坐下训练:训练站起→训练坐下→增加站起与坐下练习的复杂性→将训练转移到日常生活中;⑥站立平衡训练:双腿负重训练→髋关节对线训练→膝关节控制训练→引发股四头肌收缩→训练重心转移时调整姿势→增加训练难度→将训练转移到日常生活中;⑦行走训练:站立期的训练→迈步期的训练→行走训练→增加训练难度→将训练转移到日常生活中。

（二）操作要点

1.确定目标

病人必须了解训练的目标并认识到其重要性,目标应该是短期的,在当日的练习中能够完成,要与长期目标相关联。制订目标难度要合理,既不要太高,病人达不到,使病人丧失信心,又不能太低,达不到训练的效果。要逐步增加动作的复杂性。反馈对运动控制极为重要,通过明确目标、视、听等反馈和指导,使病人能有效地运动及控制。

2.学习与日常生活功能相关的作业

不同的动作诱发的肌肉不同,不同肌肉之间的相互关系不同,肌肉收缩的长度不同,所需要的姿势调整也不一样,因此训练要模仿真正的生活中的动作,使训练与日常生活活动密切相关。

3.开放性和闭合性技术相结合

前者是指适用于环境变化的运动,后者是指没有环境变化所完成的运动。开放性技术对于增加病人的灵活性具有重要作用。

4.整体训练和分解训练相结合

训练过程中要注意限制不必要的肌肉过强收缩,以免出现异常代偿模式以及兴奋在中枢神经系统中扩散。

5.增加病人的注意力

开始做动作时,病人有一定困难,此时需要增加病人的注意力,让病人知道他在做什么,注意力不集中会影响训练的有效性。不能给病人过多的信息,这样会分散病人的注意力。

6.指令要简洁明确

学习技巧可分为认知期、联想期和自由期3个阶段,不同阶段要给予不同指令。在学习早期口头和视觉指令是主要的,口头指令要直接明了,视觉口令对于引导及矫正运动以及调整姿势很重要。间断应用触觉刺激可以增强视觉指令,然而,持续的触觉刺激可以分散病人练习的注意力。

7.错误的练习

长期错误练习会妨碍功能恢复,长期用健侧代偿会导致"习惯性弃用",同样妨碍病人功能恢复。

8.病人要参与

鼓励病人采取积极的态度,了解自己的主要问题,与正确训练进行比较,找出解决的对策。意念性练习(mental practice)可帮助某些病人学习特殊的运动,在病人不能进行主动收缩时也可进行。

9.训练安排

训练应该是持续的,从实际练习到意念性练习。由于医生的训练有时间限制,因此要为病人制订训练计划。训练的类型、时间和次数要根据病人的技能水平进而目标来确定。重复接近正常的动作对于运动的控制很重要,肌肉中等负荷运动对于增强肌力和心肺耐力是必要的。录像和照片可以给病人演示熟练的训练动作,在意念性练习中检查自己的动作。

10.疲劳的处理

如果病人出现疲劳,可能的原因有服用镇静剂或肺活量下降,动作难度太大,病人太费力,或动作太容易,病人产生疲劳或失去兴趣。训练中出现正常的疲劳时,可通过适当休息或让其练习另一种动作来消除,后者可能更有效,不同活动使用不同的肌肉,达到不同的目标,增加病人的兴趣。

四、小结

MRP 虽然是脑卒中后康复治疗中比较新的一种治疗方法,但其有效性被国内外学者认可。MRP 在遵循 Brunstrom 提出的偏瘫恢复六阶段的规律的同时,结合认知心理学的知识,依据病人自身的具体问题,在训练过程中有针对性地对作业活动的缺失成分进行训练,将所有的康复行为建立在病人主动性的基础上,训练方法比较科学,训练任务针对不同的病人,实用性强,是很有前途的康复方式。同时这项功能性训练技术要求病人主动参与、家属积极配合,具备优良的康复治疗环境,强调对病人实施全面、完整、规范、系统的整体性训练,具有主动性、科学性、针对性、实用性和系统性的特点,所以运动再学习疗法这项技术的产生是继神经发育疗法后神经康复治疗技术的又一个巨大的进步,现阶段,国内外学者广泛运用该治疗技术治疗脑卒中病人,获得较好的疗效。

第六节　操作性肌电生物反馈疗法

操作性肌电生物反馈疗法(Electromyography Biofeedback,EMG-BF)是近年来新兴的一种康复治疗技术。该技术是利用肌电生物反馈仪(图 4-16)实时地将人体活动时产生的肌电信号转换成视听觉信号,反馈到大脑皮质,使人能及时了解神经系统对肌肉运动的控制情况,并将意向性运动输出与运动方案进行比较,对运动进行指导或改正,使其逐步学会对其进行随意控制与调节,从而起到治疗作用。目前国内外研究结果表明其对脑卒中后运动功能恢复有积极疗效。

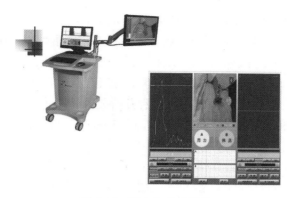

图 4-16　肌电生物反馈仪

一、基本原理

EMG-BF 的基本原理是基于大脑可塑性和脑的功能重塑性,利用操作性肌电生物反馈技术将机体的生理功能转变成可视性信号,病人通过不断主动训练,促进脑细胞的功能恢复和信号传导通路的重新建立和增强,从而诱导并增强其肌肉的自主神经支配信号。

(一)大脑可塑性

大脑的可塑性是脑损伤后神经功能恢复的重要基础。神经组织受损后可发生侧支再生,形成新的突触联系,取代丧失功能的神经轴突。人体内存有潜伏的神经通路和突触,通过合适的训练可使其得到启动并发挥功能。具体内容参照第二章。

(二)操作性条件化的学习程序原理

从肌肉处接收的信号不完全是肌电信号,主要是来自大脑中枢神经细胞的驱动信号。人体要完成一个功能性运动,该信号就按一定的顺序和比例发放(即运动程序),同时反馈系统进行调节。脑卒中常导致本体感觉损害或丧失,使运动产生和内在反馈调节受到影响,出现运动功能障碍。操作性肌电生物反馈疗法从外部帮助病人建立起一个反馈通路,在一定程度上替代本体感受器内在反馈作用。在治疗中,要求病人进行有意识活动,通过表面电极接收到相应肌肉的肌电信号,以光滑曲线(即 EMG)显示在监视器上,为病人提供支配肌肉的神经信号的视觉反馈,指导训练病人根据外部视觉信号调节自身运动,通过视觉传入通路反馈到中枢神经系统并整合。病人通过反复尝试"寻找"一条将信号传导至肌肉的神经通路,找到后鼓励病人使 EMG 曲线"增幅"。由病人主动参与引发的肌电信号,经反馈对大脑皮质形成一种条件性重复刺激,经长期反复训练形成相应条件反射,并在大脑皮质相应部位形成兴奋灶。最终,使病人不需借助外部设备就能正确完成动作,实现对正确运动程序的强化学习。在此过程中,外部视觉信号有助于潜伏神经传导通路和突触的启动及功能发挥,重新建立神经元间联系,弥补受损传导通路和突触,完成脑的结构和功能重组,促进肢体运动功能改善和恢复。治疗时先对病人进行某一动作时大脑发出的信号进行分析,了解信号错误情况,找出问题,在信号监测下针对性地采用不同方法指导病人进行训练,使动作的完成更准确,减少错误学习导致的错误运动模式形成,有助于重新建立正确的运动模式。

　　EMG 振幅、频率等的特异性改变可反映运动单位募集和同步化及肌肉兴奋传导速度等因素的作用。脑卒中病人肢体瘫痪与主动肌运动单位募集模式异常有一定关系。操作性肌电生物反馈疗法能使病人有意识增加主动运动神经元放电频率、改善运动单位募集模式、增加运动单位参加数量,使神经肌肉活动出现最佳募集状况,促进运动功能恢复。脑卒中病人不同阶段运动功能障碍的表现不同,有肌无力、肌张力增高、协同收缩,痉挛等。而生物反馈训练具有双向性特点,既可通过使 EMG 曲线"增幅"提高肌肉紧张度,增强肌力,也可通过使 EMG 曲线"降幅"降低肌肉紧张度,缓解痉挛,有利于其在脑卒中偏瘫病人运动功能康复中的应用。有研究表明,使用激励措施可以提高肌电生物反馈训练的效果。操作性肌电生物反馈疗法更强调对病人的鼓励和激励,将肌电信号通过显示屏直接反馈给病人,使其即时、直观地看到自己功能变化和出现的任何进步。治疗师根据病人的功能变化,不断设定新目标,最大程度地鼓励病人不断地进行定向诱导及强化,充分调动病人的主观能动性,使病人的心理状态达到最佳水平,更有利于功能恢复。另外,操作性肌电生物反馈疗法按照 3 个阶段进行,即自主支配信号建立阶段、肌力增强阶段和功能转变阶段,注意对功能的转变训练,养成用正确方式来完成日常生活活动动作的习惯,可成功地实现运动的再学习,使康复治疗的效果在停止治疗后仍可保持。

二、治疗原理

　　目前一般认为,脑卒中恢复期运动功能的康复是一个运动再学习的过程。运动不仅仅是单方面地发布命令,传递命令,还必须有反馈系统进行调节,才能形成协调、精细的动作。当病人的运动中枢(伴有或不伴有感觉中枢)受到损伤后,运动的产生和调节能力都会受到不同程度的影响,有的病人的某些部位不能产生随意运动,有的病人则由于自身内部的反馈系统失常,产生出不协调的动作或表现为原始的异常运动模式。

针对以上情况,可以通过肌电生物反馈的方式,首先从人体外部建立起一个反馈通路(图 4-17),通过反复学习根据外部信号调节自身运动的方法,使每个动作的正确运动程序逐渐在中枢神经系统中固化下来,最终达到不需外部设备就能完成预期动作的目的。

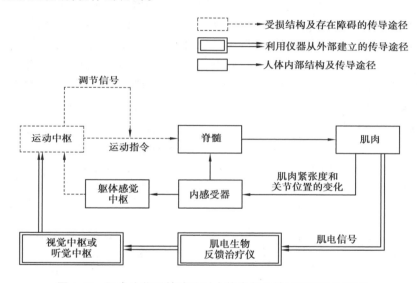

图 4-17　肌电生物反馈疗法对人体内部反馈系统的补充作用

肌电生物反馈技术同时又是一项心理治疗技术。它利用操作性条件化(operate conditioning)的学习程序原理,根据病人的实际情况,不断向病人提出新的要求,最大程度地鼓励病人对患肢的运动功能进行定向诱导及强化。操作性条件化最初在训练动物学习新技能的研究中被证实是一种有效的训练方法,使动物通过主动运动来操作某种物体(如走迷宫、压杠杆或逃离箱子),成功后立即获得奖赏。动物反应的大小有赖于奖赏或惩罚的程度,同时可作为其获得奖赏或逃避惩罚的"内驱力"的衡量标准。经过反复训练,动物便能学会解决问题的方法。这一方法应用于人同样要求病人主动参与到训练中来,按照指令收缩相应的肌肉,同时放松其拮抗肌。屏幕上所显示的肌电信号图形,作为视觉信号实时地反馈给病人,使病人随时能较精确地调整运动时肌肉的收缩,而且能为下一次运动制订适当的目标,使肌电信号图形的形态和大小逐渐趋于正常,从而使运动不断接近正常的模式。

三、基本操作方法和操作要点

(一)基本操作方法

以对病人腕关节活动的训练为例,操作方法如下:在安静、避光的治疗室内,将 4 个表面电极分别贴在病人腕伸肌和腕屈肌的肌腹两端处的皮肤表面,每块肌肉上两电极间粘贴接地电极,以排除噪声信号的干扰,肌肉运动所产生的肌电信号即可在显示屏上以色彩鲜明的曲线显示出来。向病人讲解该项治疗的机理和指定动作,如先训练伸腕动作,则嘱其努力提高腕伸肌的肌电信号。同时,注意减小其拮抗肌-腕屈肌的肌电信号。最好先在健侧肢体的相应部位以同样方法贴好电极,以健侧肢体的运动所产生的肌电信号图形(EMG)为示范,向病人讲解曲线颜色及图形的含义。图 4-18 即为一病人健侧上肢做伸腕动作时所产生的 EMG。

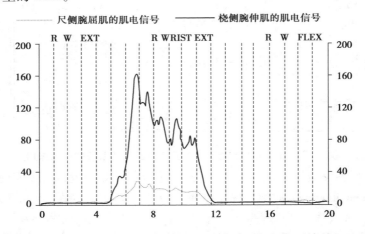

图 4-18　健侧肢体做伸腕动作时桡侧腕伸肌和尺侧腕屈肌的肌电信号

(二)操作要点

(1)治疗环境须保持安静,尽量减少对病人注意力的干扰。

(2)病人训练时应采取舒适体位,每一动作开始前应引导病人全身放松,消除急躁情绪和与训练无关的杂念。

(3)治疗时嘱病人将注意力完全集中于显示器上所显示的肌电信号曲线,努力使信号线达到预定目标,而不去考虑肢体当时的状态。

(4)对于偏瘫病人来说,肌肉的放松和随意收缩同样重要,对于存在严重痉挛的病人,在 EMC 的指导下使肌肉放松尤为重要;练习随意收缩的肌肉在收缩间期的放松和随意收缩时其拮抗肌的放松同样都应引起重视。

(5)拮抗肌之间的协调比单纯提高某一肌肉的收缩肌电信号更为重要。肌电信号的高低没有绝对的正常值,可以健侧肢体做同样动作时的肌电模式为参考。

四、小结

操作性肌电生物反馈疗法的优点是能够动态调整阈值,病人根据显示信号对运动进行指导或改正,不断尝试不同程度的训练,能提高病人对康复训练的兴趣,增强其恢复运动功能的信心,同时该疗法便于治疗师分析病人存在的问题并找出解决问题的有效途径。但这项技术并不能替代其他传统的康复技术,国内外均有报道指出单独使用这一技术的疗效并不优于常规疗法,只有将它与其他康复训练方法有机地结合起来,才有可能取得更好的训练效果,且操作性肌电生物反馈疗法费用较高而较难在临床广泛应用。

第七节　运动想象疗法

运动想象疗法(Motor Imagery,MI)是指为了提高运动功能而进行的反复运动想象,没有任何运动输出,根据运动记忆在大脑中激活某一活动的特定区域,从而达到提高运动功能的目的。MI 是综合感觉、运动、认知过程综合的一种治疗技术,其可能机制是运动想象与主要认知功能(如语言、记忆等)、运动功能使用了同样的神经网络。近年来,运动想象技术除广泛应用于体育运动训练外,也逐渐应用于脑卒中偏瘫的临床康复治疗,成为触通运动网络新的治疗手段,被认为是近几年脑卒中后瘫痪肢体康复治疗的重要新进展之一,是脑卒中康复的一种新方法。

一、基本理论

MI 的理论模式目前主要有三重编码模式、生物信息理论、想象架构等,其中想象架构包含符号学习和心理神经肌肉理论,心理神经肌肉理论(Psychoneuromuscular Theory，PM 理论)的解释最为有力。

　　PM 理论认为实际运动和运动想象有类似的运动神经元通路，通过对运动神经元和运动皮层中已存储的"运动模式"进行训练，使运动想象达到与真实运动同样的效果。运动想象与实际运动具有相似的神经机制，但又有自身特点，不仅能激活与实际运动相似的脑区，还能激活特定脑区(如额下皮层、中脑)，被认为参与认知活动。早期应用运动想象可增强感觉信息的输入，促进潜伏通路和休眠突触的活化，加速缺血半暗带的再灌注及脑血流的改善，降低神经功能的损害程度，提高康复治疗效果，促进了脑损伤后的功能重组。行为方式的形成可以明显地引起受损及完整脑半球组织发生相应改变，而这些脑结构的改变又反过来增强行为的变化。随着时间及体验的逐步进行，行为方式与脑之间连续不断的相互影响作用为机体功能改善提供了丰富的资源。脑卒中后运动的掌握不仅是对肌肉骨骼的训练，更是对大脑机能的训练。运动想象能使中枢神经间的联系更加灵活，效应器的支配更加协调。即通过想象运动来刺激脑部中枢神经，通过传出神经向效应器-肌肉发出运动信号，运动想象主要改善神经机能和神经支配肌肉的机能，从而得到想象运动的目的，取得与实际运动相同的效果，使肌肉的力量和神经的功能得到改善。

二、治疗原理

　　运动想象作为一种新型的康复治疗技术，其本质是一种进行重复记忆的认知功能训练。假设运动控制系统中的信号传导可分为 4 个阶段：①运动中枢产生运动信号；②运动信号在神经纤维中传导；③运动信号激活并作用于相应的肌肉；④有意识或者无意识感觉反馈在肌肉收缩后被传入大脑，终止于躯体感觉皮质。这种信号流构成运动感觉传导闭环在运动的传出阶段，获得关于运动的潜在信息，但是明确排除了运动输出。大多学者认为任何个体在运动前中枢神经系统已储存了进行运动的运动计划或"流程图"的概念，假定在实际活动时所涉及的运动"流程图"，在"运动想象"过程中可被强化和完善，因为想象涉及与实际运动同样的运动"流程图"。想象通过改善运动技巧形成过程中的协调模式，并给予肌肉额外的技能练习机会而有助于学会或完成活动。运动想象疗法通过兴奋相同神经区域和强化运动神经元存储的程序性运动记忆以增强大脑皮质之间的联系，这种直接作用于中枢神经系统的刺激可以引起大脑皮质重塑。

　　MI 与实际运动涉及的脑区非常相似，包括皮质运动前区、辅助运动区、基地神经节、扣带回、顶叶皮层、小脑等。脑损伤病人尽管存在身体功能障碍,但运动"流程图"可能仍保存完整或部分存在。任何随意运动,总是在脑内先有运动意念,然后才有兴奋冲动传出直至出现运动。脑卒中不全偏瘫病人在运动时也总是先有运动意念,然后才有肌肉收缩和肢体运动,康复的作用之一是反复强化这一从大脑至肌群的正常运动模式,运动意念更能有效地促进这一正常运动传导通路的强化。早期应用运动想象可以增强感觉信息的输入,促进潜伏通路和休眠突触的活化,加速缺血半暗带的再灌注及脑血流的改善,降低神经功能的损害程度,配合其他治疗,可提高康复治疗效果,降低脑卒中的致残程度。对于完全瘫痪的病人,通过运动想象,可促使受损运动传通路的修复或重建,这也支持中枢神经损伤后有部分休眠状态的突触能苏醒并起到代偿作用的理论。较之被动活动肢体,运动想象可能更符合正常由大脑到肢体的兴奋传导模式,从而更能有效地促进正常运动反射弧的形成。

三、常用治疗内容和操作要点

(一)常用操作过程

在进行运动想象疗法之前,一般应先对病人的运动想象能力进行评定。

1.评估病人的运动想象能力

运动想象治疗能否顺利进行,取决于病人认知水平和想象能力,认知功能会阻碍神经功能恢复。常用的评价量表有运动想象问卷(Movement Imagery Questionnaire,MIQ)、运动想象清晰度问卷(Vividness of Motor Imagery Questionnaire,VMIQ)、运动觉视觉想象问卷(Kinesthetic and Visual Imagery Questionnaire,KVIQ)、运动想象控制能力量表(Controllability of Motor Imagery Scale)等,其中KVIQ信度和效度经检验较好。评价时要注意病人年龄、认知水平、教育程度、语言表达和理解能力。

2.具体操作方法

运动想象疗法的具体实施方法有3种方式:听录音指令、自我调节及观察后练习。需要注意的是,由于运动想象实施过程中要求病人能听懂指令,于是运动想象要求病人具有一定的运动想象能力,即运动想象问卷(KVIQ)积分>25分。具体实施策略:让病人仰卧于治疗床上,用2~3分钟进行全身放松。指导病人想象其躺在一个温暖、放松的地方,先使其双脚脚部肌肉交替紧张、放松,随后是双腿、双上肢和手。接着用10~15分钟提示病人进行间断的运动想象。

想象自己抓木钉、捏铁钉、写字、端着杯子喝水、伸手够物,想象两腿交替步行。想象的内容集中于训练的内容和日常生活中的动作,以改善某种功能。例如,上肢的肩内收、外展、外旋,肘屈伸,腕关节屈伸和手指活动等;下肢的支撑相时足跟着地、全足底着地、重心转移到同侧、足跟离地、膝关节屈曲增大、足尖离地,摆动相时足上提、膝关节最大屈曲、髋关节最大屈曲、足跟着地等。在上述想象任务中,强调病人利用全部的感觉,如"看到手伸向前方的杯子"。最后 2 分钟让病人把注意力重新集中于自己的身体和周围环境,让其体会身体的感觉,然后让其注意听周围的声音(如灯管的嗡嗡声、说话声或房间内外其他噪声),最后从 10 倒数至 1,在数到 1 时让病人睁开眼。

(二)操作要点

运动想象操作因人而异,不同训练目标有不同的运动想象模式,内容和方法上也呈现多样性。具体治疗操作实施前,准确评估病人的运动想象能力,根据病人的评估情况有针对性地从功能训练活动中选择一些动作进行治疗。运动想象疗法治疗时间应短于物理疗法,一般 12~15 分钟为宜。在病人的功能训练中,首要技巧是产生运动意念,随后发展适应环境需要的运动模式控制能力。当病人对简单活动获得较好控制能力和力量后,对这些活动的直接注意力就会减少。因此治疗师应注意提供适当的训练条件,且应注意引导病人把从特定的康复环境中学会的运动技能应用到其他复杂多变的环境中。另外,也可在作业治疗中加入运动想象技术,注重日常生活活动能力的训练。

四、小结

运动想象疗法在脑卒中病人中的应用已经取得了较好的疗效。常规的康复治疗技术如 Bobath 技术、Rood 技术、PNF 技术等在脑卒中偏瘫病人的下肢运动功能康复中效果显著,但是在上肢的运动功能康复过程中的效果并不明显,尤其是 Brunnstrom Ⅲ 期病人。国内外研究结果表明,MI 通过运动神经元和运动皮层中已经存储的"运动模式"反复训练,激活大脑皮层中此类运动的特定区域,实现对动作技巧的理解和学习,其对于脑卒中病人上肢功能恢复锻炼有着良好的效果,并且其产生的副反应比较小,实施操作简便,和脑卒中后一些其他的康复治疗方法比较,入选标准低,成本也较低,病人和家属容易配合,并且弥补了治疗师治疗时间的不足,值得在临床上康复护理中推广,同时也为家庭康复护理和社区康复护理提供研究思路。综上所述,MI 作为一种最能发挥主动性、操作相对简单、经济可靠、安全可行的新治疗手段,是主动运动康复的重大进展。

但运动想象在此领域中的应用仍存在一些问题。MI 的研究虽多,但目前尚未形成一套规范化的治疗方案,对疗效也缺乏有效的结果评估及有效的检测工具。此外,治疗形式单一,停留在表层形式上,尤其是停留在物理刺激的层面上,基本只由治疗师说指导语,病人主动参与成分不足。未来发展可研究制作专门定量评价运动想象疗效的量表;方法上可与肌电图、脑电监测仪器等电脑操控技术结合,开发出新型运动想象治疗仪等。现有研究将运动想象在社区里进行应用和强化得较少导致病人运动功能的恢复有限,因此如何将 MI 运用到现实中,进入家庭和社区,使更多人受益,也是护理工作者未来重要的研究方向。

第八节　强制性运动疗法

强制性运动疗法(Constraint-Induced Movement Therapy,CIMT)是近年来广泛应用于临床治疗中枢性瘫痪的一种康复治疗技术,也是近 20 年来最有影响的康复技术之一,在国内外得到了较大发展并受到广泛关注。其基本理念是在生活环境中限制病人健肢活动的同时诱使病人增加患肢的使用以促进其活动能力的提高,从而提高中枢神经损伤后病人的运动功能和日常生活活动能力。此项技术起初主要用于上肢偏瘫的治疗,随着技术的发展,现也逐渐应用到下肢康复训练,且疗效显著。

一、基础理论

强制性运动疗法在最大程度地应用"脑的可塑性理论"前提下,逐渐将"习得性废用"改为"习得性使用",充分调动脑的学习能力,加快运动能力的恢复。

(一)大脑可塑性理论

强制性使用运动疗法增加患肢使用的频率,避免习惯性废用,实现大脑结构的使用-依赖性功能重组。

(二)习得性废用假说

1.“习得性废用”形成

“习得性废用”理论是强制性使用运动疗法的理论基础,其理论来源于神经科学和行为心理学。中枢神经系统在受到严重损伤后会出现“休克”现象,由此导致运动神经元的抑制。这种休克不论是在脊髓(脊髓休克)还是大脑(皮层休克),都会使运动功能受到抑制。最初的失神经支配可以导致脊髓水平内神经元对刺激的反应性(兴奋性)降低,兴奋的阈值则明显增高。动物实验发现由于在神经休克期间,动物不能活动失神经支配的肢体,产生了条件性抑制该侧肢体的应用。动物在试图使用失神经支配的肢体时,常常出现疼痛或异常的运动模式,如平衡性差、拖步、容易摔倒等,而不能达到既定的目标(如拿取食物)。这一异常结果(负性反馈)进一步抑制了动物继续使用受伤侧肢体。而当利用未受损伤的健侧肢体时则能较好地代偿日常活动,达到既定的目的,从而强化了(正性反馈)非损伤侧肢体的使用。几个月后,随着神经休克缓解,神经功能开始恢复。此时,个体虽具备了使用受损伤肢体的潜能,但由于在损伤的急性期限制了对该侧肢体的使用,这种限制性使用的影响仍然存在,从而使个体难以主动或有目的地去使用该侧肢体。也就是说,动物在损伤的急性期学会了不去使用患侧肢体,即形成了“习得性废用”。动物实验证明,去神经支配前肢的废用是一个学习的过程或称为条件性抑制运动的习得性现象(learning phenomenon),其形成过程见图4-19。

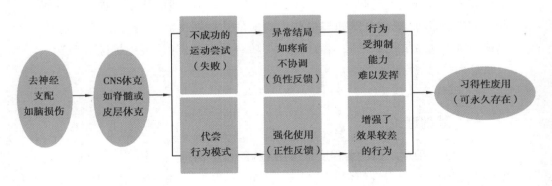

图4-19 “习得性废用”的形成模式图

2.矫正永久性“习得性废用”的方法

采用强制性使用运动治疗方法。其中,限制使用健侧肢体是使患侧肢体发挥正常功能的必要条件。在强制性使用患侧肢体数天或更长时间后,可以使"习得性废用"发生永久性逆转,其矫正过程见图4-20。

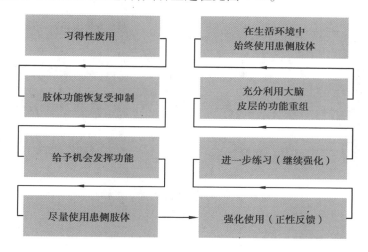

图4-20　"习得性废用"的矫正模式

二、治疗原理

强制性运动疗法起源于 Taub E.等的灵长类的神经行为学研究,其持续治疗效果的机制可能是皮质的功能重组。其基本概念是在生活环境中限制脑损伤病人使用健肢,强制其反复使用患侧上肢。强制性使用运动疗法能够矫正"习得性废用"的习惯,强制使用患侧肢体数天或更长时间后,经大脑皮层发生功能重组,可以永久性逆转"习得性废用"现象。(图4-21)在中枢神经系统损伤后急性期和早期,由于软瘫或疼痛、控制能力差等,动物使用患肢进行功能性活动的努力失败,从而会抑制其继续努力使用患肢。而使用健肢代偿可较好地完成功能性活动,这进一步强化了其弃用患肢、使用健肢的"意识"。虽然以后患肢功能有所恢复,具备了进行功能性活动的潜能,但在急性期形成的条件性弃用患肢的影响仍然存在,使其难以主动或有目的地去使用患肢,即形成了"习得性废用"。实验研究发现,限制健肢使用,强制其使用患肢数天,患肢功能可暂时性恢复,如持续2周,则功能有可能永久性恢复。

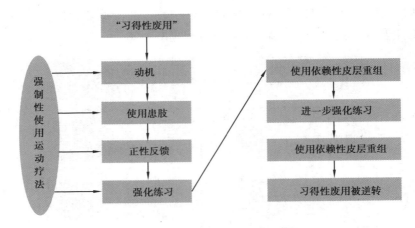

图 4-21 "习得性废用"矫正过程

三、常用治疗方案和操作要点

(一)常用具体实施方案

CIMT 并不是单一的治疗技术,而是一系列行为技术,Taub 教授等经过多年的临床实验研究,为 CIMT 制订出了科学系统化的治疗方案及评定方法。CIMT 主要由 3 种要素组成:集中反复训练患侧肢体的塑形训练技术;一系列用于提高生活环境中运动能力的行为技术;同时在整个治疗期间用手套或吊带来限制健侧肢体活动的限制技术。

1.塑形训练技术(shaping)

塑形训练技术是指在功能训练过程中为使病人获得日常生活活动能力而采用的一种康复训练方法。通过塑形,达到提高运动能力或行为能力的目的,这种能力的提高或是小幅度连续的提高,或是经过一系列略高于其运动能力或运动速度的训练来使功能得到进一步的提高。

2.行为技术(behavior technique)

与传统的康复治疗方法不同,CIMT 着重使用一系列的行为技术来促使病人在日常生活环境中反复使用患侧肢体。这些行为技术包括行为合同、家庭日记、日程安排、监护者合同、家庭作业练习等。行为技术对维持临床治疗室中获得的运动功能起着非常重要的作用,在治疗过程中通过反复多次地同偏瘫病人讨论这些行为合同,提醒病人在日常生活环境中经常使用患侧肢体,协调治疗师和病人之间关系,从而确保病人对 CIMT 治疗方案的依从性。

3.限制肢体(restraining)

在治疗期间,要求偏瘫病人连续 2 周每天除去睡眠时间后其余的 90%的时间健侧肢体佩戴手套以限制使用健侧肢体,强迫使用患侧肢体进行日常生活活动。即使发病前病人的健侧手是主利手,所有的动作均要求由患侧手去完成,CIMT 始终要求病人用患侧手去完成日常生活活动。虽然一些日常生活活动需要两只手完成,但仍要求病人在监护人的协助下用患手去完成。

（二）操作要点

1.训练对象需要满足标准

标准条件(脑卒中后大约有 25%的病人符合此标准):①脑卒中时间超过 3个月;②年龄 18 岁以上;③患侧腕关节伸展>20°,拇指和其他 4 指中任何两个手指的掌指关节和指间关节伸展>10°,且动作 1 分钟内可重复 3 次;④患侧被动关节活动度:肩关节屈曲和外展>90,肩关节外旋>45°,肘关伸展<30°,前臂旋后和旋前>45;⑤无严重的认知问题,例如失语症、注意力障碍、视觉障碍、记忆力或沟通上的问题;⑥无严重药物不能控制的问题,例如高血压、糖尿病、心脏病皆能在药物稳定控制下;⑦穿上吊带或夹板后能维持一定的平衡,有基本的安全保证;⑧坐、站以及如厕的转位能够自己独立动作,能维持静态站姿(可以手扶东西)至少 2 分钟。

2.集中训练的重要性

CIMT 利用佩戴手套限制健侧肢体的同时,要求病人反复使用患侧肢体完成日常生活活动,通过对患侧肢体反复的训练诱使大脑产生使用-依赖性皮层功能重组,这是 CIMT 的理论基础。Mauritz 等认为,反复练习是脑卒中康复的重要因素。目前的康复治疗方法大多是在较短的时间内对病人进行治疗,不能使病人得到足够强度的集中反复训练,因此,治疗效果不理想。目前很多研究主要集中在强制性使用运动疗法的临床疗效方面,而且各研究由于对 CIMT 的理解或训练方法的差异其康复疗效亦不同。

3.塑形任务

在治疗中选择塑形任务主要依赖 3 个方面:①选定的动作能纠正最明显的关节运动缺陷;②研究者认为所训练的关节运动有最大的提高潜力;③在几个有相似功能的任务中,要考虑病人的偏好。每一次动作塑形过程要包括语言指导、示范、反馈和鼓励,值得注意的是在病人练习过程中,要给予病人正向的回馈,积极给予鼓励,以调动病人的训练积极性,不断突破病人的功能极限。在日常活动时,鼓励病人进行实际的功能任务练习,在强化治疗结束后应为病人制订家庭训练计划。研究表明,持续的家庭训练对维持或进一步提高效果十分重要。

四、小结

与神经发育疗法或其他传统的治疗脑损伤病人的运动疗法不同,强制性运动疗法是从动物实验到临床应用,具有可靠的神经科学基础。且其治疗效果好,尤其是对上肢功能的恢复效果较其他治疗方式好、需要的人力少、花费少。但由于 CIMT 有严格的使用标准,因此并不适用于所有脑卒中病人,其疗效也依据病人残损的严重程度而不同,且目前还没有一种统一客观的方法来评估其治疗结果。此外,病人的家庭环境可能也会对病人的治疗效果产生较大的影响。因此近年来,在强制性运动疗法(CIMT)改进的基础上形成了改良强制性运动疗法(mCIMT),与传统 CIMT 相比,患侧训练时间缩短,健侧限制时间≤6 小时,训练强度也有所不同,训练方案也较 CIMT 更灵活,可以改善传统的 CIMT 的局限性。

综上所述,Bobath 疗法、Brunnstrom 疗法、Rood 疗法、PNF 和运动再学习疗法主要是基于被动康复理论,属于传统康复疗法,其运动模式主要以神经生理学观念为基础使用各种刺激方法,抑制异常的病理反射和病理运动模式,引出并促进正常的反射,逐步建立正常的运动模式;并认为脑损伤的恢复遵循神经发育顺序,运动功能恢复遵循一定顺序。而近年来基于主动康复理论的发展,一些新的康复疗法逐渐发展起来,如操作性机电生物反馈疗法、运动想象疗法和强制性运动疗法等。这些新疗法通过调动病人自身的主动性,同时结合生物力学、认知行为学等多种理论,着重提高病人的运动控制能力;通过早期诱发偏瘫病人的肌肉活动,以及可对基本活动中的关键成分进行分析和针对性训练,可更好促进偏瘫病人的运动功能的恢复。

第五章　运动康复锻炼的运动训练学基础

第一节　运动康复锻炼的训练学基础

运动康复锻炼是指康复治疗师辅助病人或病人自行对自身肌力训练的一种康复方法,运动康复对脑外伤和神经损伤病人的脑功能恢复和肢体功能恢复有良好效果。运动康复的本质是神经可塑性。

一、运动促进血管发生，改善脑组织血液循环，保护血脑屏障

(一)改善脑组织血液循环

改善脑组织血液循环是脑卒中的根本性治疗措施。脑梗死病人动脉闭塞或严重狭窄引起脑局部血流量减少,侧支循环的建立和代偿性血流量增加有利于受损区脑组织早期及时恢复血液供应,从而有利于神经功能的恢复。运动康复能促进梗死区域血管发生,从而改善脑组织血液循环,这一效应可能与运动对血管生成素、血管内皮生长因子等的调控有关。Sprague Dawley 大鼠在短暂大脑中动脉栓塞(Middle Cerebral Artery Occlusion,MCAO)术后 24 小时开始为期 14 天的运动,结果缺血区脑血流量显著增加,梗死体积减小,神经功能评分改善,同时大脑皮层 Ang 和 tie-2 表达增加,提示早期运动康复的效应可能与运动促进血管发生有关。

(二)保护血脑屏障

血脑屏障(BBB)的破坏是引起缺血性脑损伤及继发水肿、出血、炎症的微观原因之一。运动对 BBB 的保护作用,可能与运动对基质金属蛋白酶(Matrix

Metalloproteinases，MMPs)的调控有关。MMPs 是一组 Zn^{2+} 依赖的金属蛋白内切酶家族，可以降解绝大部分细胞外基质(Extracellular Matrix，ECM)成分，在生理条件下，参与胚胎发生、正常组织重塑、创伤愈合和血管发生。MMPs，尤其是 MMP-9 分泌亢进，可加剧缺血脑组织毛细血管破坏，特别是 BBB 微血管基底膜，从而导致继发性脑水肿和脑出血。脑缺血 24 小时后进行为期 3 天的低强度运动，能抑制基质金属蛋白酶-9 (Matrix Metalloprotein9，MMP-9)介导的紧密连接蛋白的降解，保护 BBB，发挥对缺血性脑损伤的保护作用。运动也能下调 MMP-2，同时上调 VEGF 基因和蛋白表达。

二、神经可塑性

神经可塑性描述了人类中枢神经系统的内在性质，从结构和功能上解释了人类如何适应变化获得新的技能。神经可塑性是指大脑中枢神经系统在损伤后具有神经形态结构和活动功能的可修饰性。脑损伤康复的本质来源于大脑的神经可塑性，神经可塑性和控制可塑性的机制是中风运动功能恢复的理论关键。并非所有的可塑性变化都是有益的，对神经可塑性变化的及时干预引导十分必要。因此，运动康复应该以诱发和增强有益的神经可塑性为目的，促进运动康复。脑损伤康复就是针对大脑神经损伤造成的功能缺失采用特定训练设备和手段促进大脑损伤或冗余神经重新学习，从而实现人体功能的恢复或代偿。

脑损伤的中枢神经功能恢复一方面依靠大脑中枢神经系统存在冗余性的神经细胞与连接，另一方面主要依靠神经可塑性来实现神经回路连接重构和神经功能训练重建，从而实现中枢神经功能代偿。神经可塑性从生理学基础来讲主要表现为突触可塑性，分别具有结构可塑性和功能可塑性。在大脑发育期具有很强的神经可塑性，而发育成熟后神经网络结构的可塑性降低，但依然保持着一定的功能可塑性，包括长时程增强与抑制，成为学习、训练与记忆的基础，也成为脑损伤康复训练的神经生理学基础；特别是近期的神经生理学研究发现大脑发育期的可塑性可以在成年期大脑中被激活，任务特异性的生理刺激和环路特异性的物理刺激以及神经刺激时效性成为掌控大脑神经可塑性的调控关键。

三、运动促进神经元存活

(一)抑制氧化应激

氧化应激是急性缺血性脑卒中的重要病理机制，在疾病的发生、发展过程中起关键作用。抑制氧化应激及清除氧自由基是治疗缺血性脑卒中的重要策略。规律运动能通过调控氧自由基代谢,促进脑缺血再灌注后学习能力的恢复。有研究也证实,8 周有氧游泳训练可预防糖氧剥夺大鼠脑皮层组织一氧化氮过度释放引起的氧化损伤。

(二)调节胶质细胞功能,减轻炎症反应

每天 20 分钟运动,持续 2 周能增加缺血脑海马齿状回星形胶质细胞数量,部分地逆转缺血诱导的小胶质细胞数量增加。此外,运动诱导的星形胶质细胞增殖对毛细血管的再生有积极影响,能改善 BBB 及血管再生,从而促进神经功能恢复。

(三)调控自噬信号通路

研究发现脑缺血过程中存在自噬激活,持续地自噬激活可导致自噬性细胞死亡。在成年大鼠局灶性脑缺血早期即出现自噬囊泡和溶酶体增多,随着模型时间延长,神经元凋亡和坏死逐渐增加;应用自噬抑制剂和溶酶体抑制剂能显著改善脑缺血大鼠的行为障碍,缩小脑梗塞体积,减轻脑水肿。运动对缺血性脑卒中康复过程中脑组织自噬信号通路的调控正在得到初步探索。

(四)抑制细胞凋亡

缺血性脑卒中发生后,受氧自由基、DNA 损伤、离子失衡、蛋白酶激活等的影响,梗死脑组织常发生细胞凋亡现象。短暂性脑缺血模型沙鼠每天低强度运动,持续 14 天后,海马区细胞凋亡水平显著低于对照组。

四、保护脑细胞功能

(一)调节神经递质

谷氨酸是中枢神经系统中最重要的兴奋性神经递质,参与学习、记忆等多种重要的生理功能。在某些神经损伤发生时,谷氨酸可作为神经中枢及大脑皮质的补剂,发挥一定疗效。在另外一些病理情况下,如缺血性脑卒中的发病过程中,过度激活谷氨酸受体能导致神经元的损伤和死亡。运动对缺血性脑卒中动物脑组织谷氨酸能系统具有调控作用,运动能上调脑缺血大鼠纹状体谷氨酸水平。

(二)促进线粒体生物合成

脑的各种功能的实现高度依赖线粒体。神经分化、轴突生长、神经递质释

放及树突重塑等神经塑型的过程都需要大量的线粒体有氧氧化供能。运动训练可能通过上调线粒体生物合成调节因子水平,增强线粒体生物发生,从而促进缺血脑的功能恢复。

第二节 运动康复锻炼的目标

运动康复锻炼的主要目标是改善病人身体机能,提高运动能力,增强体质,恢复与正常人相同的生理机制。运动康复锻炼的具体目标依据不同类型病人而有所不同,一般来说表现为以下几种。

一、恢复机体生理功能

(一)改善立位、坐位平衡能力

当前,运动康复训练的主要任务和作用就是通过康复体育训练,充分发挥病人自身残存的活动和运动潜能,使病人能像健康人一样参与日常生活,提高自理能力。对于肢体残疾者来说,通过运动康复训练,改善其立位、坐位平衡能力是最基本和基础的要求。

(二)提高中枢神经系统调节机能

神经系统是人体主要的调节机构,人体中,各器官、系统功能的实现都是在神经系统直接或间接的控制下协调完成的。运动生理学研究表明,机体神经系统的调节作用的正常发挥,离不开神经系统周围各机体器官的刺激,如果缺乏这种刺激,则神经系统很难保持紧张度和兴奋性,也不能维护正常的机能。

对于躯体障碍病人来讲,他们在患病或受伤后,被迫采取静养或卧床休息,由于长期缺乏运动,运动器官及其他感受器传到大脑皮质的兴奋性明显减低,因此,中枢神经长期缺乏刺激,导致兴奋性下降,调节功能衰退。通过康复训练,病人参与有针对性的、适当的运动,能加强病人的本体感受刺激,通过传入神经来提高中枢神经系统的兴奋性,同时,改善大脑皮质和神经体液的调节功能,这就使得神经系统调节功能得到改善。

（三）改善血液循环和新陈代谢

对于一些肢体残疾和局部躯体功能障碍者来说，他们长期休息静养，机体的生理活动处于较低水平，特别是血液循环和新陈代谢功能变得很差，不利于疾病痊愈和康复。病人在参与运动康复训练过程中，和身体在静态情况下相比，运动康复锻炼能通过神经反射和神经体液调节，来改善全身血液循环和呼吸功能，改善新陈代谢和组织器官的营养过程，使整体功能活动水平提高，从而有利于疾病痊愈和康复。

二、避免关节僵硬以及肌肉挛缩

促进肌肉组织生长，促进骨骼组织生长，促使肌肉收缩及关节正常的活动度，避免关节僵硬以及肌肉挛缩。

三、提高病人的生活自理能力

脑卒中偏瘫病人通过运动康复锻炼能够学习自我照顾，能提高病人的生活自理能力。

四、维持病人心理健康

就个性心理来讲，和健康人相比，脑卒中偏瘫病人外出行动不方便，受疾病因素的影响，他们中的大多数人行动不便，长期"自闭"的生活环境容易导致该类人群与周围人的人际关系的淡漠与隔阂，进而再次加剧该类人群的孤独、自闭、消极的生活和精神状态，运动康复训练能使脑卒中偏瘫病人的身体机能得到恢复、发展，有利于增强其自信心，促进其心理健康发展。

五、帮助病人融入社会生活

运动康复锻炼的组织形式以集体练习为主，在参与运动康复锻炼过程中，病人与他人交流、交往的机会大大增加，可帮助他们更好地融入社会生活。一方面，运动康复锻炼可以增加病人与他人接触的机会，如康复治疗师、同伴、护师等，尤其是在社区内开展的康复体育锻炼，有助于病人感受到集体生活和活动的快乐,从而有助于其放松心情,与人交往;另一方面,开展运动康复训练,能使其他人群更愿意接触和了解脑卒中偏瘫病人。

第三节 运动康复锻炼的原则

一、运动康复锻炼原则的定义

运动康复锻炼原则是根据一定的运动康复锻炼目的和任务,遵循运动康复锻炼过程的规律而制订的对运动康复训练的基本要求,是指导运动康复锻炼实践的指导基础。运动康复锻炼中训练内容的安排以及康复训练方式的选择等都需要遵守运动康复锻炼原则。运动康复锻炼原则体系是由各原则之间的有机结合形成的,其共同作用才能达到预期效果。建立完整科学的运动康复锻炼原则体系,是发挥运动康复锻炼效果的基础。运动康复训练原则带有很强的实践性,在整个运动康复训练过程中,运动康复训练原则既是运动康复训练的出发点,又是运动康复训练过程的总调节器。它在一定程度上决定了运动康复训练内容的安排、运动康复训练方式的选择和运动康复训练组织形式的运用。

二、运动康复锻炼原则的基本特点

(一)主观性与客观性

运动康复锻炼原则主观性指人们对运动康复锻炼原则的制订、解释、理解和运用;其客观性主要指客观反映运动康复锻炼的规律性认识。

(二)继承性与发展性

运动康复锻炼原则的内容随康复医学的进步而发展,赋予它们全新的内涵,显示其发展性的特点。

(三)全面性与系统性

运动康复锻炼原则不仅关注运动康复锻炼过程的各要素、各阶段、各环节,也关注运动康复与其他疗法的协调统一,关注病人的全面发展。

(四)安全性与有效性

运动康复锻炼的内容必须不能威胁损害病人的躯体、心理等方面。根据运动康复锻炼的目的,对病人实施的康复方案应该是能发挥作用的。

三、运动康复锻炼原则的内容

(一)坚持个性化原则,针对个体制订方案

如果按照一个固定尺度去衡量所有锻炼者,则违背了康复锻炼的客观规律,难以保证锻炼的安全性。应该充分认识到不同人群、不同个体的健康水平存在显著的个体差异,而且由于锻炼的起始水平各不相同,人体的身体素质与器官系统的功能水平也存在差异。在运动的强度、频率、时间、手段以及环境等的选择上,针对病人的个人特点,合理安排锻炼,根据不同的运动康复者的情况科学合理地制订不同阶段、不同时期的运动处方与锻炼计划,重视区别性因素。即使是同一个病人,其在不同的康复锻炼阶段,需要接受的运动刺激、锻炼内容和方法也会有所不同。总之,根据病人的体质、年龄、性别的不同,疾病的发生发展规律、疾病性质、程度、疾病所处的阶段等,来决定运动康复锻炼的方式方法、运动负荷、运动量。

因此落实个性化原则需要从以下几点出发:①深入细致地研究和了解病人。深入地了解病人,对其兴趣爱好、运动基础、性格特点进行分析,以便更好地制订个性化的运动处方。②正确对待病人的个体差异。需要针对病人个体差异的特点进行全面分析,同时需要用发展的观点来对待个体差异。③针对病人的个性特点,采取不同的具体措施。根据不同类型的病人,采取有针对性的锻炼措施,运动方式、运动强度等需要与病人相适应。对于运动能力较差的病人,需要进行深入的研究,制订出一套适合的运动处方。

(二)坚持循序渐进、科学负荷、持之以恒的原则

运动康复锻炼要坚持循序渐进原则。在运动康复锻炼中,需要从低强度运动开始进行,以增强身体的适应性。在锻炼的过程中,适当地增加练习的负荷,达到锻炼的目的。病人身体会适应不断增加负荷的锻炼,但是需要把握好度,每个负荷阶段需要有一定的稳定期,这样才能避免因为增加负荷带来的身体伤害。

运动康复锻炼要坚持科学负荷原则。运动康复锻炼中的超负荷是指在一般荷载的基础上,加大负荷,以刺激机体,达到生理适应的目的。在进行运动的

过程中,需要满足超量恢复规律,这样才能够刺激机体产生新的适应性。但是如果锻炼的负荷过大,就会导致运动损伤,影响运动康复的有效性,难以发挥出康复锻炼的效果。科学负荷要求:

(1)运动负荷逐步增加。如果运动负荷总量总是一成不变,运动康复的效果便会越来越小,病人的身体素质很难提高。如果在适应原负荷的基础上,使机体经常在超负荷的条件下进行锻炼,病人就会不断产生新的生理适应。由于人体对之前的运动负荷产生适应后,其生理刺激已经不能再引起机体产生更高水平的适应,这时候如果不再逐渐增加负荷的强度与量,人体的运动能力就不能继续再提高。残疾人、慢性病人、功能障碍者和一般运动健身人群不同,运动负荷更要实时监测,以病人身体和机能健康发展为依据。

(2)负荷结构定向化。负荷结构是指不同负荷因素的搭配组合。负荷结构的定向化是针对病人的锻炼目采用不同的负荷结构,因而选择负荷结构的方向很重要。例如,增强力量和力量耐力,要选择数量大、刺激强度小到中等的负荷。

运动康复锻炼要坚持持之以恒的原则。运动康复锻炼效果的取得需要一个长期坚持的过程,病人需坚持数周至数年,逐步积累治疗效果,达到治疗目的。

(三)坚持系统性、整体性、全面性运动康复的原则

运动康复是一个完整的训练体系,关系到病人的整个身体机能、心理以及社会性的功能恢复和发展。

首先,在运动康复训练中,系统训练要做到从开始运动康复训练直到结束的整个过程中,病人要按照体能发展的内在规律进行,并以此为前提进行完整、系统的健身及康复训练。整个运动康复训练中,康复治疗师和医师要对训练内容、手段、负荷,以及各部分运动康复训练的内容所占的比重等作出系统的安排。其次,系统性的运动康复训练要做到整个人体生理系统的全面系统训练。运动训练应充分考虑整个人体系统的发展规律和特点,做到局部与系统的协调发展。

运动康复训练的整体性原则是最基础性原则。运动康复训练的整体性原则包括以下两个方面:其一,运动康复训练的任务具有整体性,训练针对的心理、生理的方面是一个全面的康复训练系统。其二,运动康复活动本身具有整体性。在进行运动康复训练的过程中,需要协调好各训练要素之间的关系。

落实整体性原则具有以下几点要求:①科学性与人文性的统一。②激发病人的训练动机,树立主动意识。康复训练的主体是病人,病人积极自主地训练,才能发挥出病人的能动性,以达到康复训练的效果。③全面规划康复任务,制订全面的运动处方。在康复训练的过程中,不能仅侧重于某一方面,需要全面地进行康复,这样才能够达到良好的康复效果。

人体各器官系统之间是相互依赖的,人体产生的各种变化都是相互依存的,不同运动素质之间可发生迁移,从而有利于运动者身体机能的全面发展和抵抗力的提高。只有病人的身体各方面都得到全面的发展,才能全面提高身体机能能力。运动康复是多元化的、全方位的康复,这种全面性是指广泛意义上的康复,不仅要做到生理方面的康复,也要做到心理、智力、社会性等方面的康复。同时在病人康复方式的选择上,也要坚持多法并举,除了运动康复锻炼,还需要重视药物治疗、手术治疗、物理疗法、营养支持,这些方式相辅相成、互为补充。

各种因素对运动康复的效果有着直接或间接的影响,这种影响是有一定规律性的,需要掌握这条规律,以获得各要素最佳的配合,产生最优化的效果。在一定条件下,获取最大效果的康复训练,花费最少的时间。运动康复训练最优化有 4 个标准:一是效果标准;二是安全性标准;三是时间标准;四是强度标准。需要康复医师:①综合地规划康复训练任务。②全面考虑运动康复训练中各个因素,在运动康复训练中,运动方式、运动强度以及病人的情况等会对效果产生直接或间接的影响,所以必须保证各要素之间的有机联系。要想取得最优化的整体效果,应力求使康复训练的各因素按照它们之间内在联系的规律性,进行合理的配置。③各项运动康复训练活动内容要紧密配合,保证运动康复训练的完整连续,以发挥其整体性效果。

(四)坚持无痛、人性化、主动参与的原则

病人对疼痛的感受相对准确和敏感,个性化方案的制订更应该遵循无痛原则,不能对病人的机体造成损害。疼痛视觉模拟评分法(Visual Analogue Scale, VAS)在制订运动康复方案时就常被应用。

人体供能能力和能量储备具有"超量恢复"机制。人体运动技能的增强是通过各个系统、器官、组织甚至细胞对运动刺激逐渐产生适应,并经过长时间的工作、疲劳、恢复、超量恢复以及消退等多个阶段的循环最终实现的。运动会产生疲劳,对于病人而言,更要重视疲劳的控制和恢复,千万不能陷入以下误区:为了获得更好的健身效果,过度锻炼,结果往往事与愿违,不仅不助于机体恢复,还有可能使身体产生各种不适,更有甚者会加重病情、损伤程度。

主动的功能锻炼是重要的康复治疗手段,因此需要康复对象和家属的积极配合和主动参与。一方面,需要通过宣传教育,让康复对象认清自身疾病的发生、发展和治疗过程,了解康复治疗和运动干预的重要性,对战胜疾病、恢复功能充满信心;另一方面,要求康复对象具有较强的主观能动性,并且要用坚强的意志品质和实际行动去克服来自身体内外的困难,树立战胜疾病的信心。康复对象只有不断增强主动意识,才能达到健身强体、康复和治疗疾病的目的。

(五)坚持动态监测、及时反馈、实时调整的原则

运动康复锻炼的及时反馈原则,是建立在了解康复环境情况的基础上的。在康复的过程中,需要及时地从病人身上获取反馈信息,同时对反馈信息进行分析评价,再对运动康复锻炼进行相应的调节。培养病人自我反馈调节能力,提高病人运动康复锻炼的主动性。

运动康复锻炼要结合病人的具体康复程度等情况,做到适时调整、动态管理。在病人参与运动康复锻炼的过程中,康复治疗师和医师应随时观察了解病人病情的变化,根据病人的身体状况及不良反应等,相应地调整锻炼方法和运动量,必要时就医检查。

第四节　脑卒中偏瘫病人康复手段的训练学分析

运动训练是脑卒中病人康复程序中的重要内容。脑卒中病人进行的所有运动,无论是促进技术还是传统的运动训练方法,不仅对病人的治疗和预防有一定的作用,而且可以提高病人的生活质量和改善预后效果。但脑卒中后病人常处于衰弱状态,最大摄氧量仅达同龄正常人的一半。因此早期康复原则是:运动训练必须保证有效、安全。脑卒中病人常常有多种慢性疾病,运动前必须进行运动测验,开出运动处方。运动处方与药物处方一样要谨慎对待,以限制性运动测验的结果作为最主要依据,并进行个体化考虑,宜从低强度开始,注意防止意外事故的发生。运动处方是任何康复运动训练的指导原则,据此来决定运动训练形式和内容。运动处方包括运动类型、强度、持续时间、频率和进展速度等。通过运动处方指导脑卒中病人训练,采用全面的、个体化的运动训练方法,增强体能,促进恢复,减少疾病的复发和发展,达到最佳的生理效应,以确保安全地进行运动训练。

一、改善心肺功能的运动类型

1.运动形式

改善和维持脑卒中病人的心肺功能、增进心血管健康的运动,应是等张运动、有节律的有氧运动,包括在肌肉群运动、持续长时间和有节律的有氧运动。如徒步行走、游泳、划船和骑自行车等。

2.运动目的

(1)心肺耐力活动运动处方的目的是维持或提高功能状态:为达到此目的,每一运动课应包括有氧耐力活动的内容。有氧运动能够增强心脏储备量和最大摄氧量,提高身体持久的活动能力,调节自主神经的平衡功能和控制对应激的反应,防止脑血管疾病复发。有氧耐力活动可分为两组,第一组体力活动的特点是运动强度不大、心率变化不大的运动,如床上运动、步行、游泳、骑自行车等;第二组体力活动的特点是运动强度中等,持续而不易维持的体力活动,如舞蹈、游戏等。脑卒中康复早期阶段应进行第一组的体力活动。根据个体的健康水平,选择持续的或间歇的运动。第二组体力活动可提高病人的兴趣,避免焦虑和乏味。这类活动的运动强度不超过 5METs(Metabolic Equicalersts)代谢当量是代表机体安静坐位状态下的代谢率。应当尽量减少比赛,活动组织者应熟悉运动中出现的生理反应。

(2)脑卒中病人局部肌肉耐力运动:这种运动使局部肌肉耐力增加,协调功能随屈伸肌力增强而提高,肌肉有相应的增长,并使心脏储备量增大。动态和静态运动的强度和时间是不同的,见表5-1。

表 5-1 运动和静态运动的强度和时间

类别	动态运动	静态运动
强度	20%~30%最大静态用力	<15%最大静态用力(保证有氧供能)
时间	中等长时间和速度(注意心功能)	3~6分钟
频度	每天,肌力静态和动态重复活动	每天,肌力静态和动态重复活动

(3)维持肌肉骨骼正常功能,保持灵活性的运动:脑卒中病人所有关节需要保持在适当活动范围内,患侧的肢体尤其要注意。腰部和大腿后部缺乏灵活性易发生慢性下腰痛。因此康复方案应维持关节良好的灵活性,特别是颈、腰部。

伸展运动可改善和维持一个关节和一系列关节的活动范围。灵活运动应缓慢进行,再到较大范围的活动。在进行缓慢的动态运动前,应做 10~30 分钟的静止伸展运动,伸展程度以不引起疼痛为宜。伸展运动在每次训练时进行,包括准备活动和整理活动。伸展大腿和小腿后部,可避免由扶杖步行引起的肌肉骨骼损伤。中等强度的静态伸展运动可减轻肌肉神经的张力。

脑卒中病人灵活性训练,有规律的伸展和放松运动疗法,在几周内可改善大关节的灵活性。训练要求主要关节系统的放松运动,如肩、髋、躯干、下肢等;主动的伸展运动,如肩、上肢、躯干;主缩肌的收缩和伸展,从简单的屈、伸活动开始,关节在几个方向和平面上活动。训练强度从低于最大能力开始,逐渐重复加强,达到个人的运动水平。训练时间因人而异,每次重复 7~8 次。

(4)力量、阻力和等长运动:过去这些运动对脑卒中病人是禁忌的。近年来不仅对脑卒中而且对心脏病或高血压病人也应用这些运动。如阻力运动和循环训练,可以编入康复运动训练方案中。等长运动占的比例不宜大,适于临床稳定的脑卒中病人,是较安全的训练方案。对要恢复较强工作和体育活动的病人,康复运动训练除要改善心血管功能外,增强肌力和局部肌肉耐力也是重要的。大部分脑卒中病人需要上肢进行日常职业活动和业余娱乐活动,过去曾错误地认为上肢运动比下肢运动脑卒中病人抗阻运动产生的最大心率仅为运动试验测得最大心率的 56%~64%,不会引起心律失常、血压异常、ST 段降低或心脏症状。研究证明,脑卒中病人肌力训练的长期效果类似正常人。

脑卒中病人康复运动训练方案中,阻力或力量运动训练应是低水平的阻力训练。急性期至少 7~8 周后或肌力达 3 级以上才能进行这种训练,首先通过症状限制的运动试验,排除参加阻力和力量运动训练的禁忌症,另外,还要考虑不增加痉挛程度。靶心率是力量运动训练强度的限制指标,宜用心率、血压乘积(RPP)监测力量训练中的心肌摄氧量。力量训练处方包括三组运动,每种重复12~15 次,每种形式间隔 30 秒运动和 30 秒休息。脑卒中病人应保持正确呼吸节奏,避免用力屏气。低危脑卒中病人,在医学监测下进行力量和等长运动方案是安全的。经过训练后,可使脑卒中病人在一定肌力和静态用力时,能安全地完成日常生活活动。

(5)循环训练上、下肢:是改善脑卒中病人心肺功能和增强肌力的一种训练方式。单次循环持续时间为 7~12 分钟,时间长短取决于运动中休息间歇时间(为 15~60 秒),每次运动重复的次数为 6~15 次,根据病人的疲劳程度可适当增加,最多达 30 次。循环训练包括等张、等长和力量运动。力量训练包括常规的治疗师提供不同速度、阻力及运动器械进行持续、缓慢、大肌群多次重复的中等负荷训练,还有平板运动和功率自行车等等张运动。近几年研究脑卒中病人的循环训练方案为以一次最大运动量的 30%~40% 进行 10~30 次重复运动为宜。完成重复训练前、中、后,即刻测收缩和舒张血压,应无明显变化。循环训练效果可增加肌力约 22%。

二、运动强度

适宜的运动强度(频率和时间)是另一个与病人康复结果相关的重要因素。在住院病人康复期间增加治疗强度已被证明可使病人在功能独立性方面获益。运动强度需要适当的监测来确定是否适宜,它是设计运动处方中最难的部分。运动强度是以功能的百分数来表示,不同个体的运动能力有差异,需要运动处方个别化,如马拉松运动员 80% 的功能运动超过 2 小时,一般人在 80% 的功能运动只能维持几分钟。因此,运动强度不应超过 80% 和低于 50%,无症状成人为 60%~70%,心脏病病人的运动强度为 40%~60%,脑卒中病人应该更低。运动强度可根据心率、最大摄氧量、无氧阈值(AT)、自觉疲劳程度(RPE)和以METs(代谢当量)来表示的代谢指标来确定。

(一)运动效果的指标

1.最大摄氧量

有氧运动能力增加是取得运动效果的指标之一。最大摄氧量是测定心脏功能和估计预后有效的客观指标,在脑卒中病人康复运动评估中,用其规定运动强度和监测运动进程,优于常规的方法。脑卒中病人的摄氧量,多从健康成人的摄氧量间接推算出来。如从运动持续的时间或达到高峰阶段时的负荷,用公式计算往往估计过高。此外,服用洋地黄类药物和抗心律失常药物,其心率和运动强度以及心率和摄氧量不呈线性关系,因此不宜由心率估计运动强度或摄氧量。脑卒中病人由于偏瘫或伴有冠心病,不能达到最大摄氧量而且有危险。文献报告可以采用病人的最高摄氧量来表示脑卒中病人的最高有氧能力。

采用最大摄氧量的百分数来表示运动强度时,60%~80% 最大摄氧量是理想的运动强度。低于 70% 最大摄氧量的持续运动,血中乳酸不增高,血中肾上腺素和去甲肾上腺素保持在较低水平。超过 80% 最大摄氧量的运动,不仅运动效果不佳,而且对心脏储备能力差的人是有危险的。低于 50% 最大摄氧量的运动,对脑卒中病人有较好的效果。

2.用心率规定运动强度

除环境、心理刺激或疾病等因素,心率和运动强度之间呈线性关系。通过运动试验可以发现心率和运动强度的个体差异,达到最大运动强度时的心率称为最大心率(HRmax)。通常将达到最大功能60%~70%时的心率,称为训练心率,又称靶心率(THR)。计算训练心率(THR)常用以下两种方法。

(1)标准的Karvonen公式最大心率(HRmax)减去安静心率(HRrest)称为心率储备量,将其乘以60%~80%,再加安静心率即为训练心率。

$$THR = (HR_{max} - HR_{rest})(0.6 \sim 0.8) + HR_{rest}$$

(2)训练心率等于最大心率乘以心率范围的百分数。

$$THR = (0.6 \sim 0.8) HT_{max}$$

这种算法比前一种算法所估算的训练心率值约低15%。

3.用METs规定运动强度

一般认为最大运动量的60%~70%是适量的运动强度,以METs值表示功能则为3~20METs(这是国外的标准,国内应稍偏低)。运动处方开始应比其训练心率时的运动强度低IMETs,直到适应运动,最高运动强度不应超过85%最大功能。(表5-2)

表5-2　用METs规定运动强度

功能(METs)	功能/%	平均训练强度(METs)
3	60+3＝63	1.90
5	60+5＝65	3.25
10	60+10＝70	7.00
15	60+15＝75	11.25
20	60+20＝80	16.00

体力活动如步行、功率自行车和台阶运动强度以METs表示时,与运动速度、阻力或物体的重量有关。脑卒中病人伴有冠心病、慢性阻塞性肺气肿、间歇性跛行等慢性病时,运动强度应低于上述规定值。

4.无氧阈值

不同个体在同一最大心率的百分数运动时,其无氧阈值不同。因此只根据最大心率的百分数来估算的运动强度处方,缺乏代谢处方,缺少代谢参数的参考。根据无氧阈值确定运动强度较为安全、标准化,而且疗效可靠。研究表明,脑卒中病人进行强度大于无氧阈值的运动训练是有害的,而强度接近无氧阈值训练时,可明显改善心肺功能,不至于出现高运动强度的不适感。因此通常的训练强度应略低于此理想的训练心率,可确保训练运动是有氧的。无氧阈值是选择理想运动强度的指标之一,可用来客观评价运动疗法的效果。

测定无氧阈值的方法,其中无创测定无氧阈值的方法可用气体代谢仪检测气体交换变化。

（1）肺通气量与摄氧量的比值（VE/VO$_2$）增加,而肺通气量与二氧化碳排气量的比值（VE/VCO$_2$）不同时增加。

（2）二氧化碳排气量（VCO$_2$）上升与摄氧量（VO$_2$,）不成比例,即 V-Slope 法。

（3）每分钟肺通气量（VE）增加与摄氧量（VO$_2$）不成比例,呈非线性关系。

出现上述一项或一项以上时的摄氧量即为无氧阈值。临床多以气体代谢仪测定的无氧阈值作为无创和有效的客观指标。

5.临床判断运动强度的简便方法

（1）自觉劳累分级（Rating of Perceived Exertion,RPE）：运动强度自觉劳累分级可参见由博格（Borg）设计的 15 级分类表。（表5-3）

表 5-3　RPE 的 15 级分类

级	6~7	8~9	10~11	12~13	14~15	16~17	18~19	20
RPE	非常轻	很轻	有点累	稍累	累	很累	非常累	

RPE 对分级运动反应与心肺代谢指标如摄氧量、心率、肺通气量和血乳酸浓度相关。RPE 是持续运动中用力水平可靠的指标,可用来评定耐力训练的运动强度。博格的分级表中 12~13 级相当于最大心率的60%,16 级相当于90%,大部分脑卒中病人应在 12~16 级运动。开始训练时,参加者在一定的心率和 RPE 水平的运动强度运动,一旦掌握了心率和 RPE 之间的关系,可用 RPE 来调节运动强度和修订运动处方。

（2）谈话运动水平（Conversational Exercise or Talk Test）：在运动时谈话而不伴有明显气短的运动强度,即为产生训练效果的适宜运动强度。如果运动中能唱歌,则说明运动强度不够大。

（二）运动持续时间

运动产生的效应与运动强度和运动持续时间的乘积有关。时间长短与运动强度成反比,运动强度越低,需要的时间越长。欲得到明显的心血管效应和体能恢复,需在大于 90%功能的强度下运动 5~10 分钟。但这对脑卒中病人是不现实的。为不引起骨关节损伤和高能量消耗,对脑卒中病人应进行低强度长时间的运动。脑卒中病人在运动的第 1 周应进行中等强度运动 20~30 分钟。

运动 2 周后出现正常运动反应且无合并症时,运动时间可从每次 20 分钟逐渐增加到 45 分钟。对于全身状况较差的脑卒中病人,每天被动运动 3~5 分钟也是有益处的。

运动训练有持续运动或间歇有氧运动。持续运动的优点能较快改善脑卒中病人的心血管功能。间歇运动为运动和休息交替进行。但其合起来的时间至少不应低于规定的时间。持续运动与休息的时间比例为 1∶1。脑卒中病人进行间歇运动的优点:①病人达到较高的运动强度时出现较少的疲劳感,因为与持续运动比较,休息期减少乳酸的堆积;②对心脏训练刺激的次数较多,因为重复增加搏量、静脉回流和心内压力。同时,间歇运动适于多数住院的脑卒中病人。

(三)运动频度

运动频度通常每周 3~5 次。研究发现:运动训练频度对脑卒中病人提高心血管效率和改善病人功能均是十分重要的。另有研究认为:脑卒中病人每周运动 2 次和 5 次,其效果无区别。一周 7 天不间断地训练并不增加身体的受益,合并症的危险性反而增加。对于低功能容量的病人(3~5METs)可以进行 7 天的训练。大部分脑卒中病人训练以运动控制能力为主,强度不大,应当增加重复次数。

脑卒中病人的运动频度取决于运动强度和每次运动的持续时间。根据需要、兴趣和功能状态,运动频度每周 3~5 次。功能状态小于 3METs,开始每次运动 5 分钟,每天运动 2~3 次。功能在 3~5METs 时,每天运动 1~2 次。功能在 5~8METs 时,每周至少运动 3 次。脑卒中病人开始训练时,由于骨关节过分应激,最好隔日运动,一旦适应,每天运动可产生较好的训练效应。

三、运动方案

运动方案的进展取决于脑卒中病人的最大体能、功能状态、年龄和目标。运动处方的耐力或有氧训练期分 3 个阶段。

(一)开始阶段的活动

此阶段应包括伸展、体操和低强度的有氧运动。这些活动不易引起损伤和肌肉疼痛。如果开始进展快,没有得到生理性适应而出现不适感,常不易坚持运动训练。建议开始阶段的运动强度为 50%~85%最大功能减去 1METs。对于体重为 70 kg 的人,踏车运动的功率为 600 千克·米/分钟。开始的运动强度也可参考表 5-4 所列,根据心肺功能水平来规定。

表 5-4　心肺健康水平对应的运动强度

健康水平	摄氧量［mL/（kg·min）］	METs
差	3.5～13.9	1.0～3.9
低	14.0～24.9	4.0～6.9
平均	25.0～38.9	7.0～10.0
良	39.0～48.9	11.0～13.9
优	40.0～56.0	14.0～16.0

运动时间至少为 10～15 分钟,然后逐渐增加。由开始的功能状态来决定频率。开始阶段正常人持续 4～6 周,脑卒中病人则需 6～10 周。健康状态良好者不需要如此长时间,或免除这个阶段直接进入运动方案的改善阶段。

（二）改善阶段运动

有氧期的改善与开始阶段不同,参加者可较快地进展。运动强度在 2～3 周内逐渐增加到 50%～80% 最大功能水平,脑卒中病人需要较长时间来适应。对症状限制的病人,建议采用间断有氧运动（表 5-5）,逐渐发展到持续的有氧运动,运动时间增加到 30～60 分钟,年长者的适应期应长些。

表 5-5　有症状脑卒中病人采用间歇有氧运动

耐　力	周	在最大功能时的总时间/分钟	最大功能/%	在 60%～80% 最大功能的时间/分钟	休息时间/分钟	重复次数
开始阶段	1	12	60	2	1	6
	2	14	60	2	1	7
	3	16	60	2	1	8
	4	18	60～70	2	1	9
	5	20	60～70	2	1	10
改善阶段	6～9	21	70～80	3	1	7
	10～13	24	70～80	3	1	8
	14～16	24	70～80	4	1	6
	17～19	28	70～80	4	1	7
	20～23	30	70～80	5	1	8
	24～27	30	70～80	持续	1	
维持阶段	28 以上	45～46		持续		

(三)维持阶段

运动处方的维持阶段常在训练 3~8 个月开始。在此阶段参加者的心肺功能达到满意水平,而且对继续增加运动负荷不再感兴趣,要求运动负荷不变和维持目前状态。这时需要建立切实可行的运动方案,应类似能量消耗的特殊运动方案。除改善阶段的快速步行外,应增加有兴趣的不同种类的活动。这样可以避免参加者因重复活动乏味而中断运动,以使脑卒中病人终生坚持运动,降低退出率。

(四)具体运动训练方案

不同运动强度的运动训练方案见表 5-6 和表 5-7,训练效应见表 5-8。

表 5-6　脑卒中病人低强度组运动方案

类别	适应期	维持期
时间	1~3 个月	4 个月起
准备	放松运动,呼吸运动	放松运动,呼吸运动
体操	25 分钟	25 分钟
灵活性	伸展运动,放松运动	伸展运动,放松运动
协调能力	简单协调	复杂协调
一般有氧耐力	低强度有氧训练	动态和静态耐力循环训练
结束	放松运动,呼吸运动	放松运动,呼吸运动

表 5-7　脑卒中病人高强度组运动训练方案

类别	适应期	改善期	维持期
时间	1~3 个月	—	—
准备活动	放松运动,呼吸运动 25 分钟	放松运动,呼吸运动 25 分钟	放松运动,呼吸运动 体操 25 分钟
局部肌肉耐力	动态用力	动态、静态用力循环训练	动态、静态用力循环训练

续表

类别	适应期	改善期	维持期
一般有氧耐力	走,快走,间歇到持续 10 分钟	走,快走,间歇到持续 15 分钟	15~30 分钟
结束	放松运动,呼吸运动	放松运动,呼吸运动	放松运动,呼吸运动

表 5-8　脑卒中病人训练效应

类别	低强度运动组	高强度运动组
训练适应性	心理平衡、局部肌肉耐力、协调和灵活性改善	心理平衡,心脏储备和有氧能力改善
训练的形态学	无改变	改变

第五节　运动康复锻炼的方法

一、运动疗法

(一)概述

运动疗法以功能训练为主要手段,以手法和器具(器械)为载体,着眼于躯体功能的恢复、改善或重建。运动疗法包括关节活动技术、软组织牵伸技术、肌力训练技术、Bobath 神经发育疗法、Brunnstrom 运动疗法、Rood 感觉运动疗法、神经肌肉本体感觉异化疗法、运动再学习技术、操作性肌电生物反馈疗法、运动想象疗法、强制性运动疗法等。本节重点阐述个体化主动运动康复。

(二)个体化主动运动康复

个体化主动运动康复指以病人为中心,根据脑卒中偏瘫病人肢体运动功能障碍情况,成立康复治疗小组,由康复治疗小组成员共同制订康复方案,告知病人及其家属诊疗计划及预期目的,从而有效改善脑卒中病人运动功能,在个体化主动康复策略中,强调病人的主动性。个体化主动康复训练具有强化训练的目标性、主动参与性、任务性、个体性、诱导性和综合性等特点。个体化主动康复策略有助于改善脑卒中偏瘫运动功能障碍病人预后,如何搭建合理高效的个体化主动康复团队,是该策略有效实施的关键。个体化主动康复相对于传统的被动康复训练方式的优势在于个体化主动康复能够积极地、有意识地增强病人主观能动性和积极性,使病人大脑皮层运动中枢活动增强,神经兴奋性增加,从而进一步改善预后。

一项单中心临床研究旨在评估个体化主动康复治疗模式对脑卒中偏瘫病人下肢运动功能的影响。研究中纳入发病 2~12 周的脑卒中病人 60 例,随机分为个体化主动运动康复组和被动组。个体化主动康复组进行主动化个体化康复训练,具体方法包括:①早期定期翻身,采取侧卧位和仰卧位,多卧向健侧;②注意正确姿势的摆放,使患肢处于功能位;③四肢关节主动和被动活动;④肢体随意运动的易化训练;⑤分离控制平衡训练。被动运动训练为主的被动组训练包括关节活动度的维持训练、床上及床椅转移训练、步行训练。研究表明,个体化主动康复组,Fugl-Meier 运动功能量表评分改善更为明显。

二、康复机器人运动辅助训练系统

(一)定义

近年来,随着生机电交互、智能控制及机器人等技术的不断发展,功能康复与辅助机器人在国际上已经逐步成为临床康复治疗的重要技术手段之一,并催生了一批新型康复机器人技术及系统。康复机器人是人造装置,能够自动、智能化地执行任务,帮助病人进行科学的康复训练,是很有效的运动康复治疗手段。其适用于不同程度运动障碍的病人,具有良好的运动重复性,并且能够记录肢体活动时的运动学及动力学参数,客观定量地评估其功能改善情况。诸多临床试验表明,康复机器人能在一定程度上帮助长期瘫痪的脑卒中病人恢复自身主动控制肢体的能力。

发展康复机器人工程的目标包括:研究方便医疗人员和病人使用的康复器械及以此为依托的技术;促进临床康复治疗效果;为病人的日常活动提供方便。作为生物医学工程的重要分支领域,康复机器人融合康复医学、生物力学、机械学、机械力学、电子学、材料学、计算机科学、心理学以及机器人学等诸多学科。

（二）分类

1.人机结合的作用机制

①牵引式康复机器人；②悬挂式康复机器人；③外骨骼康复机器人。

2.病人康复作业姿态类型

①直立式康复机器人；②坐卧式康复机器人；③辅助起立康复机器人。

3.按照结构形式及作业姿态

①跑步式步态训练机；②脚踏板步态训练机；③地面步态训练机；④静止步态训练器；⑤踝关节康复系统。

4.肢体训练部位

①上肢康复机器人；②手指康复机器人；③下肢康复机器人。

（三）康复机器人在脑卒中偏瘫康复中的应用

1.上肢康复机器人

（1）原理：上肢康复机器人是一种与计算机相结合的辅助上肢功能康复治疗装置，其通过辅助脑卒中偏瘫病人肘部与腕部的伸展屈曲、肩关节的旋转及内收外展，实现对病人肘、腕、肩关节全方位的运动训练，帮助病人从被动训练转化为无须辅助的自主运动。上肢康复机器人适用于脑卒中偏瘫病人，该机器人可以通过重复运动刺激对病人进行早期的上肢功能运动康复。

（2）分类：按结构形式可以分为末端牵引式和外骨骼式康复机器人两种类型。牵引式主要提供平面运动的康复训练，而外骨骼式将康复训练范围从平面延伸到立体空间，可辅助患肢完成三维空间内的康复训练。

（3）临床应用：有研究指出，上肢功能障碍的病人由于日常生活能力低，生活质量易受影响，更易产生心理障碍。另外，上肢康复机器人辅助脑卒中偏瘫病人康复训练，可提高手臂的运动功能，从而改善肩关节活动度。Mehrholz 等通过检索 Cochrane 脑卒中试验登记册和卒中研究相关的会议记录，发现在脑卒中后接受康复机器人辅助手臂训练能够改善病人的手臂功能，增强其手臂肌肉力量，且能提高其日常生活能力。上肢康复机器人通过提高脑卒中偏瘫病人的上肢活动功能，可改善其日常生活活动能力。胡洁等运用上肢康复机器人对脑卒中病人进行了随机对照试验，观察组使用上肢康复机器人（ReFlex100 上肢康复系统）进行每日 1 次康复训练，治疗 5 周后观察组上肢运动功能和肩关节前屈、水平内收、水平外展主动关节活动度与对照组相比提高更加明显。

2.手部康复机器人

(1)原理:手是人体器官中关节自由度最多最集中、生理结构也最复杂的部位,手的功能复杂、精细、灵敏,使手部康复机器人的研制也相对复杂和多样化。上肢残疾病人的手功能障碍往往临床表现为屈曲挛缩,手的屈肌张力占优势,指间关节和掌指关节伸展困难,丧失握持、侧捏、对掌及对指等精细运动功能,也会丧失一部分触觉感知和本体感受功能,失去对运动的反馈感知。具体表现在屈肌的过度激活和对抗肌群间的力量不平衡而导致的手和手腕总是处在屈曲的状态下,手指和手腕不能伸展。通过控制康复手套辅助腕部和手部关节实施弯曲伸展、内收外展,辅助患手进行重复的拳头打开/关闭运动、手指关节伸屈运动、手指波状运动、手指反向运动等康复训练,使病人较轻松地进行主被动运动,改善病人的手部精细动作的力量和灵活度。

(2)临床应用:有研究者采用西安交通大学研发的 SPT-GI 型手部机器人对脑卒中偏瘫病人进行手功能训练,通过评估病人上肢各关节、各方向活动度及手部抓握力量,证实运用手部机器人进行上肢运动训练,脑卒中偏瘫病人上肢和手功能明显提高,且其日常生活能力明显改善。另有 AMADEO 机器手可显著改善拇指屈曲和伸展力量,提高拇指与其余 4 指关节总主动活动度,对增强脑卒中手功能障碍病人拇指控制能力具有较好的效果。

3.下肢康复机器人

(1)原理:下肢康复训练机器人在训练过程中运用负重、迈步及平衡原则实现下肢功能的训练,能为病人提供包括站立训练、行走训练和平衡训练等生理训练模式,模拟正常运动轨迹辅助病人训练,并且可以承担一部分人体的重量,训练下肢肌肉,恢复神经系统对行走功能的控制能力利用各种优势加速病人运动再学习的过程。根据病人训练时的不同姿态,下肢康复训练机器人分为站立式和坐卧式两种。

(2)临床应用:

①改善平衡功能障碍和下肢肌力:下肢康复机器人的减重装置能够为病人提供身体支持,通过减轻病人身体承受的重量,使患侧肢体有能力支撑剩余的重量,借助外力发挥肢体功能。基于下肢康复机器人进行辅助步行训练,可提高脑卒中后偏瘫病人的下肢运动功能,增强屈髋肌群和伸膝肌群的肌力水平,进而帮助病人建立正常的步态模式。

②步态重建,提高步行能力:下肢康复机器人提供与病人能力相适应的最低限度的协助,减少机器人的辅助水平可发挥病人自主控制肢体活动的能力,

从而帮助其改善步态。除此之外，下肢康复机器人也可以加快步行速度。Itoh等应用步态锻炼辅助机器人（GEAR）为 1 例左侧偏瘫的 66 岁男性脑卒中幸存者进行康复锻炼，两周训练后，病人髋关节伸展运动增加，步态模式改善，且步态速度提高。

三、中医运动康复

（一）中医运动康复的来源

中医康复理论最早出现在秦汉，绵延至今，以其自身独特的理论体系及康复疗法，为中医康复学的发展提供了理论依据。古代中医康复理论主要是指疾病治愈后的调养。汉初《淮南子》载"吐故纳新"，晋代葛洪所提倡的气功摄生，嵇康《养生论》载"呼吸吐纳，服食养身"以及唐代孙思邈《千金方》中的"调息法"，皆被视为现代中医康复的理论源流。中医运动康复思想特点是"天人合一"整体观念，将肢体、呼吸、意念、声音等因素相融合。其主要思想还有气一元论、阴阳五行学说、经络脏腑学说，辩证地把握人体生理和病理的关系，进行康复的同时达到治未病的效果。

（二）中医运动康复的原则

（1）动静结合，刚柔相济。

（2）动静守恒，中和为度。

（3）立足整体，辨证施治。

（三）中医运动康复的优缺点

1.中医运动康复的优点

（1）降低血压、血脂、脑钠肽等生化危险因素：黄泽华研究发现不同运动方式可影响脑卒中病人血压水平，采取适度的中医传统功法锻炼可以避免长时间等长收缩，从而有效降低病人血压。

（2）改善功能障碍程度，提高日常生活能力：蔡蔚等探讨坐式八段锦对脑卒中后遗症病人日常生活能力的影响，发现 3 个月后干预组 Barthel 指数较干预前提高了约 15 分，较对照组提高了近 17 分，说明坐式八段锦可以显著改善病人记忆障碍，提高生活质量。

（3）动作简单，容易上手，环境限制较少：运动时不需要特定的场地和器械，单独或多人可同时进行锻炼。中医运动康复锻炼不仅能在康复的同时养生健体，陶冶情操，而且能实现中华优秀传统文化的继承与发展，将其发扬光大。除此之外,中医运动康复经济负担低,学习渠道较多。

2.中医运动康复的不足

目前中医运动康复相关论述文献、科研报道较少,运动康复覆盖了康复科医生、护士、康复理疗师、运动学家等专业人群,但国内专业人才缺口大,导致康复成本大大提高,康复开展难度大大增加。

中医运动康复同时存在隐患,在周围没有相应的保护措施或保护不到位时,易发生危险导致二次伤害。此外,老年人不能灵活控制肢体,练习时缺乏专业的动作指导时,错误的动作会造成关节和肌肉损伤。另外,中医运动康复还存在难以拓展挖掘,形式单一;管理机制不完善,传承与发展受阻;分支及流派较多,运动形式不统一;宣传效应不强,推广力度不够;中医运动康复与现代康复锻炼难以形成有效接轨,缺乏理论机制、临床实践等问题。

(四)中医运动康复的主要疗法

1.太极拳

(1)来源及特点:太极拳是一种以气力结合而形成的"内功拳",以明代戚继光三十二式长拳为基础,结合古代导引、吐纳气功之术和中医理论中的经络学说、阴阳五行学说,以及古典哲学理论而形成的一种内外兼修、柔和轻灵的拳术。《易·系辞》云:"易有太极,是生两仪。"太者,大也,初也;极者,端也,始也。太极拳讲求动静阴阳,形体外动,意志内静。太极拳的特点主要有:①心静体松,神舒气敛;②柔和缓慢,连绵不断;③立身中正,支撑八面;④动静相生,刚柔相济;⑤开合相寓,虚实相伴;⑥气沉丹田,呼吸自然。

(2)太极拳在脑卒中偏瘫病人中的应用:

①情绪障碍:脑卒中后抑郁、焦虑是脑卒中常见并发症,不仅会对病人神经功能的恢复产生影响,还会增加脑卒中病人死亡和不良功能转归风险。有研究发现,抑郁会影响脑卒中病人康复的积极性。已有研究表明,运动可以促进海马细胞新生。另外,情绪障碍与慢性、轻度的炎症反应有关,一项动物实验证实了运动具有抗炎作用,能改善抑郁、焦虑状态。M.F.Love 对 34 例脑血管疾病病人进行一周一次的太极拳练习和康复治疗,结果与康复治疗相比,太极拳锻炼在改善病人的睡眠质量和抑郁上更加有效。

②平衡功能障碍:平衡功能障碍是脑卒中偏瘫病人常见的躯体障碍,不仅会影响病人日常生活能力,而且会增加病人发生跌倒的风险。早期给予脑卒中偏瘫病人平衡康复训练能促进其平衡功能的恢复。杨知博等人将太极拳锻炼

应用于治疗中风后偏瘫病人的平衡功能障碍,实验结果表明,太极拳疗法相对于传统康复训练组,病人平衡功能障碍改善效果更佳。但是太极拳运动康复锻炼治疗病人平衡功能障碍背后的机制目前还未研究清楚,相关研究表明,太极拳缓慢的移动和变化及单脚支撑等动作特征促进下肢抗重力肌肉的机能,同时提高本体感觉器和膝关节囊内的感受器的活性,提高下肢肌肉的 α 运动神经和 γ 神经联合的活性,提高和改善姿势的调节能力及灵敏度。

③认知功能障碍:脑卒中病人认知功能障碍主要表现为执行能力差、记忆力衰退、注意障碍、失语、情感障碍等。练习太极拳要求全神贯注,利用眼睛和手之间的协调动作以达到形神合一,这对大脑起到了良好的训练作用,且复杂多变的动作和高协调性要求注意力集中对提高记忆力起到了促进作用。太极拳练习能改善脑卒中偏瘫病人的认知功能障碍。Chan W.N.等人进行太极拳和常规运动的对照实验结果明显显示,太极拳提高了脑卒中病人执行任务状态下的认知能力,且太极拳组效果优于常规运动组。

④肢体运动功能障碍:杨慧馨等人研究持续 8 周的太极拳干预对脑卒中病人运动功能康复的影响,研究结果发现随着干预时间的延长,常规康复和太极拳锻炼均可改善脑卒中病人运动功能,但太极拳组改善更明显,实验也发现干预组上肢运动功能恢复得更好。

⑤步态:恢复和提高脑卒中病人步行能力是病人运动康复训练的重点任务。脑卒中偏瘫病人往往表现出划圈步态、患侧肢体的负重能力差、步行中摇摆晃动明显、对健侧肢体过度依赖等问题。有研究显示,太极拳锻炼改善了病人步速、着地角度、最大组偏径、脚的最大高度、两步长度数据,从而改善了脑卒中偏瘫病人的步行能力。

2.八段锦

(1)来源及内容:八段锦属于古代导引法,由八节动作组成,是一种将呼吸和身体运动相结合的有氧运动,具有柔和缓慢、动静相兼、圆活连贯、形与神合的特点,力求达到形神合一、身心和谐的完美境界。最早关于八段锦的记载见于西汉马王堆墓中出土的《导引图》。八段锦于宋朝基本成型,其名最早见于宋洪迈的《夷坚志》,至南宋八段锦功法主要动作已经逐渐固定,清末形成较为完整的套路。国家体育总局以传统八段锦为基础,编创了健身气功八段锦,包括八式:两手托天理三焦,左右开弓似射雕,调理脾胃臂单举,五劳七伤往后瞧,摇头摆尾去心火,两手攀足固肾腰,攒拳怒目增力气,背后七颠百病消。八段锦对多种系统疾病有治疗、调节的作用,具有治病防病等保健作用。

（2）八段锦对各系统的影响：

①呼吸系统：八段锦锻炼改善肺活量的作用机制为锻炼过程中胸廓容积增加、膈肌上下运动幅度大幅度增加，膈肌功能改善，从而增加肺活量。八段锦强调三调（调形、调息、调心），通过锻炼使身心融为一体、百脉通畅、脏腑和调，从而改善症状；八段锦使呼吸肌强度增加、残气容积降低，一定程度上改善了肺功能。

②循环系统：实施八段锦锻炼后病人收缩压（SBP）下降程度较明显，血清NO浓度明显升高、血浆 ET-1 浓度显著降低；八段锦锻炼能提高心泵力，心肌收缩力，缓解心脏压力，能改善血管的弹性状况，预防动脉硬化。

③内分泌系统：八段锦锻炼能显著降低糖尿病病人糖化血红蛋白浓度，主要与运动引起肌肉组织代谢率增加，糖的代销增多，促使糖化血红蛋白分解，其结果使血糖降低，促使血红蛋白与氧的结合率增加；八段锦能够降低血脂水平，提高高密度脂蛋白水平；通过褪黑素发挥作用，从而改善失眠症。

④血液系统：研究表明八段锦锻炼后会出现血容量增加、全血黏度和还原全血黏度下降。血黏度受红细胞变形力及聚集性影响，血液浓缩会增强红细胞的聚集性，加速细胞老化，降低红细胞变形能力，八段锦锻炼是中小强度的有氧运动，可以增强对氧自由基的清除能力，保护红细胞膜免受自由基的攻击，保持膜的正常流动性，使血黏度下降，血流速度加快，疏通微循环，保证运动中氧和能源物质的交换。

（3）八段锦在脑卒中偏瘫病人中的应用：

①脑卒中一级预防：八段锦运动作为早期一种积极健康的生活方式，积极主动地控制各种致病的危险因素，从而达到使脑血管病不发生（或推迟发病年龄）的目的。

②运动功能：八段锦可以明显提高脑卒中偏瘫病人的平衡功能；"背后七颠百病消"的振动模式可刺激肌肉纺锤体，将肢体的位置感觉传递给中枢神经系统，从而改善脑卒中偏瘫病人的运动功能。

③日常生活能力：蔡蔚等发现，八段锦训练 3 个月，脑卒中病人日常活动能力明显改善。

④生活质量：对脑卒中后遗症病人进行 3 个月的坐式八段锦训练，结果显示病人的生活质量主观感觉、健康状况主观感觉、环境、心理、生理领域评分均改善。

3.五禽戏

（1）来源：五禽戏是中医运动康复的一种方法，以中医阴阳、五行、经络、藏象为依据,模仿虎、鹿、熊、猿、鸟五种动物的动作形态所创制的中低强度有氧运动。五禽戏由华佗创制,陈寿所著《三国志·华佗传》记载:"吾有一术,名五禽之戏,一曰虎、二曰鹿、三曰熊、四曰猿、五曰鸟,亦以除疾,并利蹄足,以当导引。"

（2）五禽戏功理功用:五禽戏中的 10 种动作对应不同的脏腑,并对脏腑产生不同的功效。"虎举"具有疏通三焦气机,调理三焦的功能,可改善水液运行、元气通畅;"虎扑"可以刺激脊柱旁的夹脊穴以及足太阳膀胱经的部分穴位,增强体内脏腑功能,并且沟通任督二脉,促进气血运行,调理全身阴阳;虎视怒目则起到调节肝脏的作用。鹿戏通过对腰部、督脉、膏肓的锻炼达到振奋阳气、强腰壮脊的作用;"鹿抵"通过腰部侧屈拧转,使腰部的气血运行旺盛,增强了肾功能;"鹿奔"中的"竖弓"动作可以锻炼督脉,振奋一身的阳气。"熊运"可增强脾胃的运化功能;"熊晃"动作意在两胁,起到了疏通胁肋部经气的作用。"猿提"可增强呼吸、按摩心脏、改善供血。"鸟伸"动作起到沟通任督二脉的作用;"鸟飞"动作配合呼吸起到了按摩心肺的作用,可以使升降有序、气机通畅;两个动作均能增强人体协调性,并且起到沟通任督二脉,调畅经络气机,增强身体协调性的作用。

（3）五禽戏在运动康复中的应用:

①心脏康复:练习五禽戏可以改善中老年人心功能指标,改善老年人舒张压水平,增加心肌收缩力,有效改善血管弹性,促进血液循环;有效预防中老年女性动脉硬化的产生和发展;血脂异常病人长期练习五禽戏可调节血脂。

②平衡功能障碍:五禽戏中的"熊晃"动作,通过缩髋来牵动大腿上提,需要按照缩髋、起腿、屈膝的顺序来进行,大腿丝毫不用力,在向前迈步时,身体重心同时向前移动,落步时,全脚掌踩实,在提髋行走时,需要做到传统功法中强调的六合,即手与足合、肘与膝合、肩与髋合,同时要把根节、中节的关系处理好,这一式直接撼动根节,对增强髋关节周围肌肉的力量,提高平衡能力有良好效果。"鸟飞"动作中单腿伸直独立,另一条腿屈膝提起,小腿自然下垂,同时两掌成展翅状,这两个动作均锻炼了人体协调平衡能力。

③其他:提高中老年人的免疫机能;提高老年人外周血超氧化物歧化酶活性,增强抗自由基损伤的能力,提高雌性激素水平,有效地延缓衰老进程;降低中老年人焦虑水平,提高注意力。

4.易筋经

（1）来源:易筋经为古代导引术之一,2003 年被列入国家体育运动项目,并推广于国内外。"易"蕴含变化、运动之意,"弄壶中之日月,抟掌上之阴阳"传述的是易筋经蕴含阴阳变动,通过人身练习阴阳转换,以期达到气血、筋肉、形意、内外以及人与自然的和谐统一。"精气神无形之物也,筋骨肉乃有形之身也,无形者有形之本","筋壮则强,筋舒则长,筋劲则刚,筋和则康"。通过"易筋"内调脏腑、气血,外坚筋脉、骨肉,维持身体活动的平衡协调,强健体魄。易筋经动作柔缓,舒展自如,结合均匀深长呼吸,对老年康复病人尤其适宜。

(2)功法特点:伸筋拔骨,肢体舒展;平衡协调,柔和匀称;以动养形,以静养心;注重脊柱及整体肌体的功能性训练。

(3)易筋经在脑卒中偏瘫病人中的应用:脑卒中偏瘫病人通过3个月易筋经锻炼的实验研究发现,在常规康复训练中结合易筋经锻炼,能够促进脑卒中偏瘫病人的康复。表现如下:①促进脑卒中偏瘫病人上、下肢运动功能的改善;②促进脑卒中偏瘫病人平衡功能的改善;③对脑卒中偏瘫病人抑郁和焦虑情绪有积极改善作用;④通过表面肌电测试发现病人主动肌收缩时,积分肌电值增加,收缩功能增强,拮抗肌协同收缩的控制能力有明显改善。

四、虚拟现实技术运动康复疗法

(一)概述

虚拟现实(virtual reality,VR)技术是基于传感器和软件模块的特殊计算机仿真系统,利用综合技术形成逼真的三维视、听、触一体化的虚拟环境,通过借助必要设备,使用户以自然方式与虚拟世界中的物体进行交互,从而产生身临其境般的感受及体验。VR技术包含了微电子、人工智能等多项技术,在此过程中进行运动康复训练,可改善病人相应的功能障碍。VR技术具有"3I"特性,即沉浸性(immersion)、交互性(interaction)和构想性(imagination)。

与传统治疗相比,虚拟现实技术能够提供早期、高强度、有针对性、可重复性的干预,并提供及时的反馈。由于治疗及操作系统基于传感器、头盔式屏幕、计算机等设施,其载体的本质决定了虚拟现实技术可以运用于远程康复中。近年来,VR技术被广泛应用于神经系统疾病的康复治疗,如脑卒中、脊髓损伤、帕金森综合征等。

(二)虚拟现实技术在脑卒中偏瘫运动康复中的应用

VR技术在脑卒中康复治疗中的应用始于20世纪90年代末。VR技术目前主要应用于脑卒中的认知功能康复、步行功能康复、平衡功能康复、上肢运动功能康复和远程康复。

1.上肢运动功能

专用于上肢康复的虚拟现实系统包括手部和手指训练系统、手臂训练系统和综合训练系统。有研究表明基于 VR 技术的上肢运动功能强化训练可改善慢性脑卒中病人上肢运动功能,同时影像学检查结果提示相应大脑辅助运动功能区被激活。也发现非沉浸式 VR 技术康复训练相比于传统康复训练,病人上肢运动功能改善并未显示明显优势,而且购买 VR 设备会增加病人家庭经济负担,总体上无显著推广价值。

2.平衡功能

最早应用于平衡训练的 VR 设备由一辆固定的自行车及平面显示器组成;随着 VR 技术不断发展进步,IDEX 系统、NintendoWii Fit Plus、Xbox Kinect 等新一代 VR 设备逐渐应用于脑卒中平衡功能训练。

3.步行

VR 技术应用于下肢训练主要是为了增强步行功能,包括力学训练系统、生物反馈系统等。国内有研究选取脑卒中后偏瘫病人进行随机对照试验,结果发现 VR 技术对运动功能、步行能力、日常生活活动能力均有改善作用。Changho 等通过观察基于 VR 踝关节运动训练对脑卒中后偏瘫病人步行功能的影响,发现治疗后病人步速、步幅、步长、支撑相及摆动相时间均显著改善,肌张力、动态平衡及步行能力也得到提高。

4.日常生活能力

在康复中心习得的动作能力不能满足日常生活需要时,VR 训练通过模拟现实生活中相关场景,对病人日常生活能力的提高具有明显优势。基于 VR 的康复训练可让病人在虚拟环境中学习如进食、打扫卫生、烹饪、购物等日常行为,不仅能保证训练方式的一致性,还能降低错误操作导致的危险;还能通过感觉刺激和运动训练促进肢体功能恢复,从而提高病人日常生活能力,加速回归社会。

第六节　脑卒中偏瘫病人被动与主动康复训练比较

脑卒中偏瘫病人的康复训练可以在各种各样的环境中进行,包括脑卒中单元、神经科病房、康复中心以及社区家庭。既往相关临床研究证明早期院内的康复训练为脑卒中病人提供了最佳的康复机会,对疾病的恢复可能起着决定性作用。许多脑卒中临床实践指南建议脑卒中病人生命体征稳定后应及早进行康复训练，开始进行被动训练，维持正常关节的活动度，为肌张力、肌力的恢复打下基础。由于神经系统可塑性这种变化是可逆的，在偏瘫病人的运动训练中，一旦建立了正常的运动模式，应反复训练以强化这种模式。因此，近年来基于神经系统可塑性的康复训练研究表明，主动康复训练能强化这种运动模式，肌力开始恢复后及早开始主动训练可以更好地促进脑卒中病人的功能康复。因此正确认识被动康复训练和主动康复训练，有助于康复医师及治疗师为病人制订康复治疗方案。

《中国脑卒中康复治疗指南》指出，脑卒中病人病情稳定后72小时，就可以尽早开始全面的康复治疗，一是可以促进恢复最佳的功能水平，二是减少脑卒中相关的并发症。肢体康复训练作为脑卒中后康复治疗的主要内容之一，根据运动方式可分为被动康复训练和主动康复训练，二者具有一定的联系且各自有优缺点，以下内容将对其进行简要介绍。

一、运动康复方式

(一)被动运动

被动运动(passive movement)是指完全依靠外力作用来帮助机体完成的运动。被动运动所用的外力可以由治疗师徒手或治疗器械施加，如关节可动范围内的运动和关节松动技术；也可以利用病人自身健侧的肢体施加，由病人自身健侧肢体协助进行的被动运动又称自助被动运动。

(二)主动运动

主动运动(active movement)是指机体通过自身的肌肉收缩进行的运动。依据引起运动的力的不同，主动运动可分为以下3种。

(1)助力主动运动(assistant active movement)：是指机体进行主动运动时，依外力施加适当的辅助力量，帮助其完成主动运动。助力主动运动兼有主动运动和被动运动的特点，是机体从被动运动过渡到主动运动过程中的重要的训练方法，在康复训练中应用很广泛。

(2)主动运动：机体在完全不依靠外力辅助的情况下独立完成的运动。

(3)抗阻力主动运动(resistance active movement)：机体进行主动运动的同时，对肢体施加一定量的阻力进行的运动，如举哑铃等。抗阻力主动运动是增强肌力的最好方式。

二、主动康复训练与被动康复训练的比较

既往被动康复训练在临床上应用较为广泛,随着各种新理念的产生以及新技术的发展,主动康复训练应用得越来越多且和被动康复训练结合效果也更好。表 5-9 简要介绍了被动康复训练和主动康复训练的特点。

表 5-9　主动康复训练与被动康复训练的比较

项目	被动康复训练	主动康复训练
治疗理念	以"治疗师为核心",病人只是一个被动接受治疗者,治疗者主要着眼于病人肢体的"紧"和"松",以被动的降肌张力为目的	以"病人为核心",治疗者只是一个老师和帮助者,病人与治疗者的关系类似运动员和教练的关系,以挖掘与提高病人自身的运动功能和运动能力为主
适用对象	一般用于维持正常或增大已受限的关节运动范围,防止肌肉萎缩和关节挛缩	适用于具有一定肌力的病人,肌力小于 3 级时,可由治疗师、健侧肢体或运动器械,帮助病人进行活动;肌力在 3 级以上的病人,可在治疗师的指导下,进行适当的抗阻运动
开始时间	24 小时内完成神经内科常规检查和综合治疗,神经系统症状不再进展 48 小时以后尽早介入康复治疗	一般在恢复期和慢性期进行,针对病人的病情严重程度个体化选择康复时间,通常在发病 7 天以内开始
操作难度	较容易	难度较大
肌肉改变	肌肉松软,缺乏功能	肌肉富有弹性,恢复肌肉正常功能
优点	即时效果好,病人在静态下肌肉和肢体紧张很快就被放松,关节被动活动度好,姿势矫正得好	促进运动功能,促进正常运动模式,提高运动能力等,运动功能建立得较好
缺点	对促进运动功能和提高运动能力及降低姿势性紧张作用微小,长此以往会使病人失去运动功能和运动能力;过度的扩大关节运动会使病人控制能力下降	表面看起来治疗者参与度较低,效果较差,可能家属不理解,治疗者的压力较大,且治疗过程中治疗者需要根据病人的实际表现进行顺势引导,对治疗者的要求较高

第六章　运动康复的风险测量、监控、评价

第一节　身体结构与功能的测量评价

对偏瘫病人的身体结构和功能进行测量和评定,是进行运动康复训练的前提,而掌握病人的身体结构特征以及肢体功能情况,尤其是健全和非受损肢体的功能性情况,生理和心理的功能情况,生活自理能力和运动功能等都是制订后期运动处方的前提条件。

一、身体形态测量与评价

(一)身体形态

身体形态是指人体外部与内部的形态特征。反映外部形态特征的指标有高度(身高、坐高、足弓高等)、长度(腿长、臂长手长、头长、颈长、足长)、围度(胸围、臂围、腿围、腰围、臀围)、宽度(头宽、肩宽、髋宽)和充实度(体重、皮脂厚度等)等。反映内部形态的指标有心脏纵膜径、肌肉的形状与膜断面等。从社会学角度来说,身体形态具有辩证统一的特征,不是绝对不变的。身体是一个悖论:一方面,它是由自然、社会与文化构成的,人类的身体形象、身体经验和身体知识都受制于具体的生活环境和文化形态,因此,身体是一部历史,而非一成不变;另一方面,身体又是构成世界的原型,人类从远古时代起便以自己的身体为原型去构想宇宙形态、社会形态乃至精神形态,世界各民族的创世神话都说明了这个道理。

脑卒中所导致的偏瘫病人身体形态改变是在最初的人体内外部身体形态

基础上逐渐发生的生理性和病理性变化。这种生理性和病理性的改变可能是患病后,肢体废止和弃用之后在长期的生活环境和文化形态应激下产生的变化。这种变化可能是我们更加应该重视的内容。

(二)形态指标的测量

1.身高

身高是指人体站立时颅顶到地面的垂直距离,它是生长发育中最具有代表性的指标。一般使用身高计进行测量,使用时应该让身高计的底盘放置在水平且相对平稳的地面,检查立柱是否与底盘垂直,连接处是否晃动,滑测板与立柱之间是否成直角,零件有无松脱等情况并及时加以处理。受试者赤足,以立正姿势站在身高计的底盘上。上肢自然下垂,足尖分开成60°,足跟、骶骨部及两肩胛间区与立柱相接触,躯干自然挺直,头部正直,耳屏上缘与眼眶下缘呈水平位。测试人员站在受试者右侧,将水平压板轻轻沿立柱下滑,轻压于受试者头顶,部分身高测试可与体脂、体重等一同测量。(图6-1)测试人员读取测量值,双眼应与压板平面等高。记录员复诵后记录数值。以厘米为单位,精确到小数点后一位,测试误差不得超过0.5厘米。由于人体身高在全天中早晚会有微弱差别,早上身高值较高于晚上身高值,因此,偏瘫病人的身高应该测量两个不同时间段的数值。偏瘫病人可在医护人员或其他看护人员的帮助下保持标准的测试姿势,以防止测试误差和摔倒发生,但不可有改变测试者形态的动作。保持测试中安全稳定直至测试结束。后期康复过程中的身高测试采取相同的时间和着装以及测试方式,以免出现误差。

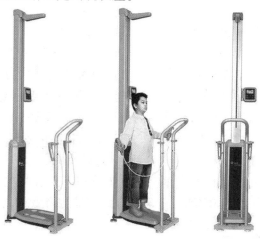

图6-1　身高测试

2.体重

体重是指人体的总重量,它在一定程度上反映了测试者的营养状况和骨骼、肌肉、皮下脂肪及内脏质量的综合情况。一般使用杠杆式体重计或电子秤进行测量,使用前需检验其是否为通电状态,计数是否准确和灵敏度。准确度要求每100千克误差不超过0.1千克。检验方法首先是调整零点,灵敏度的检查方法是置100克重的砝码,观察刻度尺变化,如果刻度尺抬高了3毫米,或游标向远移动0.1千克而刻度尺仍维持水平位时。如果电子秤数值相差小于0.01即可说明达到要求。(图6-2)测试时,杠杆秤或者电子秤应放在平坦地面上,调整0点至刻度尺呈水平位。为了测试结果准确,建议采取早

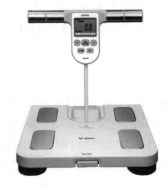

图6-2　体重测试仪器

晨空腹体重,且着衣物较少情况下进行。可着短袖和短裤,站立在秤台中央进行测试。测试人员放置适当砝码并移动游码至刻度尺平衡。读数以千克为单位,精确到小数点后一位,记录称数值稳定后的数值。电子秤则直接记录数值,测试误差不得超过0.1千克。由于人体体重在全天不同时间段会略有波动,建议采取早中晚3个时间段分别测试体重,且同样着装。早上晨起时空腹状态的体重最精确,其他时间段体重作为参考。后期康复过程中的体重测试的时间和着装也应该相同。

3.三围

三围是胸围、腰围和臀围的合称。(图6-3)

(1)胸围是经乳头点(TH)的胸部水平围长。胸围(平静呼吸时):经乳头点的胸部水平围长,用卷尺测量。测量者面对被测者,将卷尺上缘置于背部一侧的肩胛骨下角下缘,然后经腋窝转向胸前,越乳头上缘至胸部中央,再越另一侧乳头上缘,经腋窝转向背部另一侧的肩胛骨下角下缘,回至起点,绕胸一周,即为胸围。测量时,被测者站立要自然,不可挺胸、弯腰或深呼吸。注意卷尺松紧要适度,应保持在同一水平面上。卷尺经过腋窝时,上肢应稍上举,但不必举到水平位置,随即轻轻地自然下垂。在平静状态下即在呼气之末、吸气未开始时读数。测量时,采取腹式呼吸,记录者应站在被测者背后,注意卷尺位置是否正确、平直,被测者姿势是否正确等。

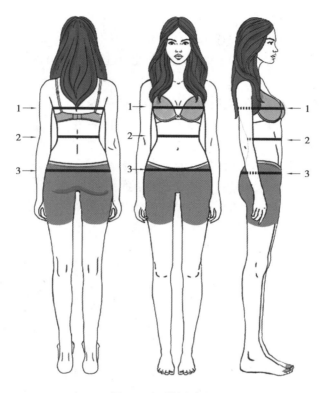

图 6-3　三维测试图

（2）腰围：经脐部中心的水平围长，或肋最低点与髂嵴上缘两水平线间中点线的围长，在呼气之末、吸气未开始时测量。（注：前者大于后者，后者就是平常人们所说的腰围，又称腰节围，近似于最小腰围。）用准备好的专用测量尺。脱掉外衣并松开皮带，注意不要穿着衣服测量腰围，会产生一定的误差。测量腰围时采取胸式呼吸，减少呼吸带来的误差。将卷尺放在髋骨上部和胸腔下部中间处环腰部一圈。测量时，腹部应放松，不要收腹，保持放松状态，记录测量值。

（3）臀围：臀部向后最突出部位的水平围长。臀围用软尺测量。测量时，两腿并拢直立，两臂自然下垂，皮尺水平放在前面耻骨联合和背后臀大肌最凸处。为了确保准确性，测量"臀围"时，一是要在横切面上，二是要在锻炼前进行。同时要注意每次测量的时间和部位相同，测量时不要把皮尺拉得太紧或太松，力求仔细、准确。

我国健美专家曾根据一般女性国人曲线体型的"三围"，结合健身运动对人体形态,归纳出计算女性标准三围的方法:胸围=身高(厘米)×0.535,腰围=身高(厘米)×0.365,臀围=身高(厘米)×0.565。根据统计结果得出"三围"小于5厘米,说明过于苗条(偏瘦);大于5厘米,说明过于丰满(偏胖)的结论。

4.双侧上肢长

(1)上肢全长/上肢长:上肢自然下垂时,从肩峰外侧端到桡骨胫突的距离(图6-4),若包括手长时,测量从肩峰外侧端到中指指尖的直线距离。

(2)上臂长:从肩峰点至桡骨点的直线距离。

(3)前臂长:从桡骨点至桡骨茎突点的直线距离。

(4)手长:从连结桡骨茎突点和尺骨茎突点的掌侧面连线的中点(此点与腕关节皮肤弯屈纹的中点大致相应)至中指指尖点的直线距离。

(5)上肢全长=全臂长+手长;全臂长=上臂长+前臂长。

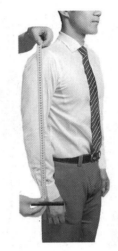

图6-4 上肢长测试图

测试时要求受试者自然站立,双腿并拢,肩膀放松,双手自然下垂置于裤线两侧。受试者着无袖衣服或短袖,并将衣袖置于肩膀肩峰以上,减少着装对测试的影响。标尺起始段由肩峰点开始向中指尖点方向延伸,保持标尺伸直并记录测量数据。偏瘫病人两侧上肢长度都是测试的内容,用以分析其功能性差异。

5.双侧肩高

肩高是指从肩峰点至地面的垂距。与人体的身高、体重等有关,测试方式和上肢测试类似,都是由肩峰点开始,但肩高的终点是与地面接触的垂直距离。对偏瘫病人的肩高测试采取双侧测试,由于偏瘫病人出现半侧运动功能障碍,随着时间的推移,其两侧出现肌力不均衡,单侧肌肉组织退化等结构性改变,会出现瘫痪侧肩高低于健全侧的情况。这种双侧肩膀高度值的差异也是恒定其偏瘫和康复训练程度的有效身体形态指标。

6.双侧手臂离地高度

双侧手臂离地高度是指双手中指顶尖部与地面的垂直距离。和人体的身高、肩高和体重等有关。测试时受试者双腿并拢,两手自然下垂于裤线外侧,标尺以中指顶尖开始垂直延伸至地面记录其距离数值。偏瘫病人由于肌力弱侧长期处于运动功能障碍,整个手臂肌张力明显增强,出现强直收缩状态。因此测试中患侧手臂离地距离会较正常侧高。两者差距的数值越小侧面反映其肌张力越小。康复训练过程中双侧手臂离地距离差值变化可以作为康复效果的形态学评价指标。

7.双侧大转子高度

股骨颈与体连接处上外侧的方形隆起的地方,称为大转子,是测量下肢长度,判断股骨颈骨折或髋关节脱位的重要标志。从大转子至地面的垂直距离在体育测量中称为下肢长。

测试开始时受试者双腿并拢,光脚直立于平地上。为找到股骨大转子的最高点,可令受试者将大腿外展,体部向外展的大腿侧屈。此时,在大转子部位的皮肤形成一个凹窝,由此处可探得此测点。又从髂前上棘点至坐骨结节作一连线,称为棘结节间线(奈拉通氏线),此线恰好通过大转子顶点,有助于探觅大转子点。标尺由大转子端开始,沿着裤线垂直往下贴于地面,再记录其双侧数值。

8.肩宽

肩宽又称为肩峰宽,是左右肩峰之间的直线距离。通常测试的数据为从后背处由左肩峰经后颈中点到右肩端的弧长。

受试者两腿分开与肩同宽,自然站立,两肩放松。测试者站在受试者背后,先用两食指沿肩胛冈向外摸到肩峰外侧缘中点即肩峰点,再用测径器测量两肩峰点间的距离读数。测量误差不得超过0.5厘米。偏瘫病人的肩宽会随着偏瘫侧废止的时间推移,患侧肌张力增强,强制收缩明显,因此监控其肩宽变化具有判定其肌张力变换和强制收缩程度的作用。为了更客观地判定患侧肩宽变换,可以对患侧单独进行测量和检测。

9.双侧上臂、小臂围度

上臂围是上肢自然下垂时,在上臂肱二头肌最粗处的水平围长。一般采用肩顶到鹰嘴连线的中点作为测量点。

测试时要求受试者自然站立,双手自然下垂并放松。标尺绕过手臂,处于肱二头肌最粗位置,由于个别人群的最高点不一定处于肩顶到鹰嘴连线的最中点,可以根据眼部观察和肢体感官判定其最粗位置,也可以对可能最粗的位置都进行测量,根据不同部位的数值判定其最粗位置。

小臂围是指上肢自然下垂时,小臂掌长肌,肱桡肌峰处的最粗处。测试时要求测试者自然站立,双手自然下垂,掌心转向身体正前方,形成内尺骨外桡骨的手臂姿势。同样采取观察法和感官判定其最粗的位置,然后可以多测试邻近部位的围度值,取其中最大值。

10.双侧大腿、小腿围度

腿围指的是人体腿部围度的大小,主要分为大腿围和小腿围(腿肚围)两种。大腿围是大腿内侧肌肉最膨隆处的水平周长或经臀股沟点的大腿水平围长。大腿围并非大腿中部围。受测者两腿分开与肩同宽,两腿平均负担体重。测试者将皮尺放在后面臀下横纹处,水平测量大腿一周的围度即为大腿围。将测出的左右两大腿围度值相比较,可看出其左右大腿肌肉的发育是否均匀。小腿围又称为腿肚围,是小腿腿肚最粗处的水平围长。在测试小腿过程中,标尺置于腓肠肌、比目鱼肌和胫骨前肌的最大维度的水平位置进行测量。(图6-5)

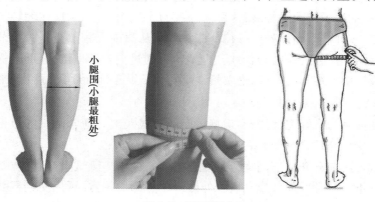

图 6-5　腿围测试

二、功能性肌力测试

肌力是指肌肉在收缩和紧张时所表现出来的能力,以肌肉最大兴奋时所能负荷的重量来表示。肌力评定是测试受试者在主动运动时肌肉或者肌群所表现出来的力量,以评价肌肉的功能状态。由于偏瘫病人在分级时进行的肌力测试为表现型肌力评价,具有局部性特征且肌力的表现受到关节活动度的限制。肌力的表现对偏瘫病人生活能力的好坏具有直接评价作用,但并不是直接的表现形式。

虽然已经有一些研究发现肌力测试和功能之间存在着正相关,但要对病人的生活能力中肌力表现进行测定,需要结合功能性动作进行评价(例如给出特定的距离测量病人独立行走完成的时间)可能比单纯的肌力测试更加能够反映其肌力情况。功能性动作的评定根据人体结构特征在设计上需要涵盖上肢、躯干、下肢3个部位,在这个基础上结合完整的日常功能性动作进行评价会更加完整。也就是需要形成肌力分级测试-身体结构部位肌力-功能性动作测试的三

级完整功能性评价。（图 6-6）

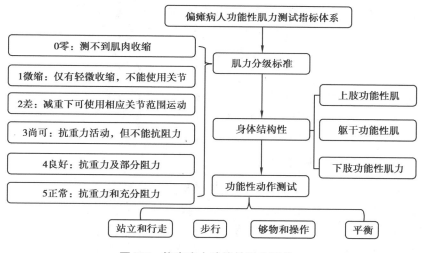

图 6-6　偏瘫病人功能性肌力评价

根据瘫痪部位的不同或者组合的不同可以分为单瘫、偏瘫、交叉性瘫痪、截瘫、全瘫痪。①单瘫：单一肢体瘫痪，多见于脊髓灰质炎。②偏瘫：为一侧肢体（上、下肢瘫痪）常伴有一侧颅神经损害，多见于颅内损害或脑卒中。③交叉性偏瘫：为一侧肢体瘫痪及对侧颅神经损害，多见于脑干病变。④截瘫：为双下肢瘫痪，是脊髓横贯性损伤的结果，多见于脊髓外伤、炎症。⑤全瘫痪：为双侧上下肢瘫痪，双侧颅内受损。

（一）身体结构性肌力

身体结构性肌力表现主要包括上肢肌力、躯干肌力表现、下肢肌力表现。上肢活动能力包括肩关节的活动能力、肘关节的活动能力、腕关节的活动能力，二肌力主要由肩部肌群，手臂和手掌各部位肌肉表现出来。群干活动能力主要体现在脊柱关节活动能力，也就是人们通常所说的核心力量，核心力量在运动过程中主要起到固定和支点的作用，除完成自身动作外还大量辅助参与上肢和下肢的动作完成。下肢活动能力包括髋关节活动能力、膝关节活动能力、踝关节活动能力。

（二）关节活动度评价

关节活动度（Range of Motion，ROM）是指关节运动时所通过的运动弧度或转动角度。评定偏瘫病人关节活动度对确定关节活动是否受限及受限的程度、判定病因和预后、制订适当的治疗计划、评定治疗的效果都具有重要意义。偏瘫病人因为中枢神经病损、随意运动障碍、肌张力增高、关节挛缩等原因导致关节活动度受限,关节活动度受限又反过来影响病人的运动功能。因此对其肩、肘、腕、腰、髋、膝、脚踝等主要关节活动度进行评定。评定时只记录关节挛缩,对肌张力增高导致的关节活动度受限不记录。

记录方法如下:

上肢关节挛缩(受限的 ROM<25°):无,有。

下肢关节挛缩(受限的 ROM<15°):无,有。

有则应标明:肩肘腕髋膝踝部位及角度。

(三)功能性动作测试

1.站立-行走计时测试(The timed "up & go",TUP)

站起和坐下的动作是衡量偏瘫病人下肢支撑,产生力量和位置平衡的重要生活形态动作。在运动过程中脚形成支撑,大腿股四头肌发力产生作用力使身体站起,或者缓慢坐下,固定小腿位置。通过抗自身重力的向心或者离心运动达到发展平衡和腿部力量的效果。站起和坐下能很好地测试髋关节、膝关节、踝关节的协同配合,在完成动作的过程中去躯干肌肉,腹直肌和腰椎脊肌主要参与稳定。股四头肌、腘绳肌、比目鱼肌、颈前肌、腓肠肌等维持平衡和发力完成动作。观察单个测试病人完成连续坐下和站起的动作,可以把握其下肢肌力的基本情况。

常用步行能力测试有站起-行走计时测试(TUG),用于测定受试者进行一系列重要的影响平衡的功能性获得时的速度,来很好地评定病人的步行协同能力,允许病人在治疗师的指导和保护下熟悉测试流程再进行测试,在测试过程中为了防止病人摔倒,可以适当地保护但不可对其进行帮助。测试时病人双手扶板凳扶手,从高约 45 厘米的椅子上站起,然后行至 3 米远的位置再返回坐下,计算完成测试的时间。但是椅子的高度明显影响完成情况,因此需要统一标准。目前已有 60~89 岁老人与年龄和性别相对照的标准。

2.步行

步行是地面完成位移路径的过程,包括负重、迈步、平衡 3 个主要过程,相比较站立和坐下的空间垂直位置改变,步行是水平位置的改变。且这个水平位置的移动伴随有方向和速度的变化。步行能力的丢失是其他慢性疾病的主要原因,心肺功能不能得到很好的锻炼,久而久之,出现腿部肌群废止,肌肉萎缩,同时生活中自主地够物、洗漱、饮食、大小便等能力丧失。步行能力丧失可以用轮椅代替,病人对轮椅的依赖可能使步行能力永久丧失,轮椅不能代替步行的全部。

随着现代医疗技术的发展，尤其是计算机技术、互联网技术、影像分析技术的发展，对偏瘫病人步行情况的掌握大量运用了科学技术手段进行分析，而不仅仅依赖于经验。评价偏瘫病人步行能力可以采用三维步态分析方法，评价人体步行功能。为颅脑损伤、中枢和周围神经系统损伤以及骨关节损伤制订康复训练的方法和手段。步态检测是步态分析的前提。步态分析有定性分析和定量分析两种方法，定性分析主要对步态的性质进行评价，定量分析包括运动学分析、动力学分析、时空参数分析、动态肌电及氧价分析等。正常步态是指健康人体自我感觉自然，以最舒坦的姿势进行的行走，具有身体平稳、步长适当、能耗低的特点。异常步态包括偏瘫步态、脑瘫步态、小脑损伤步态、外周神经损伤步态，表现为前冲步、疼痛步等。

功能性步态评价（Functional Gait Assessment，FGA）是在动态步态指数 DGI 基础上改良过来的，因此相比较更有效果。其包括 10 项，其中 DGI 占了 7 个。FGA 主要项目有水平地面步行、改变步行速度、步行时水平方向转头、步行时垂直转头、步行和转身站住、步行时跨过障碍物、狭窄支撑面步行、闭眼行走、向后退、上下台阶等。每个等级 0~3 分，总分 30 分。

6 分钟步行试验（Six Minute Walk Test，6MWT）也是临床中测试病人步行能力常用的方法。选择 30~50 米的平地，测试病人在平地上来回行走的距离并记录，可以观察病人的心肺功能，中途可以停止，但是计时不停止。测试过程中可以有治疗师、医护人员、其他人的保护，但不可以对其进行帮助。如果病人出现身体不适（胸闷、头痛、呼吸困难等）可以终止测试。测试结果分为 4 个等级：1 级小于 300 米，2 级小于 300 米，3 级小于 379.9~449.5 米，4 级行走超过 450 米。等级越高步行能力越强，一般超过 375 米表示其心肺耐力趋于正常。

6MWT 测试对心肺功能弱，有心脏病等并发症的病人具有一定的风险。也可以选择 10 米步行速度测试（10-Meter Walking Test，T10）。即在测试之前让病人在保护下进行适应性测试，测试时记录受试者的通过时间、记录步数，大致计算受试者的步长，测试 3 次取最好数值。

3.够物与操作

够物和操作是上肢尤其是手最基本的能力，也是偏瘫病人在出现运动功能障碍之后需要恢复的重要基本生活能力，手的操作能力有喝水、抽纸、梳头、开电视、刷牙、开门等。当然这类动作可以用单手完成，但单双手的协同配合是不可缺少的，积极恢复和避免瘫痪肢体废用导致的肌力缺失是人们更应该重视的。通过积极地恢复逐渐使病人上肢运动功能障碍得到康复，从人体完成动作的复杂程度来说,上肢更多地完成精细动作,精细动作具有复杂性和协调性的要求,这是因为人体手臂和手的结构密不可分,手臂和手具有更多的大小肌群、关节、骨骼、活动面等。

上肢功能已经有许多生物力学和生理学的动作组合可以判断。以手的抓握和放松动作完成情况进行判定,病人坐在桌前执行 3 项任务:①将一个瓶罐从架子上移动到桌子上;②把一个苹果从架子上移动到篮子里;③把一个杯子从桌子上移动到托盘里。测试中注意病人完成动作的特征,记录其完成时间。以上任务也可作为训练内容帮助病人康复。

4.平衡

平衡是人体完成任何其他动作类型的基础,站立需要腿部核心的静态平衡,步行或者跑步需要躯干核心的稳定,弯腰取物需要腿部的平衡控制。平衡分为动态平衡和静态平衡。检测平衡能力的方法有很多,比如闭目直立检查法,即观察人体闭眼行走之后偏离的方向;强化 Romberg 检查法,即观察受试者睁眼和闭眼身体晃动程度;单腿直立检查法,即观察受试者睁眼和闭眼单脚站立的稳定性;然而这些方法对偏瘫病人来说都具有一定的危险性和难度。我们更多地采用老年人测试的训练方法如站位平衡实验和台阶实验:BERG 平衡量表检测。

站位平衡实验(Bohannon,1989;Bohannon,et al.,1993)是检测病人睁眼站立能力的测试。这个测试具有较好的信度,且静态平衡测试更加适合检测偏瘫病人。站位平衡实验根据站立的时间分为 5 个等级,每个测试分为 0~4 分。(表6-1)

表 6-1　站立平衡测试表

站位平衡实验:评分量表	
0 分	不能站立
1 分	能够双脚分开站立,但持续时间小于 30 秒
2 分	双脚站立时间达到 30 秒,但双脚不能并拢站立
3 分	双脚能够并拢站立,但持续时间小于 30 秒
4 分	能够双脚并拢站立,持续时间达到 30 秒以上

台阶试验用于检验动态的单腿平衡,实验时一条腿保持站立支撑,另外一条腿尽可能快速地来回完成踏上台阶及还原站立的动作,台阶置于人体前 5 厘米处,高度为 7.5 厘米。记录受试者 15 秒内踩踏台阶的次数。

　　Berg 平衡量表是 Katherine Berg 创立,主要用来检测本体感受输入对平衡能力以及协调性的影响。与其他平衡测试法相比,Berg 平衡量表是其他平衡测试法的基础,检测对象主要是老年人群。量表包括 14 项内容:由坐位到站位,持续无支持站立、持续无支持坐位,由站到坐动作,床椅转移,闭眼无支撑持续站立,无支撑双足并拢持续站立,站立位上肢前伸距离,站立位从地上取物,转身向后看动作,身体原地旋转 1 周,持续无支持双足交替踏台阶,双足前后持续站立,单腿持续站立。每个测试为 0~4 分,总分 56 分,分值越高平衡能力越好,反之越差。

三、心肺功能测试(心脏和肺)

　　心肺功能包括人体心脏泵血及肺部吸入氧气的能力,也直接影响全身器官及肌肉的活动,故十分重要。

　　心肺功能良好,也反映身体主要机能都可健康运作,从而可推断出人体患慢性疾病如心血管病、内分泌系统疾病、呼吸系统疾病的概率较低。人体需要依靠氧气以燃烧体内储存的能量,让它们变成热能,器官及肌肉得到热能才能活动。氧气由肺部吸入,故肺部容量大小及活动次数便很重要;而心脏则负责把氧气通过血液循环系统送到各个器官及部位,故心脏跳动的强弱会影响血液的流量。

　　心肺功能包括血液的循环速度、心脏跳动的强弱、肺部的容量及次数。而要检验心肺功能,最好的方法便是进行运动测试,因为人体运动时对氧气的需求量大,故最能考验心脏及肺部的活动能力。

　　心肺功能指的是人的摄氧和转化氧气成为能量的能力。整个过程,涉及心脏制血及泵血功能、肺部摄氧及交换气体能力、血液循环系统携带氧气至全身各部位的效率,以及肌肉使用这些氧气的功能。心肺功能良好,也反映身体主要机能都可健康运作,从而可推断出患慢性疾病如心血管病、内分泌系统疾病、呼吸系统疾病的概率较低。

　　常用心肺功能测试的方法有运动心肺功能台阶实验、功率自行车实验、电动跑台实验等。但是对老年人尤其是偏瘫老年人进行心肺功能测试应该更加注意安全性。可以通过测试老年人静息状态的心率,肺活量以及步行 6 分钟的距离来判定其心肺功能。在测试者的保护下,受试者完成平地上的 6 分钟步行,因为步行是一定速度的自定义运动,受试者中途可以停下来休息,但是计时不停止,记录其步行距离。

第二节　运动功能评定

　　偏瘫病人的运动功能评定与正常人具有显著的区别,正常人体运动功能的评定是测定人体的运动能力或者潜能,为运动选才服务,而偏瘫病人的运动功能评定的是重点发现其受损和缺失的运动功能,评定其生活所需要的基本生活能力。它包括总体功能评定、生物力学评定和具体功能评定。它主要分为主观性评定和客观性评定两个方面。主观性评定采用相对成熟的测试量表进行,包括肌肉情况、运动模式、上肢功能和手功能评定四大类。客观性评定主要包括生物力学评定、神经肌电、功能性磁共振和上肢机器人评估。无论是主观还是客观,都有自己的优势,但要科学完整地掌握偏瘫病人运动功能还是需要结合使用。

一、主观运动功能评定

(一)徒手肌力测试

　　徒手肌力测试(MMT)也是临床给病人分级测试常用的量表。它是一种不借助任何器材,靠检查者使用双手,凭借自身的技能和判断力,通过观察病人肢体主动运动的范围及感觉病人肌肉收缩的力量,根据现行标准或普遍认可的标准,确定所检查肌肉或肌群的肌力是否正常及其等级的一种检查方法。这种方法简便、易行,在临床中得到广泛的应用。目前,国际上普遍应用的是1916年美国哈佛大学矫形外科学教授 Lovett 提出的肌力分级方法。肌力检查分为6级(0~5)。(表6-2)

表6-2　MMT 肌力分级标准

级　别	标　准	相当于正常肌力/%
0(零,0)	肌肉无任何收缩	0
1(微缩,T)	有轻微肌肉收缩,但不能引起关节活动	10
2(差,P)	在减重状态下,能做关节全范围运动	25
3(尚可,F)	能抗重力做关节全范围运动,但不能抗阻力	50
4(良好,G)	能抗重力,抵抗部分阻力运动	75
5(正常,N)	能抗重力,并完全抵抗阻力运动	100

（二）Brunnstrom 运动功能测试

Brunnstrom 运动功能测试是瑞典物理治疗师 Brunnstrom 在 20 世纪中叶通过对大量的偏瘫病人进行长时间的观察，得出恢复过程是一个相对定型的、连续的过程，并在此基础上提出的 6 阶段理论。（表 6-3）他认为中枢性损伤引起的瘫痪是一种失去了运动控制的质变过程，此过程分为弛缓、痉挛、沟通运动、部分分离运动、分离运动和正常 6 个阶段。理论具有简单、高效、易接受等特点，据此理论设计制订了偏瘫功能恢复 6 级评价标准：① Ⅰ 期（级）：无肌肉收缩；② Ⅱ 期（级）：出现联合反应；③ Ⅲ 期（级）：共同运动，痉挛逐渐加重；④ Ⅳ 期（级）：开始出现分离运动，痉挛逐渐减弱；⑤ Ⅴ 期（级）：分离运动及痉挛减轻更为明显；⑥ Ⅵ 期（级）：接近正常或基本正常。这种演变过程实际上是运动模式的转换过程，即低级中枢所表达的异常运动模式恢复到高级中枢控制的正常运动模式的建立过程。该理论不仅是评价病人运动功能的依据，也是制订临床治疗方案的基础。

表 6-3　Brunnstrom 偏瘫运动功能评价表

等级	上肢	手	下肢
1	弛缓，无任何运动	弛缓，无任何运动	弛缓，无任何运动
2	开始出现痉挛以及共同运动模式	仅有细微的手指屈曲	出现极少的随意运动
3	屈肌异常运动模式达高峰	可做钩状抓握，但不可伸指	伸肌异常运动模式达到高峰
4	异常运动开始减弱，可做以下活动：肩 0°，肘屈曲 90° 时，前臂旋前、旋后；肘伸直时，肩前屈 90°；手背可触及腰后部	能侧方抓握及松开拇指，手指可随意做小范围伸展	坐位时可屈膝 90° 以上，使脚向后滑动；坐位时踝关节背屈；仰卧位髋屈曲，膝伸展
5	出现分离运动；肘伸直，肩外展 90°，肘伸直，肩屈曲 30°~90°，前臂旋前、旋后；肘伸直，前臂中立位，臂可上举过头	能抓握圆柱状或球状物体，手指可一起伸开，但不能做单根手指伸开	坐位膝关节伸展，踝关节背屈；坐位，髋内旋；立位，踝背屈
6	运动协调正常或接近正常	能进行各种抓握动作，但速度和准确性稍差	运动速度和协调性接近正常

(三) Fugl-Meyer 评测法(FMA)和运动功能状态量表(MSS)

FMA 测试是在 Brunnstrom 运动功能测试量表基础上进行改进的。FMA 是瑞典学者 Fugl-Meyer 提出的累加积分量表。主要评估自主运动、分离运动和独立运动,专门用于脑卒中偏瘫病人的评价。FMA 分为上肢-坐位测试表、下肢功能测试和分数评定表。(表 6-4)最后计算所得到的运动评分依次划分等级并评定其临床表现。

表 6-4　Fugl-Meyer 运动功能评分表

上肢-坐位

项　　目	0　分	1　分	2　分
1.有反射活动			
(1)肱二头肌	不引起反射活动		能引起反射活动
(2)肱三头肌	不引起反射活动		能引起反射活动
2.屈肌协同运动			
(3)肩上提	完全不能进行	部分完成	无停顿地充分完成
(4)肩后缩	完全不能进行	部分完成	无停顿地充分完成
(5)肩外展≥90%	完全不能进行	部分完成	无停顿地充分完成
(6)肩外旋	完全不能进行	部分完成	无停顿地充分完成
(7)肘屈曲	完全不能进行	部分完成	无停顿地充分完成

项 目	0 分	1 分	2 分
(8)前臂旋后	完全不能进行	部分完成	无停顿地充分完成
3.伸肌协同运动			
(9)肩内收、内旋	完全不能进行	部分完成	无停顿地充分完成
(10)肘伸展	完全不能进行	部分完成	无停顿地充分完成
(11)前臂旋前	完全不能进行	部分完成	无停顿地充分完成
4.伴协同运动的活动			
(12)手触腰椎	没有明显活动	手可向后越过骨髂前上棘	能顺利地完成
(13)肩关节屈曲90°,前臂旋前、旋后	开始时手臂立即外展或肘关节屈曲	在接近规定位置时肩关节外展或肘关节屈曲	能顺利地完成
(14)肩0°,肘90°,前臂旋前、旋后	不能屈肘或前臂不能旋前	肩、肘位正确,基本能旋前、旋后	能顺利完成
5.脱离协同运动的活动			
(15)肩关节外展90°肘伸直,前臂旋前	开始时肘就屈曲,前臂偏离方向不能旋前	部分完成动作或肘关节屈曲或前臂不能旋前	
(16)肩关节前屈臂过头肘伸直前臂中立位	开始时肘关节屈曲或肩关节外展	肩屈曲中途,肘关节屈曲,肩关节外展	

续表

项　目	0　分	1　分	2　分
（17）肩屈曲 30°~90°，肘伸直前臂旋前、旋后	前臂完全不能旋前、旋后或肩肘位不正确	肩肘位置正确，基本能完成旋前、旋后	
6.反射亢进			
（18）查肱二头肌、肱三头肌、指屈肌 3 反射	至少 2~3 个反射明显亢进	1 个反射明显亢进或至少 2 个反射活跃	活跃反射≤1 个且无反射亢进
7.腕稳定性			
（19）肩 0°，肘屈 90°腕背屈	不能背屈腕关节达 15°	可完成腕背屈，但不能抗拒阻力	施加轻微阻力仍可保持腕背屈
（20）肩 0°，肘屈 90°腕背伸	不能随意屈伸	不能在全关节范围内主动活动腕关节	不能停顿进行
8.肘伸直,肩前屈 30°			
（21）腕背屈	不能背屈腕关节达 15°	可完成腕背屈，但不能抗拒阻力	施加轻微阻力可保持腕背屈
（22）腕屈伸	不能随意屈伸	不能在全关节范围内主动活动腕关节	能平滑不停顿地进行
（23）腕环行运动	不能进行	活动费力或不完全	正常完成
9.手指			
（24）集团屈曲	不能屈曲	能屈曲但不充分能放松主动屈曲的手指	能完成屈曲和伸展动作

续表

项　目	0　分	1　分	2　分
（25）集团屈曲	不能伸展	能放松主动屈曲的手指	能完全主动伸展
（26）钩状抓握	不能保持要求位置	握力微弱	能抵抗相当大阻力
（27）侧捏	完全不能	捏力微弱	能抵抗相当大阻力
（28）圆柱状抓握	不能保持要求位置	握力微弱	能抵抗相当大阻力
（29）球形抓握	不能保持要求位置	握力微弱	能抵抗相当大阻力
10.协同能力与速度（手指指鼻试验连续5次）			
（30）震颤	明显震颤	轻度震颤	无震颤
（31）辨距障碍	明显或不规则	轻度或规则	无
（32）速度	较健侧长6秒	较健侧长2~5秒	两侧差别<2秒

下肢

项　目	0　分	1　分	2　分
1.有无反射活动（仰卧位）			
（1）跟腱反射	无反射活动		有反射活动
（2）膝腱反射	无反射活动		有反射活动

续表

项　目	0　分	1　分	2　分
2.屈肌协同运动(仰卧位)			
(3)髋关节屈曲	不能进行	部分进行	充分进行
(4)膝关节屈曲	不能进行	部分进行	充分进行
(5)踝关节屈曲	不能进行	部分进行	充分进行
3.伸肌协同运动(仰卧位)			
(6)髋关节伸直	没有运动	微弱运动	几乎与对侧相同
(7)膝关节伸直	没有运动	微弱运动	几乎与对侧相同
(8)踝关节伸直	没有运动	微弱运动	几乎与对侧相同
(9)踝关节屈曲	没有运动	微弱运动	几乎与对侧相同
4.伴协同运动的活动(坐位)			
(10)膝关节屈曲	无主动运动	膝关节能从微伸位屈曲,但<90°	屈曲>90°
(11)踝关节背屈	不能主动背屈	主动背屈不完	正常背屈站立
5.脱离协同运动的活动(站位)			
(12)膝关节背屈	在髋关节伸展位时不能屈膝	髋关节0°时膝关节能屈曲	能自如运动
(13)踝关节背屈坐位	不能自主活动	能部分背屈	能充分背屈
6.反射亢进(坐位)			

续表

项　目	0　分	1　分	2　分
（14）查跟腱、膝和膝屈肌三张反射	2~3 个明显亢进	1 个反射亢进或 2 个反射	活跃的反射≤1
		活跃	
7.协调能力和速度（跟-膝-胫试验,快速连续坐 5 次）（仰卧位）			
（15）震颤	明显震颤	轻度震颤	无震颤
（16）辨距障碍	明显不规则	轻度规则	无
（17）速度	比健侧长 6 秒	比健侧长 2~5 秒	比健侧长 2 秒

FMA 运动积分的临床意义

运动评分	分级	临床意义
<50 分	I	研究运动功能障碍
50~84 分	II	明显运动障碍
85~95 分	III	中度运动障碍
96~99 分	IV	轻度运动障碍

　　运动功能状态量表(Motor Status Scale,MSS)是在 FMA 基础上进一步改进细化,来弥补 FMA 没有单个手指运动能力评估的不足。手尤其是手指是完成精细动作的主要部位,也是评价病人生活能力和康复情况的主要方面。整个测评包括肩、肘、腕、手 4 个部位,主要评定前臂活动、腕关节活动、手部活动,基于手部功能的上肢活动。肩膀和肘前臂关节采用 6 级评分(0、1⁻、1、1⁺、2⁻、2⁺),范围由无主动运动到正常运动,腕和手采用 3 级评分(0、1、2)。肩部总分 29 分,肘部总分 11 分,腕部 6 分,手部 36 分,总分 82 分。MSS 主要对现代机器人辅助的康复训练的上肢康复情况进行评定。(表 6-5)

表 6-5　上肢运动功能状态评分表（MSS）

肩	1	A	前臂中立位,肘 0°,肩前屈 90°	0、1、2		
		B	如果完成,能够保持这个姿势	0、1		
	2	A	前臂旋前位,肘 0°,肩外展 90°	0、1、2		
		B	如果完成,能保持这个姿势	0、1		
	3	A	肘 0°,肩前屈 90°～150°	0、1、2		
		B	如果完成,能保持这个姿势	0、1		
	4	A	能摸头	0、1、2		
		B	如果完成,能保持这个姿势	0、1		
	5	A	能摸腰部脊柱	0、1、2		
		B	如果完成,能保持这个姿势	0、1		
	6		耸肩	0、1、2		
	7		在有支撑条件下手臂前伸	0、1、2		
	8	A	肘屈曲 90°时,肩前屈 0°～30°	0、1、2		
		B	前臂支撑桌面,肘屈曲肩部后伸 30°	0、1、2		
	9	A	肘屈曲 90°,肩 0°,肩内旋至手触腹部	0、1、2		
		B	肩 0°,肘 90°,肩部外旋	0、1、2		
	10		手触及对侧膝盖	0、1、2		
	小计			29		
肘	1	A	肩 0°,肘 90°,前臂旋前	0、1、2		
		B	肩 0°,肘 90°,前臂旋后	0、1、2		
	2	A	肘 0°,全范围屈曲	0、1、2		
		B	如果完成,能保持这个姿势	0、1		
	3		肘由屈曲伸展到 0°	0、1、2		
	4		手摸对侧肩部	0、1、2		
	小计			11		
腕	1		肩 0°,肘 90°,前臂旋前,腕背伸	0、1、2		
	2		肩 0°,肘 90°,前臂旋前,腕掌曲	0、1、2		
	3		肩 0°,肘 90°,前臂旋前,腕环绕旋转	0、1、2		
	小计			6		

续表

手	1		手指集团屈曲	0、1、2		
	2		手指集团伸展	0、1、2		
	3		钩状抓握	0、1、2		
	4		掌指关节屈伸,指尖伸展	0、1、2		
	5		拇指外展	0、1、2		
	6		拇指内收	0、1、2		
	7		拇指对小指基部	0、1、2		
	8	A	拇指对食指指尖	0、1、2		
		B	拇指对中指指尖	0、1、2		
		C	拇指对无名指指尖	0、1、2		
		D	拇指对小指指尖	0、1、2		
	9	A	拇指对食指指腹	0、1、2		
		B	拇指对中指指腹	0、1、2		
		C	拇指对无名指指腹	0、1、2		
		D	拇指对小指指腹	0、1、2		
	10		抓住 1 个饮料瓶,放到 2~4 英寸远并放开	0、1、2		
	11		钳状抓握钢笔,签名,写日期或画 3 条垂直线	0、1、2		
	12		侧捏钥匙	0、1、2		
	小计			36		
	合计					
评定总耗时						
记录员						

除以上常用的徒手肌力测试、Brunnstrom 运动功能测试、Fugl-Meyer 评测法（FMA）和运动功能状态量表（MSS）外,还有很多相关的测试项目,如 Mshoney 和 Barthel 共同发表的 BI 和改良 Barthel 指数用来评价生活能力;日本东京大学上田敏在 Brunnstrom 基础上细化分级的上田敏十二级评价法;临床使用的 Carroll 双上肢功能测试;美国 Carroll 博士研究的针对成年人中枢损伤所导致的

手功能障碍测评 UEFT。除以上检测方法外还有很多针对不同功能不同方面的测试方法。

二、客观运动功能评定

(一)生物力学测试

生物力学测试是运用力学原理和方法对生物体中的力学问题进行定量研究的生物学生理学分支,主要是完成各类动作过程中的步态分析,包括站起坐下测试、步行能力测试、足底生活力学特征等。

站起和坐下的力学分析,运用二维摄像技术分析系统研究站起在矢状面的动作轨迹,测试完成动作的过程中脚底的两个压力测试台所获得数值,记录完成动作过程中肌肉收缩的时间和持续时间,为分析病人功能损伤提供了客观准确的数据。

步行能力步态分析,运用三维测力台、摄像机、高速红外运动捕捉系统、表面肌电采集系统进行测试。可以记录人体运动和静止状态下的三维力量,进行人体运动学分析。摄像机均衡地分布在测试行走的场地周围,运动捕捉系统配合运动学和动力学信号分析软件进行 3D 分析。将标贴表面电极均匀地分布在身体主要肌肉的采集点。完成试验后分析病人一个步态周期的支撑和着地时的形态和动力学特征。可以说步态分析是运动学、计算机科学、生物力学的结合。

(二)神经电生理检测

神经电生理检测是用电生理仪器、微电极、电压钳及膜片钳等技术记录或测定整体动物或离体器官组织、神经和细胞离子通道等的膜电位改变、传导速度和离子通道等活动的方法。常用于屏蔽干扰的环境中精确地测定包括各种器官的自发性电活动(如心电、脑电、神经电)、诱发电位和离子通道开放和关闭等电活动。

脑卒中神经生理检测主要针对脑卒中病人的脑电图、脑卒中肌电图、运动及体感诱发电位等研究。监测神经电生理可以监测神经传导功能和患病程度。

脑卒中脑电图的监测。监测和记录脑电图是直接反映脑部电位变化的方式。脑电图在脑卒中的运用主要集中在以下几个方面:①监测功能。主要表现在当大脑出现血管阻塞或者供血不足时脑电图即可出现异常,如果出现神经元死亡则各频率脑电消失,因此早期的脑电监测可以预测脑缺血,但是这种监控普及相对困难,因为无法预料何时出现脑出血或者即将出现脑出血。②定位诊断。脑电图除了监控脑电变化来判定大脑供血不足和神经元损伤外还可以用来定位脑卒中部位。临床上常用脑电图来定位检查脑梗死的部位。③脑卒中预后的恢复情况评定。大量研究表明通过比较脑卒中前期和康复训练后的脑电变化可以反映病人的神经功能恢复情况。

(三)功能性磁共振成像(Functional Magnetic Resonance Imaging, fMRI)

功能性磁共振成像是一种新兴的神经影像学方式,其原理是利用磁共振造影来测量神经元活动所引发的血液动力的改变。FMRI 由于非侵入性、没有辐射暴露问题而得到广泛的应用,从 20 世纪 90 年代开始就在脑部功能定位领域占有一席之地。目前主要是运用在研究人及动物的脑或脊髓。FMRI 是对活体脑形态和脑功能进行检查,对脑卒中病人脑损伤的局部功能区残留情况、同侧辅助区和对侧功能区进行定位,帮助恢复脑功能重建。FMRI 作为一种检测和监控技术主要记录病人在各种康复治疗方法中的分值以帮助分析康复手段的效果。当前结合 FMRI 技术的康复治疗手段主要有强制性运动疗法、低频脉冲疗法、计算机软件辅助训练治疗、音乐疗法、针刺治疗、运动想象疗法等。

第三节　运动康复训练的风险监控

一、偏瘫病人的健康评定

1.家族遗传、患病史、用药史

随着经济水平的不断提高,居民生活质量的改善,人们的饮食结构发生了改变,高热量和高油脂摄入越来越多,而工业革命和信息化发展带来工作方式的改变,使得人的体力活动逐渐减少,这都增加了肥胖、高血压、心脑血管病、糖尿病等慢性疾病的发生概率。更多的研究表明,心脑血管疾病的发生是遗传和生活环境相互作用的结果,其中家族遗传是主要原因之一,近 40% 的高血压病人具有家族病史,冠心病也有类似的表现。这种遗传因素是不可控制的、先天的,掌握偏瘫病人家族遗传因素是合理安排康复训练和生活饮食,避免运动风险发生的外在先决条件。

除先天的不可变的遗传因素，偏瘫病人在之前的脑卒中之外的患病史和用药史是影响康复训练的重要因素。对偏瘫康复训练者的患病史和用药史调查可评价运动康复训练的风险。调查患病的类型，包括心脑血管疾病、肠道疾病、消化系统疾病、口腔疾病、糖尿病、内分泌系统疾病、肾脏疾病、泌尿系统疾病等。调查患病的时间、是否用药、用药时长、停药多久、康复情况、是否有过手术等。用药史在某种程度上反映了病人的患病程度和康复情况，用药时间越长、剂量越大，用药的频率越高，停药时间越短证明患病越严重。其中高血压、糖尿病药物的使用情况以及心脏手术情况是最值得关注的信息。

2.体力活动情况

体力活动不足和静坐少动的生活方式成为当今慢性疾病发生的第一危险因素。2018年世界卫生组织的统计显示，每年因非传染性疾病（慢性病）导致死亡的人数4100万，相当于全球总死亡人数的71%。每年有1500万30~69岁的人死于非传染性疾病；这类"过早"死亡中的85%发生在低收入和中等收入国家。心血管疾病引起的非传染性疾病死亡人数最多，每年造成1790万人死亡，其次是癌症（900万人）、呼吸系统疾病（390万人）以及糖尿病（160万人）。这四类疾病占所有非传染性疾病死亡的80%。适当的体力活动除获得健康外还具有预防慢性疾病的作用、能够延缓慢性疾病的发展、治疗疾病、降低死亡率，提高生活质量。对偏瘫病人患病之前的体力活动情况进行调查是为了更好地掌握其日常生活中体力成分的内容、频率、习惯、强度、量等情况。分析其行为学特征以及从流行病学角度出发探究其患慢性疾病的风险。通过体力活动问卷进行调查之后能够为个性化运动处方的建立打下基础，为后期训练运动量、运动强度、运动内容、运动形式、运动频率等选择提供参考。

体力活动调查问卷从工作有关体力活动、交通行程有关体力活动、家务有关体力活动、闲暇体力活动、静坐时间5个方面来掌握受试者体力活动情况。对体量活动进行调查之后还能够对受试者体力活动进行评价，计算能量消耗并对其体力活动进行分级。病人体力活动等级是评定病人健康状况的重要指标。偏瘫病人的体力活动调查属于回忆性调查，建议尽早展开，以免随着时间延长，病人不能够很好地回忆体力活动情况，导致问卷调查的信度降低，不能够更好地为运动处方的制订做准备。

体力活动调查问卷

本调查问卷是询问有关您的一般体力活动情况，您的回答和参与是我们提出科学建议和实施有效运动干预措施的基础。

问卷填写说明：

请仔细阅读每一个问题,在您认为合适的选项前"□"画"√"或根据提问将答案写在横线上,每一问题只选一个最佳答案。根据跳跃提示,回答相应的问题,如有不明白之处请咨询调查人员。调查表中有些问题涉及您过去的一些情况,请仔细回忆,根据实情回答。

请回顾过去 7 天您的体力活动情况,包括日常工作、日常生活、日常交通、运动锻炼以及休闲娱乐的情况。(重度体力活动是指那些使您呼吸心跳明显加快的活动;中度体力活动是指那些使您呼吸心跳略微加快的活动。)

一、工作有关体力活动

1.您现在在职或在家庭外从事有偿或无偿工作吗?

□是

□否 →跳至第二部分:交通行程有关体力活动

下面的问题是关于您在过去 7 天中进行的有酬或无偿工作中的体力活动,这不包括您在上下班路上的体力活动情况。

2.在过去 7 天内,您在工作中有几天参加了重体力活动,例如搬(举)重物、挖掘、铲土、装卸货物、爬楼梯等?(只计算那些每次至少 10 分钟的活动。)

_____天/周

□无工作相关的重体力活动 →跳至问题 4

3.在这几天工作中,每天花多长时间进行重体力活动?

_____分钟/天

4.在过去 7 天内,您在工作中有几天参加了中等强度体力活动,例如搬(举)轻物?(请不要包括走路,只计算那些每次至少 10 分钟的活动。)

_____天/周

□无工作相关的中等强度体力活动 →跳至问题 6

5.在这几天工作中,每天花多长时间进行中等强度体力活动?

_____分钟/天

6.在过去 7 天内,您有几天在工作中每次步行时间至少 10 分钟?(注意不包括上下班路上的步行时间。)

_____天/周

□无工作相关的步行 →跳至第二部分:交通行程有关体力活动

7.在这几天中,您每天花多长时间在工作中步行?

_____分钟/天

二、交通行程有关体力活动

本部分问题是关于您交通行程的体力活动,包括上下班、购物和买菜等。

8.在过去7天内,您有几天乘机动车外出,例如火车、公共汽车、电车、轿车(出租车)?

_____天/周

□未乘机动车外出 →跳至问题10

9.在这几天中,每天乘车花多长时间?

_____分钟/天

10.在过去7天内,您有几天骑自行车每次至少10分钟?

_____天/周

□未骑自行车外出 →跳至问题12

11.在这几天中,您每天骑自行车花多长时间?

_____分钟/天

12.在过去7天内,您有几天步行每次至少10分钟?

_____天/周

□未步行外出 →跳至第三部分:家务有关体力活动

13.在这几天中,您每天步行花多长时间?

_____分钟/天

三、家务有关体力活动

本部分是关于您的家务劳动情况,如家事、园艺、庭院工作、一般维修工作及家庭的照护等。请只考虑那些每次至少10分钟的体力活动。

14.在过去7天内,您有几天在院子里进行重体力家务劳动,例如搬(举)重物、砍树、铲雪、在庭院或花园挖土?(只计算那些每次至少10分钟的活动。)

_____天/周

□无家务劳动的重体力活动 →跳至问题16

15.在这几天中,您每天在院子里花多长时间进行重体力家务劳动?

_____分钟/天

16.在过去7天内,您有几天在院子里进行中等强度体力家务劳动,例如搬(举)轻物、扫院子?(只计算那些每次至少10分钟的活动。)

_____天/周

□无家务劳动的中等强度体力活动 →跳至18

17.在这几天中,您每天在院子里花多长时间进行中等强度体力家务劳动?

_____分钟/天

18.在过去7天内,您有几天在室内进行中等强度体力活动,例如提轻物、擦窗户、手洗衣服、拖地板等？（只计算那些每次至少 10 分钟的活动。）

　　_____天/周

　　□无室内中等强度体力活动→跳至第四部分：闲暇体力活动

19.在这几天中，您每天花多长时间在室内进行中等强度体力活动？

　　_____分钟/天

四、闲暇体力活动

　　本部分是关于您在过去 7 天中在闲暇时进行的体育锻炼或运动，只考虑那些每次至少 10 分钟的体力活动。请不要包括那些你在上面已经回答过的体力活动。

20.不包括前面已经提到的步行，在过去 7 天中，在闲暇时您有几天一次步行至少 10 分钟？

　　_____天/周

　　□无闲暇时的步行体力活动 →跳至问题 22

21.在这几天里，您每天花多长时间在闲暇时步行？

　　_____分钟/天

22. 在过去 7 天内，你有几天闲暇时进行重体力活动，例如有氧运动、跑步、快骑单车或快速游泳等活动？

　　_____天/周

　　□无闲暇时的重体力活动 →跳至问题 24

23.在这几天里，您每天花多长时间在闲暇时进行重体力活动？

　　_____分钟/天

24.在过去 7 天中，您有几天闲暇时进行中等强度体力活动，如一般速度的骑单车，一般速度的游泳或网球双打等活动？

　　_____天/周

　　□无闲暇时的中等强度体力活动 →跳至第五部分：静坐时间

25.在这几天中，您每天闲暇时进行中等强度体力活动的时间为

　　_____分钟/天

五、静坐时间

　　最后的问题是关于过去 7 天你处于静坐的时间，包括您在工作单位和家中，例如伏案工作、坐着闲聊、读书看报或看电视、上网、打电话、玩游戏等，但不包括已叙述过的搭乘机动车交通工具的坐姿时间。

　　在过去 7 天内，您的工作日有_____天，休息日有_____天。

26.在过去 7 天内，每个工作日（非假日时间），您处于静坐的时间有多长？

_____分钟/天

27.在过去 7 天内,每个休息日,您处于静坐的时间有多长?

_____分钟/天

二、体力活动水平评估

(一)体力活动赋值

由屈宁宁、李可基等翻译的国际体力活动问卷中文版,重测信度系数为 0.71~0.93,效度系数为 0.718。问卷调查包括工作、交通、家务和闲暇 4 类体力活动。问卷调查内容包括重体力活动、中等强度体力活动、步行和静坐 4 个方面。(表 6-6)

表 6-6　各种体力活动 MET 赋值表

体力活动类型	体力活动强度	MET 值	时　间	MET.min
工作有关体力活动	步行	3.3		
	中等	4.0		
	重体力活动	8.0		
交通行程有关体力活动	乘机动车	1.5		
	步行	3.3		
	骑车	6.0		
家务有关体力活动	中等(室内)	3.0		
	中等(院内)	4.0		
	重体力活动(院内)	5.5		
闲暇体力活动	步行	3.3		
	中等	4.0		
	重体力活动	8.0		

(二)体力活动能量消耗计算与分级

体力活动能量计算采用国际体力活动问卷计算手册计算公式:体力活动量(MET-minutes/week)= 体活动强度 MET 值×体力活动时间(分钟)/天×活动天数

例如:闲暇重体力活动量(MET-minutes/week)= 8.0×工作中重体力活动时间

（分钟）/天×活动天数

体力活动总能量消耗包括步行、中等强度和重体力活动3种不同强度。

步行体力活动总量（MET-minutes/week）＝工作有关步行活动量＋交通行程有关步行活动量＋闲暇有关步行活动量

中等强度体力活动总量（MET-minutes/week）＝工作有关中等强度体力活动量＋骑车活动量＋家务有关重体力活动量（院内）＋家务有关中等体力活动量（院内）＋家务有关中等体力活动量（室内）＋闲暇有关中等体力活动量

重体力活动总量（MET-minutes/week）＝工作有关重体力活动量＋闲暇有关重体力活动量

体力活动总量（MET-minutes/week）＝步行活动总量＋中等强度体力活动总量＋重体力活动总量

静坐时间总量＝工作日每天静坐时间×天数＋休息日每天静坐时间×天数＋乘机动车时间×天数

（三）体力活动量分级

由于体力活动量对健康的影响远远大于强度、时间等因素的影响，因此通常以国际体力活动问卷计算手册中体力活动量分级标准（表6-7）为依据，对中等至大强度体力活动量的总体体力活动量划分等级。

表6-7 中等至重体力活动量分级标准

体力活动量等级	体力活动量
不足	每周5天或更长时间步行、中等和重体力活动总量＜600MET-minutes/week
中等水平	每周5天或更长时间步行、中等和重体力活动总量≥600MET-minutes/week
高水平	每周5天或更长时间步行、中等和重体力活动总量≥3000MET-minutes/week

受试等级：_____

（四）分析讨论

1.偏瘫病人医学体检

（1）瘫痪的体格检查与神经系统体检：①首先确定病人瘫痪的程度和范围：

是偏瘫、截瘫、四肢瘫还是单肢瘫。②确定是上运动神经元还是下运动神经元瘫痪：腰膨大以上脊髓病变引起上运动神经元瘫痪；双侧失状窦旁病变亦可产生双下肢上运动神经元瘫痪；腰膨大或马尾病变则引起下运动神经元瘫痪。③有无伴随感觉障碍，如有，则为脊髓病变，也可为脱髓鞘病变。④有无括约肌功能障碍，如有，则提示病变位于脊髓内，损伤脊髓侧角或其通路而致。⑤是否存在肌肉萎缩，如有则考虑下运动神经元瘫痪。⑥有无共济失调，共济失调可见于亚急性联合变性或遗传性共济失调。

（2）脑病变检查：头颅 CT 或 MRI。

（3）血管病变检查：颈动脉双功超声、经颅多普勒（TCD）、磁共振血管成像、CT 血管成像（CTA）和数字减影血管造影（DSA）等。

（4）实验室及影像检查：血糖、血脂肝肾功能和电解质；心电图和心肌缺血标志物；全血计数，包括血小板计数；凝血酶原时间（PT）、国家标准化比率（INR）和活化部分凝血活酶时间（APTT）、氧饱和度、胸部 X 线检查。

（5）动脉血气分析：若怀疑缺氧可以做动脉血气分析；怀疑蛛网膜下腔出血而 CT 未显示或者怀疑脑卒中继发于感染性疾病可以做腰穿；怀疑痫性发作可以做脑电图。

2.动脉粥样硬化筛查

需要说明的是，无论是调查疾病史和临床体检，还是之后的运动风险筛查，都是在具有资质的医护人员或者物理治疗师的指导和监督下完成的，得出的结果需要专业医生进行分析，来评定其从事运动的风险情况。可以根据测试者结果制订个性化运动处方，尽可能安全地在有医务监督的情况下进行康复训练，根据康复训练效果的改变适当地调整其内容和计划。

现实中，考虑到偏瘫病人的发病机制主要是缺血性脑卒中引起的脑组织局部供血减少或者中断，导致供血、供氧、供糖中止进而引起的局部脑组织坏死，中枢神经系统受损，产生运动功能障碍等。引起脑卒中的主要原因有不良生活习惯和肥胖等因素，大量研究表明颈动脉粥样硬化和不稳定斑块、高血压、糖尿病、高血脂等是脑卒中发生和发展的重要因素。已经偏瘫的病人很可能具有多种并发症，偏瘫病人也是具有运动风险的群体。因此与正常人群不同的是偏瘫病人从事运动康复还需进一步对动脉粥样硬化性心血管疾病（Atherosclerotic Cardiovascular Disease, ASCVD）进行评价和分级，才能最终制订运动处方。

（1）评估及方法：评估方法包括无创性检测［TCD/经颅彩色多普勒（TCCD）、MRI/MRA、CT/CTA/CT 灌注成像（CTP）］和有创性检测 DSA（数字减影血管造影)。

A.有两项或两项以上脑动脉粥样硬化危险因素;或一项脑动脉粥样硬化危险因素合并明确的相应临床症状。B.颈动脉听诊有阳性发现;或双臂血压相差超过20 mmHg;或踝/肱指数(ABI)<0.9。C.颈动脉超声发现颈动脉内膜-中层厚度(CIMT)、斑块形成;血管狭窄或闭塞等脑动脉粥样硬化表现。

A+C 或 A+B+C 评估为脑动脉粥样硬化可能。

(2)脑动脉粥样硬化性脑卒中风险分层:

①脑动脉粥样硬化低风险:A.有两项或两项以上脑动脉粥样硬化危险因素;或一项脑动脉粥样硬化危险因素合并明确的相应临床症状。B.颈动脉听诊无阳性发现,且双臂血压相差<20 mmHg。C.颈动脉超声仅发现内中膜 CIMT(颈动脉内膜中层厚度)增厚,或有 3 个及 3 个以下斑块(斑块性质为非溃疡型斑块);或发现轻度血管狭窄。D.0.4≤ABI<0.9。

A+B+C 评估为脑动脉粥样硬化低风险;D 为支持性证据。

②脑动脉粥样硬化高风险:A.有两项或两项以上脑动脉粥样硬化危险因素;或一项脑动脉粥样硬化危险因素合并明确的相应临床症状。B.颈动脉听诊有阳性发现;或双臂血压相差>20 mmHg。C.颈动脉超声发现 CIMT 增厚,且有 3 个以上斑块;或发现任一斑块性质为溃疡型斑块;或发现任一血管狭窄或闭塞。DABI<0.4。

A+C 或 A+B+C 评估为脑动脉粥样硬化高风险;D 为支持性证据。

(3)诊断:目前脑动脉硬化症的诊断尚有分歧,1978 年我国第二届神经精神科学术会议提出如下的诊断标准。

A.年龄 45 岁以上。B.初发高级神经活动不稳定的症状及/或脑弥漫性损害症状。C.有全身动脉硬化的旁证:如眼底动脉硬化Ⅱ级以上,或主动脉弓增宽及颈动脉或桡动脉触之较硬,以及冠心病等。D.神经系统阳性体征:腱反射不对称,掌颏反射阳性及/或吸吮反射阳性。E.血清胆固醇增高。F.排除其他脑疾病。

前 5 项为做出诊断的最低标准。

(4)鉴别诊断:

①神经衰弱:早期应与神经衰弱(包括神经衰弱综合征及更年期综合征)相鉴别。这类病人出现头痛、头沉、耳鸣、眼花、肢体麻木、失眠、遗忘、注意力不集中等一系列大脑失调的症状,但无以上动脉硬化的体征及辅助检查的阳性资料。

②颅内占位病变：伴有痴呆者应与颅内占位病变相鉴别，特别是发展缓慢的颅内肿瘤及慢性硬膜下血肿等，均可出现精神症状及器质性痴呆征群，但这类病人年龄较轻，有颅内压增高的症状及体征，无其他动脉硬化的改变。

③老年精神障碍：60 岁以后明显的脑萎缩为其病理学基础，表现为进行性智能减退、情绪障碍、人格的改变，以及整个机体的衰老。本病无明显的波动性，神经系统局灶性体征少，无其他系统动脉硬化及高血压。

④匹克病：发病女性人数比男性人数高 2 倍，和一般器质性痴呆类似，有缓慢进行性智能减退以及性格和情感的改变，言语障碍较突出，失读、失写也常见，无全身动脉硬化表现。

三、运动康复训练前的风险筛查

运动康复训练前的风险筛查除结合病人的既往疾病史、家族遗传因素、医学体检结果、日常体力活动情况、运动强度自我评估外还有需要重点关注的康复训练者的心脑血管疾病的运动风险。尤其是脑卒中偏瘫病人主要是由于脑动脉粥样硬化及不稳定的斑块、高血压、高血脂、糖尿病等发展而来，而这类疾病人群从事运动康复训练本身就具有一定的风险性，除通过调节运动强度外在训练之前做一些具有针对性的心血管疾病风险评估和危险分层是必不可少的。

美国运动医学学会（ACSM）认为运动前的监控筛查应该要包括运动前健康筛查、自我筛查、动脉粥样硬化性心脑血管疾病评估（分层）、开展体力活动前的医学检查等。ACSM 常用的筛查方法包括运动前的健康筛查和运动强度自觉量表测试。

（一）运动前健康筛查

1.PAR-Q 问卷筛查

运动前的健康筛查是在医学健康检查的基础上避免运动风险的主要检查。美国运动医学会在运动前的健康筛查主要有两种自我筛查方法。使用体力活动准备问卷（PAR-Q）或者 AHA/ACSM 健康/体适能机构修正的运动前筛查问卷。ACSM 使用这两个问卷掌握病人的健康状况，然后通过具有相关资质的专业人士对其调查结果进行心血管疾病（CVD）风险评价和危险分层，以发现不适宜运动的医学情况。

体力活动准备问卷

体能活动适应
能力问卷-PAR-Q
（修订版-2011 年 2 月）

（一份适用于 15~69 岁人士的问卷）

　　经常进行体能活动不仅有益身心，而且乐趣无穷，因此，越来越多的人开始每天多做运动。对大部分人来说，多做运动是很安全的。不过，有些人则应在增加运动量前，先征询医生的意见。如果你计划增加运动量，请先回答下列 7 个问题。如果你介于 15~69 岁，这份体能活动适应能力问卷会告诉你应否在开始前咨询医生。如果你超过 69 岁没有经常运动，请征询医生的意见。普通常识是回答这些问题的最佳指引。请仔细阅读下列问题，然后诚实回答。

请答"是"或"否"

　　一条或以上答"是"

　　在开始增加运动量或进行体能评估前，请先致电或亲自与医生商谈，告知医生这份问卷，以及你回答"是"的问题。

　　●你可以进行任何活动，但须在开始时慢慢进行，然后逐渐增加活动量；又或你只可进行一些安全的活动。告诉医生你希望参加的活动及听从他的意见。

　　●找出一些安全及有益健康的社区活动。

是　否
□　□ 1.医生是否说过你的心脏有问题，以及只可进行医生建议的体能活动？
□　□ 2.你进行体能活动时是否会感到胸口痛？
□　□ 3.过去一个月内，你是否在没有进行体能活动时也感到胸口痛？
□　□ 4.你是否因感到眩晕而失去平衡，或是否失去知觉？
□　□ 5.你的骨骼或关节（例如脊骨、膝盖或髋关节）是否有毛病，且会因改变体能活动而恶化？
□　□ 6.医生现时是否有开血压或心脏药物（例如 water pills）给你服用？
□　□ 7.是否有其他理由令你不应进行体能活动？

如果你的答案是：

全部答"否"

如果你对这份问卷的全部问题诚实地答"否"，你有理由确信你可以：

开始增加运动量-开始时慢慢进行，然后逐渐增加，这是最安全和最容易的方法。

参加体能评估——这是一种确定你基本体能的好方法，以便你拟订最佳的运动计划。此外，主张你量度血压，如果读数超过144/94 mmHg，请先征询医生的意见，然后才逐渐增加运动量。

延迟增加运动量：

如果你因伤风或发烧等暂时性疾病而感到不适——请在康复后才增加运动量；或如果你怀孕或可能怀孕——请先征询医生的意见，然后才决定是否增加运动量。

请注意：如因健康状况转变，致使你随后须回答[是]的话，便应告知医生或健身教练，看看应否更改你的体能活动计划。

不得更改问卷内容。欢迎复印整份问卷（必须整份填写）

体能活动适应能力问卷源：The Canadian Society for Exercise Physiology
本人已阅悉、明白并填妥本问卷。本人的问题也已得到圆满解答。

姓名：＿＿＿＿＿＿＿＿＿＿　　　身份证明文件号码：＿＿＿＿＿＿＿＿＿＿

签署：＿＿＿＿＿＿＿＿＿＿　　　日期：＿＿＿＿＿＿＿＿＿＿＿＿

家长或监护人签署：＿＿＿＿＿　　　见证人：＿＿＿＿＿＿＿＿＿＿＿

（适用于18岁以下的参加者）

备注：1.你提供的资料，只做康乐及文化实务部门、健身室设施或康体活动报名事宜之用。递交问卷后，如欲更正或查询个人资料，请与接受报名的分区柜台职员联络。

2.如果在上述问卷中有一个或以上"是"的答案，即表示你的身体状况可能不适合参与有关活动。故为安全起见，请你先行咨询医生的意见；并须在报名或租订健身室设施时出示医生证明，证明你的身体状况适宜参与有关活动。如未能出示医生纸，则须填妥"申请人声明"，并于报名或租订健身室设施时连同报名表一并递交。

3.如你拒绝填写此问卷，有关的健体活动报名或租订健身室设施申请将不获受理。此问卷由填写当日起计一年内有效，一年有效期后，健身室使用者须再次填写此问卷。

> 如因健康状况转变，致使你随后对上述的任何问题的回答转为"是"的话，则本问卷即告无效。

PAR-Q 问卷声明：

年满 70 岁或以上的申请人须填写以下声明

声明(请在下列其中一个方格内加上"√"号)

本人谨此声明：

☐ 1.本人经常参加健体活动，并且有能力参加这项健体活动，因此无需出示医生证明书证明本人有能力参加这项活动。本人如在这项健体活动中受伤或死亡，康乐及文化事务署无需负责。本人明白如对本身能力有任何怀疑，应在参加活动前，征询医生的意见。

☐ 2.本人并非经常参加健体活动，但经医生检查后，证明健康良好，适宜参加这项活动。现附上医生证明书，以供参考。

申请人签署：＿＿＿＿＿＿＿＿＿＿＿＿

申请人姓名(正楷)：＿＿＿＿＿＿＿＿＿＿

日期：＿＿＿＿＿＿＿＿＿＿＿＿＿＿

PAR-Q 问卷申请人声明：

申请人声明

本人谨此声明：

本人经医生检查后，证明本人的身体状况适宜参加这项健体活动。本人如在这项健体活动中受伤或死亡，康乐及文化事务署无须负责。

申请人签署：＿＿＿＿＿＿＿＿＿＿＿＿

申请人姓名(正楷)：＿＿＿＿＿＿＿＿＿＿

日期：＿＿＿＿＿＿＿＿＿＿＿＿＿＿

AR-Q 问卷的内容包括三部分问卷主体部分的问题。第一部分：了解近期病人的心脏健康状况、骨关节健康状况、患病用药史及运动禁忌症。通过回答问题的情况进行分析并做出专业评定。第二部分为 70 岁以上申请人的责任声明，分别表明经常从事健体活动和非经常从事健体活动的情况，并要求申请人签署声明。第三部分为医务责任声明，表明从事健体活动时出现伤亡的免责声明,并要求申请人签署声明。

2.AHA-ACSM 运动前筛查

在 PAR-Q 问卷的基础上还可以进一步明确掌握测试者的运动禁忌症(心脑血管疾病史),来更好地评估其从事康复训练的可行性,在运动康复之前进行鉴别和剔除,或者嘱咐其在具有医疗监护的情况下进行运动训练。除 PAR-Q 问卷调查外,AHA-ACSM 运动前筛查问卷也是目前国内外经常使用的运动前筛查卷,它通过更为直接的问题来调查测试者是否具有运动禁忌证,一共包括 6 个主要方面,共 49 项调查,包括心脏病史、心脏手术史、心脏不适应性症、呼吸系统疾病、糖尿病、骨骼肌肉、心血管危险因素等。

进行 PAR-Q 问卷和 AHA-ACSM 运动前筛查问卷调查的目的旨在对有医学禁忌症的病人进行甄别和排除,避免运动风险,对具有一种或多种临床症状但可以从事运动锻炼的病人,督促其在具有医疗监督的情况下从事运动康复训练。

AHA-ACSM 运动前筛查问卷

通过如实陈述下列问题评价你的健康情况

*1.姓名

*2.病史:你曾经有过[多选题]

□ 一次心脏病发作

□ 心脏手术

□ 心脏导管插入术

□ 经皮冠状动脉成形术

□ 起搏器/植入式心脏除颤/复律器

□ 二心瓣膜疾病

□ 心力衰竭

□ 心脏移植

□ 先天性心脏病

□ 无以上情况

*3.病史:你曾经有过[多选题]

□ 一次心脏病发作

□ 心脏手术

□ 心脏导管插入术

□ 经皮冠状动脉成形术

□ 起搏器/植入式心脏除颤/复律器

☐ 心瓣膜疾病

☐ 心力衰竭

☐ 心脏移植

☐ 先天性心脏病

☐ 无以上情况

＊4.症状:你曾经有过[多选题]

☐ 在用力时有过胸部不适

☐ 有过不明原因的呼吸困难

☐ 有过头晕眼花、晕倒或眩晕

☐ 有过脚踝肿胀

☐ 有过因为快而强的心跳而导致感觉不适

☐ 正在服用治疗心脏病的药物

☐ 无以上症状

＊5.其他健康问题[多选题]

☐ 有糖尿病

☐ 有哮喘或其他肺部疾病

☐ 短距离行走时,你的小腿有发热或抽筋的感觉

☐ 有限制性体力活动的肌肉、骨骼问题

☐ 关心过运动的安全性

☐ 正在服用处方药

☐ 怀孕了

☐ 无以上问题

＊6.心血管危险因素[多选题]

☐ 男性≥45 岁

☐ 女性≥55 岁

☐ 吸烟或戒烟不足 6 个月

☐ 血压≥140/90 mmHg

☐ 不知道自己的血压

☐ 正在服用降血压药

☐ 血浆胆固醇≥200 mg/dl

☐ 不知道自己的血浆胆固醇水平

☐ 有一个近亲有心脏病或做过心脏手术,其中父亲或兄弟≤55 岁,母亲或姐妹≤65 岁

☐ 很少进行体力活动(如每周运动≤3 d,每天<30 分钟)

☐ BMI≥30 kg/m²

☐ 糖尿病前期

☐ 不知道自己是否处于糖尿病前期

(二)运动强度自觉量表测试

运动强度自觉量表(RPE)是瑞典心理学家 Gunnara.V.Borg 博士于 1960 年制订的,无论是竞技体育还是健康促进领域都广泛使用。《ACSM 运动测试与处方指南》自第三版(1986 年)起将 Borg 的 RPE 量表作为体力活动强度等级划分的标准之一。RPE 在制订慢性疾病康复运动处方和竞技体育训练中都经常使用。它将运动负荷下的主观感受分为 0~10 级,由没有感觉到极强。

RPE 是将费力程度数值化,可评定运动强度。任何运动都可以使用运动自觉强度衡量运动强度是否适中,偏瘫病人在进行康复训练过程中尤其是主动康复锻炼时可以结合心率和 RPE 进行运动强度的检查。

运动强度自觉量表

"运动强度自觉量表"在医学界已广泛应用了将近 40 年,运动生理学家和医生们在为病人做运动测验时,都利用这个量表与病人保持沟通,受测者可以立即描述出当时主观上感觉的吃力程度。体能教练在指导学员时也可以采用这个方法,它可以单独使用,也可以和测量心跳频率的方法同时使用,以监测运动强度是否适当。

运动强度自觉量表内容:

0 级——没什么感觉 这是你在休息时的感觉,你丝毫不觉疲惫,你的呼吸完全平缓,在整个运动期间你完全不会有此感觉。

1 级——很弱 这是你在桌前工作或阅读时的感觉,你丝毫不觉疲惫,而且呼吸平缓。

2 级——弱 这是你在穿衣服时可能出现的感觉,你稍感疲惫或毫无疲惫感,你的呼吸平缓,运动时很少会体验到这种程度的感觉。

3 级——温和 这是你慢慢走进房间打开电视机时可能出现的感觉,你稍感疲惫,你可能轻微地察觉到你的呼吸,但气息缓慢而自然,在运动过程初期你可能会有此感觉。

4 级——稍强 这是你在户外缓慢步行时可能产生的感觉,你感到轻微疲愈，呼吸微微上扬但依然自在。在热身的初期阶段可能会有此感觉。

5级——强 这是你轻快地走向商店时可能出现的感觉，你感到轻微的疲愈，你察觉到自己的呼吸，气息比第4级还急促一些，你在热身结尾时会有此感觉。

6级——中强 这是你约会迟到急忙赶去时可能出现的感觉，你感到疲愈，但你知道你可以维持这样的步调，你呼吸急促，而且可以察觉得到。从暖身转向运动阶段期间，以及在学习如何达到第7级和第8级的初期里，你都可能有此感觉。

7级——很强 这是你激烈运动时可能出现的感觉，你势必感到疲愈，但你可以确定自己可以维持到运动结束，你的呼吸急促，这你绝对会感觉到，你可以与人对话，但你可能宁愿不说话，这是你维持运动训练的底线。

8级——非常强 这是你做非常剧烈的运动时可能出现的感觉，你势必感到极度疲愈，而你认为自己可以维持这样的步调直到运动结束，只是你无法百分之百地确定。你的呼吸非常急促，你还是可以与人对话，但你不想这么做。这个阶段只适用于你已能自在地达到第7级，并准备好做更激烈的训练。这一级会产生显著的效果，但你必须学习如何维持，对许多人而言，这么剧烈的运动不容易做到。

9级——超强 这是极度剧烈运动下所出现的感觉，你势必体验到极度的疲愈，如果你自问是否能持续到运动结束，你的答案可能是否定的。你的呼吸非常吃力，而且无法与人交谈，你可能在试图达到第8级的片刻，会有此感觉。这是许多专业运动员训练的级数，对他们而言，要达到这个级数也非常困难，你的例行运动不应该达到第9级，而当你达到第9级时，你应该让自己慢下来。

10级——极强 你不应该经历第10级，在这一级里你将体会到精疲力竭，这一级你无法持久，就算持久了对你也没什么好处。

RPE是一种主观衡量运动时感觉的方法，尤其适用于心脏病、糖尿病人。运动者根据疲劳程度来评估自己的数值。

四、康复训练中的医务监督

偏瘫病人从脑卒中开始导致出现偏瘫等症状，整个治疗和康复训练的过程根据病人损伤程度恢复期不同有所不同，重症病人可能导致严重的运动功能障碍永久性瘫痪，轻症病人可以较快恢复相对完善的生活自理能力。病人就算运动前经过了风险筛查，无论是临床治疗时期的康复训练还是后期居家状态下的功能性训练,也都具有一定的健康风险和损伤风险,比如心脏病、跌倒、低血糖、骨折、肌肉拉伤等。离开临床之后病人回到社区、家里,可以在家人和朋友的陪同下监督训练,避免出现康复训练中的运动损伤,但是家庭环境中健康医务监督会变得相对困难,因为健康风险需要专业的监控设备和医护人员共同进行管理。

(一)运动损伤风险监督

偏瘫病人由于其脑损伤导致运动功能障碍,在完成日常生活中的动作时会比正常人困难很多,而肌力的缺失使得偏瘫病人出现发力不协同、不对称的情况,尤其是走路会出现画圈步态,行走时足内翻,足跟不能充分着地,由髋关节带动下肢行走。这种不协调的步态动作很容易失去平衡,导致跌倒。由于偏瘫病人年龄结构与中国患骨质疏松症的年龄结构重合性很高,中国人40~49岁患骨质疏松的概率为3.2%,而50岁以上骨质疏松患病率为19.2%,65岁以上的更高达32%。偏瘫病人由于长期的肢体功能退化或废用将会进一步导致骨质疏松的发生概率和加重骨质疏松的程度,也就大大增加了跌倒时骨折的概率。

根据美国的一项调查,95%以上的髋部骨折由跌倒引起,同时跌倒在老年人群中的发生率略占1/3。中国的跌倒在老年人中发生的概率也不低,60岁以上总比例达到14.5%,65岁以上为15.4%,70岁以上为19.5%。世界卫生组织的全球数据显示跌倒发生的概率呈现逐年增长趋势。跌伤是世界各地意外或非故意伤害死亡的第二大原因。全世界每年估计有64.6万人因跌伤而死亡,其中80%以上发生在低收入和中等收入国家。在致命的跌伤中,65岁以上成年人所占比例最大。每年发生需要接受治疗的严重跌伤为3730万人次。年龄是导致跌伤的主要危险因素之一。老年人因跌倒而死亡或受重伤的风险最大,年龄越大,风险越高。例如,在美国,老年人跌倒后受轻伤或重伤者比例达20%~30%,跌伤多为跌打损伤、髋部骨折、头部外伤等。导致这一风险的部分原因可能是老年人身体、感官和认知方面出现老化,而环境又不能适应人口老龄化的需要。

跌倒导致的损伤是老年人较大概率发生的健康风险,偏瘫病人的患病人群大多集中在中老年群体中,加之病理的原因导致其产生跌倒并出现骨折的风险大大增加。在进行康复训练时,其医务监督应该从自我监督、他人监督、辅助保护等方面着手。①自我监督,当病人从事康复训练时除了遵循科学训练的原则及评估风险,在整个过程中都应该实时感知自我完成动作的状态,评估完成的能力,对具有风险性的动作不做轻易甚至无保护的尝试,还应该避免康复训练中疲劳情况的出现。②他人监督,在临床早期康复中,医护人员、物理治疗师、康复训练师都可以参与到训练的保护中来,对病人的康复训练具有一定的监督和指导作用。③后期居家康复训练中,亲人、护工、朋友等不能实时监督和提供医务监督和指导的情况下应该尽可能地做好辅助保护。在病人的康复训练中,辅助保护器械设备的使用是尤为重要的,比如轮椅、拐杖、扶手凳、扶手杆等。

(二)健康风险监督

在健康检测、风险检查的基础上制订运动处方,但是其实施过程中的健康风险依然存在,尤其是患有心脏病、糖尿病、哮喘等疾病的病人在康复训练过程中依然要定期进行体检和评估运动风险。有条件的病人在康复训练过程中应对心率、血压、血糖变化等进行实时监控。可以运用运动手环对心率和血压进行监控,但是手环测试存在一定的误差,条件较好的病人可以使用心带来对心率进行实时监控,并在运动结束后30分钟进行血糖测试,主要防范心脏病和低血糖症状出现。

第四节　运动康复训练运动处方的制定

运动处方的概念最早是美国生理学家卡波维奇(Karpovich)在20世纪50年代提出的。20世纪60年代以来,随着康复医学的发展尤其是对冠心病等的康复训练的开展,运动处方开始受到重视。1969年,世界卫生组织开始使用运动处方术语,从而在国际上得到认可。运动处方的完整概念是:康复医师或体疗师,对从事体育锻炼者或病人,根据医学检查资料(包括运动试验和体力测验),按其健康、体力以及心血管功能状况,用处方的形式规定运动种类、运动强度、运动时间及运动频率,提出运动中的注意事项。运动处方是指导人们有目的、有计划和科学地锻炼的一种方法。

王正珍和徐峻华主编的《运动处方》第二版中将运动处方定义为:由运动健康指导师、运动处方师、康复医师、康复治疗师、社会体育指导员或临床医生等专业人员依据锻炼者年龄、性别、个人健康信息、医学检查、体育活动的经历以及体质测试结果,如心肺耐力等,以健身为目的,以处方的形式,制订系统化、个性化的体育活动指导方案。

根据运动处方的定义不难看出,运动训练指导方案一定是个性化的,因为它是在锻炼者自身情况基础上进行的,其次它是在专业人士指导下完成的,而要制订偏瘫病人的运动处方,需要把握运动处方制订的原则、注意事项、实施效果,在这个基础上呈现完整的运动训练方案。

一、运动处方的基本原则

美国运动医学会 ACSM 在运动测试与运动处方指南中明确地给出运动处方制订的基本原则,即 FITT-VP 原则,包括频率(Frequency,每周进行多少次)、强度(Intensity,费力程度)、时间(Time,持续时间或总时长)、方式(Type,模式或类型)以及总量(Volume,量)和进度(Progression,进阶)。要保障运动获得最佳益处,在避免风险的基础上训练计划应该包括有氧运动、抗阻运动、柔韧练习和神经动作练习。下面以一例偏瘫病人的运动处方来说明 FITT-VP 原则和运动训练内容的计划实施。

二、偏瘫病人的运动处方注意事项

最好的运动处方应该能够全面促进健康相关体适能,即提高心肺耐力、肌肉力量和耐力、柔韧性、身体成分和神经动作适能。除增加体力活动外,运动处方还应该减少久坐行为。重点关注病人肌力较弱侧的力量恢复,减少偏瘫部位废止时间,改善其运动控制能力,在满足获得有益健康作用的同时重点进行功能性康复训练动作的练习。

偏瘫病人的运动频率、强度、时间、方式、总量和进度都要考虑到与正常身体运动机能状态人群的区别。在完成动作的频率上,相较普通病人,偏瘫病人可以适当增加练习频率,尤其是与生活能力相关的训练内容可以交替安排,如步行、够物、坐起、行走等。在完成动作的强度上受到肢体力量和瘫痪侧的影响,肯定不能从事大强度的运动,而不同肌力等级,不同年龄、不同性别的病人所能承受的强度也不相同,应该是建立在肌力测试和病人自身完成能力基础上考虑运动的强度。练习时主要避免长时间练习导致病人注意力不集中,肌力减弱产生的疲劳跌倒,练习中应注意保持病人的心率平稳。练习方式上可采用被动练习,对严重瘫痪病人进行被动拉伸,结合康复练习仪器进行训练,同时应多增加主动性练习,以及再次获得生活能力的功能性练习。在总的练习量和进度的安排上都应该遵循个性化原则,适应康复训练者的个人情况,遵循循序渐进的原则。(表 6-8)

表 6-8　偏瘫病人的步行训练处方

姓名：　　　　　　　性别：	
年龄　　　　　　　　日期：　　　　　档案号：	
体质评定:左侧偏瘫肌力 3 级,已患病 3 个月,健侧肌力优良	
身高：	体重
基础代谢(BMR)：	体脂百分比：
基础心率：	靶心率：
血压：	疾病史：
偏瘫侧及肌力评级:左侧瘫痪;肌力 3 级	
康复训练的目的： 1.促进偏瘫病人的机能健康,获得最大健康收益; 2.增加患侧损伤肢体的运动,促进废肢活动,提高神经运动控制; 3.提高偏瘫病人步行能力,促进生活能力的再获得。	
康复训练的方法： 1. 2. 3.	
运动的时间和频率： 1.时间 2.频率	
注意事项：	
康复训练监督员：　日期：	

三、偏瘫病人一次康复训练组成

一次完整的康复训练课程应该包括热身、康复训练、整理活动、拉伸。

（一）热身

热身运动一般由低强度及中等强度的有氧活动和肌肉拉伸类动作组成，时间控制在5~15分钟，对肌力较弱瘫痪程度重的病人，热身活动可以适当延长时间但不宜超过 20 分钟。热身活动的目的是让病人的生理、机能、心理、神经控制得到充分的激活，为康复训练做准备。偏瘫病人热身中的拉伸可以借助外部力量进行，但拉伸时间不宜过长。肌肉拉伸活动应该是涵盖了全身大部分肌肉的综合性活动。

（二）康复训练

康复训练以步行训练为例，步行训练主要为步态的训练，主要是在核心控制协同的基础上训练下肢的支撑和蹬地，在变换行进的过程中保持人体平衡，在摆动过程中控制足和膝关节的路径。主体部分时间控制在 30~40 分钟，可以在一次训练中安排 2~3 种步态训练内容，如平板步态训练 10 分钟（图 6-7）、平地行走步态训练 10 分钟（图 6-8）、上下楼梯步态训练 10 分钟。（图 6-9）内容从易到难循序渐进。合理安排时间，时间太短不能很好地起到锻炼的作用，时间过长容易产生局部肌肉疲劳出现跌倒的危险。训练在活动平板上或者平地上进行。也可以适当地增加腿部负重状态下的步行练习，对于延缓肌肉萎缩和提高肌力具有非常不错的效果。为了提高练习的安全性，可以在活动平板的练习中增加悬吊带的保护。

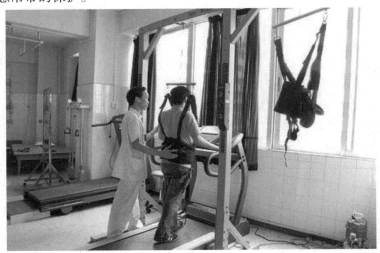

图 6-7　平板步态训练

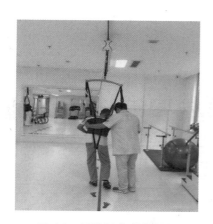

图 6-8　平地行走步态训练

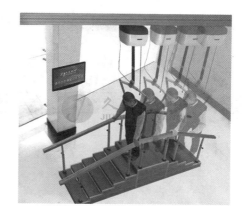

图 6-9　上下楼梯步态训练

（三）整理活动

整理活动和热身活动是相反的，热身活动是为了让处于平静的机体得到充分调动进入主体部分，而整理活动是将处于运动转体的机体的心率和肺部功能逐渐降到正常状态。同时能够适当地消除机体较大强度训练过程中产生的代谢产物。偏瘫病人的整理活动可做低强度坐姿练习，以单一的肢体活动为主，例如垫上自行车动作，5~10 分钟即可。

（四）拉伸

研究表明，拉伸是最快速恢复机能状态的练习，偏瘫病人可在医护人员帮助下完成，拉伸应该涵盖病人全身大部分肌肉组织，力度不宜过大。适当合理地拉伸也是保障病人肌肉伸展性和关节活动度的重要手段。时间以 5~10 分钟为宜。

第七章　运动康复训练操编排与分析

第一节　运动康复操组成架构

编排康复训练操的目的是使患有急性或者慢性脑损伤的病人能够力所能及地在家中或者户外参与和从事康复锻炼。在音乐伴奏下能够获得更好的依从性和精神获得感。康复操编排的组织架构需要考虑音乐运用、动作结构与功能、强度和运动量、体能分配等问题。

一、康复训练操的音乐

音乐是任何一项体育艺术类项目的灵魂,康复训练操也是在音乐伴奏下完成成套神经康复锻炼的内容,音乐同样也是康复训练操的灵魂。神经康复训练操是运用到特殊群体的功能性训练操,在音乐的类型和曲风上尤其要注意考虑病人的心理特征,要能够符合锻炼者的思想观念、审美理想、精神气质等。

根据联合国卫生组织的年龄划分:0～17岁为未成年人,18～65岁为青年人,66～79为中年人,80～99为老年人,100岁以上为长寿老人。从年龄结构来说,偏瘫康复者大多是50岁以上的中老年人,其中以66岁以上中老年人居多,他们是脑卒中导致偏瘫的高危人群,而这一年龄群体对音乐的节奏和节拍有着特殊要求。节奏是音乐的脉搏,是精神层面的情感表达,这种表达要与偏瘫康复者康复训练的心理情景相适应。为了能够提高偏瘫康复者从事康复训练依从性,促进大脑可塑性的发展,适宜采用节奏欢快,符合中老年人心理特征、心理活动规律、积极向上、富有活力的曲子,这样才能提高偏瘫从事康复训练病人的依从性,也才能够使病人有更好获得感和锻炼效果。

音乐的节拍有强弱之分,是音乐节奏的速度表现,节拍的强弱和快慢直接影响着康复者是否能够高质量地完成康复训练操的内容,也就影响了病人的康复效果。一般一首康复训练操音乐由 8 拍组成 1 节,4 小节组成一个乐段,而一首乐曲由无数个乐段组成。在部分乐曲中会存在为了增加节奏的多样性在乐段和乐段之间增加 4 拍或者 1 个 8 拍过渡段的处理。要准确掌握音乐的节拍和区分每个乐段或者过渡段音乐其实只需要注意音乐节奏的变化,如乐段的第四节的 5~8 拍和下一乐段第一节的 1~4 拍有明显的节奏变化,这种变化就是乐段分割的提示。音乐的选择需要考虑到瘫痪康复者是年龄较大的活动功能受限人群,音乐节拍以 140~150 拍/分钟的中低速度较为合适。整个音乐的时间不宜过长,应该保持在 2~3.5 分钟较为适宜。时间太短不能完成锻炼的全部身体架构动作,时间太长会增加练习的难度。

二、康复训练操的动作结构与功能

(一)人体各部位结构分布

偏瘫康复者康复训练操的动作编排是建立在人体解剖构造基础上展开的。作为一个具有生命活动整体的人,也是地球上唯一一种直立行走的高级脊椎动物,和其他动物相比较身体各部位也有不同的名称。(图 7-1)主要包括 4 个主要部分:头颈部、躯干部、上肢部、下肢部。①头颈部的名称:头、颈;②躯干部的名称:胸、背、脊椎;③上肢部的名称:肩、上臂、前臂、手;④下肢部的名称:臀、大腿、小腿、足。

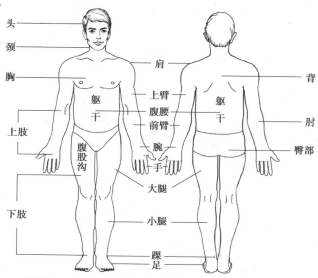

图 7-1　人体各部位名称、人体解剖姿势及方位术语

（二）人体解剖结构轴和切面

解剖学结构上人体主要包括 3 个轴：垂直轴、矢状轴、冠状轴。垂直轴是上下方向与水平线互相垂直的垂线，矢状轴为前后方向的水平线，冠状轴为左右的水平线。3 个切面：矢状面、水平面、额状面。其中矢状面是沿着人体的前后径与水平面垂直所做的切面，当矢状面位于正中间将人体分为左右两半，该切面称为正中矢状面。水平面是与地面平行，将人体分为上、下两部分的切面。额状面是沿人体的左右径将人体分为前后两部分的切面。（图 7-2）

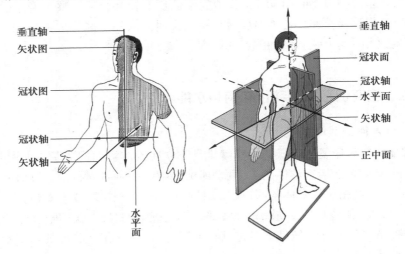

图 7-2　人体解剖学三大轴和切面

（三）人体肌肉组织

人体肌肉约 639 块，由约 60 亿条肌纤维组成，其中最长的肌纤维达 60 厘米，最短的仅有 1 毫米左右。大块肌肉约有 2 千克，小块的肌肉仅有几克。一般人的肌肉占体重的35%～45%。按结构和功能的不同又可分为平滑肌、心肌和骨骼肌 3 种，按形态又可分为长肌、短肌、扁肌和轮匝肌。平滑肌主要构成内脏和血管，具有收缩缓慢、持久、不易疲劳等特点，心肌构成心壁，两者都不随人的意志收缩，故称不随意肌。骨骼肌分布于头、颈、躯干和四肢，通常附着于骨，骨骼肌收缩迅速、有力，容易疲劳，可随人的意志舒缩，故称随意肌。骨骼肌在显微镜下观察呈横纹状，故又称横纹肌。附着在人体上的肌肉组织大多数以肌群的形式存在于人体的不同部位。（图 7-3）故名称也依据不同的用途、形态和所在部位有所不同。

骨骼肌是运动系统的动力部分，分为白、红肌纤维，白肌依靠快速化学反应迅速收缩或者拉伸,红肌则依靠持续供氧运动。在神经系统的支配下,骨骼肌收缩,牵引骨产生运动。

　　人体每块骨骼肌不论大小如何,都具有一定的形态、结构、位置和辅助装置,并有丰富的血管和淋巴管分布,受一定的神经支配。任何动作的完成即便是简单动作也都不是由某一块肌肉所能实现的,都是多肌肉甚至多肌肉群协同配合参与作用的结果。

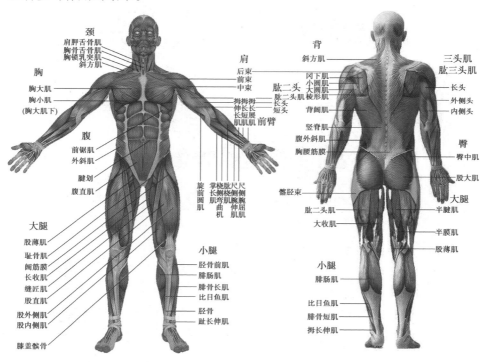

图 7-3　人体肌肉组织解剖图谱

(四)人体解剖结构下的康复训练操动作结构

　　从人体结构来说神经康复训练操主要兼顾身体的各个部位,动作上将头颈部、躯干和上下肢都统筹在内,根据不同部位关节活动度设定符合中老年偏瘫康复者所能够完成的动作。建立在多肌肉群完成动作的基础上,更多地采取大肌群动作和小肌群协同配合的动作结构。建立在安全性和可操作性的基础上。康复训练操的基本姿势推荐安全的可在平地上练习的坐姿、躺姿、趴姿和控背姿势。(图7-4—图7-8)根据配乐先后进行坐姿、躺姿、趴姿和背姿练习。坐姿主要是完成脚掌、脚踝、部分小腿肌群、上肢部分和头颈部练习所采取的姿势;

躺姿主要是完成躯干和腿部练习所采取的姿势;控背姿势主要是完成背部练习所采取的姿势。

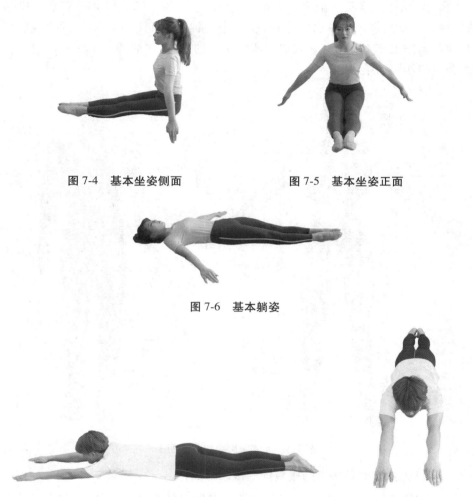

图 7-4　基本坐姿侧面　　　　　　图 7-5　基本坐姿正面

图 7-6　基本躺姿

图 7-7　基本平趴姿势侧面　　　　图 7-8　控背姿势背面

　　整套康复训练操的四个部分根据偏瘫康复者的不同等级在部分动作上作出有针对性的改变。总的原则是针对瘫痪的不同程度调整单个动作的难易程度,肌力测试越高的病人完成较难级别的动作,越低的病人降低动作难度。在动作结构设计上通过调整动作轴距、频率、幅度、次数等改变难度。比如在腿部练习中,3 级康复者的肌力较弱,神经受损程度高,所能动员的肌纤维参与负重的数量少,4级康复者较3级康复者表现得更好,那么同一个腿部动作4级偏瘫病人可用直腿完成,而3级康复者可以屈腿完成。

（五）康复训练操动作结构与功能整体化

功能和结构具有完整统一性,什么样的结构赋予什么样的功能,而特定的功能需要一定的结构作为支撑。在康复训练操的编排中特别注意的一个问题是,神经康复训练的目的是尽可能使病人重获生活自理能力,建立生活的自信心,促进生命后期生活质量的提高。

（1）第一部分,脚掌和小腿部练习。以坐姿进行,通过脚踝的前后、外旋、内旋动作锻炼下肢的脚掌和小腿,对距腓前后韧带、胫腓前韧带、跟腓韧带、腓肠肌、拇长肌、腓骨短肌都有很好的锻炼作用。这一部分音乐节奏缓和,节拍清晰,起到热身准备作用。脚部练习增加踝关节灵活性,防止小腿肌肉萎缩,踝关节外侧韧带松弛,导致后期的行走功能障碍和潜在的脚踝扭伤。

（2）第二部分,腿部的练习。以坐姿和躺姿进行,由单腿和双腿结合完成水平轴和矢状轴的动作,幅度较小,但存在抗自身腿部重力动作。主要锻炼大腿股四头肌和大收肌。病人以躺姿做双腿屈伸的交替动作,增加膝关节的活动度和灵活性,为站立行走所需要的膝关节屈伸做准备。大腿是完成蹲起坐下、站立行走的主要动力来源,康复操通过外展、屈伸、抗自身重量等练习发展大腿肌群力量,促进病人行走能力的实现。

（3）第三部分,腰部练习。腰部为躯干核心控制区,是人体站立平衡的中心支点,偏瘫康复者在后期行走过程中会出现中途停歇的情况,而静止站立或者扶持静止站立都需要腰部静止核心控制作为支撑,偏瘫康复者康复中如果忽略核心部位的练习,或者康复过程中核心练习不科学会延迟其站立稳定性的发挥以及增加出现摔倒的风险。腰部练习以躺姿进行,采取动力和静力结合的练习方式,前后屈曲的动作发展腹直肌上中下三部分,左右旋转的动作来发展腹内斜肌和腹外斜肌等外侧肌群,通过不同方位、不同方向的练习以获得最佳的锻炼效果。

（4）第四部分,手臂和背部的练习。以趴姿和控背部姿势进行,通过屈膝变种俯卧撑来发展康复者的手臂和肩带力量,恢复其够物能力,主要锻炼其肱三头肌、肱二头肌和肩带肌群。背部的练习采取自由泳腿打水的动作和控背肌练习展开,主要锻炼臀大肌、背阔肌、竖脊肌、夹肌、横突棘肌、棘间肌、横突间肌与肋提肌等。正常人每天都会完成不同形式的屈身、够物或抬头等动作,而神经康复者在练习中必须发展其背部的肌肉力量为其完成身体屈曲和抬头上扬动作做准备。

神经康复训练操四个部分第一部分节奏缓和,动作密度较低,中间部分动作多元,大肌肉群参与较多,第四部分以动静结合的练习为主,并结合不同轴和不同切面的练习动作。多样性的动作结构是保障肢体功能恢复的前提,也是促进偏瘫病人恢复日常生活自理能力的保障。

三、康复训练操运动量和运动强度

运动量和运动强度是康复训练操编排中不可或缺的元素,也是保障康复训练效果的基础。运动量表现的是能量消耗和时间的关系,而运动强度是单位时间内的运动量。偏瘫康复者以中老年人居多,在运动量的选择上以中低强度为主,而一套康复训练操编排的动作内容、音乐长度、动作结构已经是固定的,也就是说在保证质量的前提下完成一次成套动作练习所表现出来的动作强度是相对固定的。那么怎样来控制每次练习的运动强度和运动量呢?其实可以通过调整动作之间的休息时间来调整练习的强度,通过调整练习康复训练操每个动作的次数来调整运动量,练习次数越多运动量越大,反之练习次数越少运动量越小。

单个成套结构动作的运动量,编排的动作相对固定,但是运动强度在四个部分中具有差异性。运动强度的大小通常用心率来表示。一般我们把人体运动时所能达到和承受的最大运动强度时的心率称为"最大心率",此时的心脏功能达到极限。当人体完成最大做功的 60%~70% 时的心率称之为"靶心率"。我们常用的运动强度确定方法是"靶心率"判定法。靶心率(THR)是指通过有氧运动提高心血管循环系统的机能时有效而安全的运动心率。靶心率的 60%~80% 是普通人群有氧运动的大致运动心率。我们常用年龄测算法来计算运动率,即靶心率=(220-年龄)×65%(或85%)。但是对于 50 岁以上有慢性疾病史的人群来说,靶心率=170-年龄。偏瘫康复者的神经康复训练运动强度也应该与普通人群加以区别,因此我们也采取这种计算方法。

康复训练操第一部分的脚尖脚踝练习是准备部分,运动强度相对较低,运动强度随着腿部练习开展增加,当康复训练操进行到腰部练习时强度处于峰值,第四部分背部和手臂动作时强度逐渐减弱。从时间上来说,音乐开始第 1 到第 4 个 8 拍共 15 秒时间为准备阶段,第 5 到第 16 个 8 拍也就是音乐 16 秒到

1分1秒的腿部练习为强度上升阶段。第17到第42个8拍音乐为1分2秒到2分45秒的腰部和全身性练习运动强度达到整个康复训练操的峰值。第43到第50个8拍也就是音乐的2分43秒到3分15秒为背部和手臂练习,运动强度逐渐回落。

四、康复训练操体能分配

体能广义为人体活动时表现出来的所有活动能力,与人体的身体形态、机能和运动素质有关。偏瘫康复者的体能是与健康相关的体能,这里的体能更倾向于康复训练过程中所表现出来的运动能力。康复训练操对于3级和4级病人的难度要求有所不同,所需要康复者所表现出来的体能状态也不一样,但4级康复者肌力测试本身就优于3级康复者,因此从单次完成康复训练操所体现出来的要求差别不大。

正常人群可以通过测试其身体基本形态、力量、速度、耐力、柔韧、灵敏观察其运动表现。脑卒中康复者体能水平各项身体素质指标无法精确地测试,体能分配在合理区间是安全科学锻炼的标尺,实践中将心率作为最直接的评定指标。偏瘫康复者主要测试其最适宜运动心率和心肺功能尤其是恢复能力:①评定偏瘫康复者最适宜运动心率,最大心率 $FCmax = 220-$ 实际年龄,心率储备 = 最大心率 $FCmax-$ 安静心率 $FCcrepose$。最适宜运动心率 = 心率储备×(60% ~ 80%)+静止心率。②掌握病人运动锻炼后的恢复能力。测试之前让偏瘫病人运动10分钟,之后尽量使病人心跳恢复到静息状态,测试运动锻炼后静止(平躺)状态下的1~1.5分钟、2~2.5分钟、3~3.5分钟的心率。运用台阶实验计算公式,评定指数 = 成套动作时间(S)×100/(2×恢复期3次脉搏之和),评定指数越大恢复能力越强。

单个成套动作在保证完成质量的情况下,运动量和运动强度相对固定,要获得最佳的锻炼效果,同时能够在康复的过程中保障偏瘫康复者能够获得多次运动的体能储备,通过调控组间的休息时间来合理分配体能是最好的办法。

第二节　运动康复训练操的编排原则

一、安全性原则

从脑卒中疾病导致偏瘫的发病机制可以得知脑卒中病人导致的偏瘫病人大多数有心血管疾病问题,部分伴随有糖尿病、心脏病、高血压等慢性疾病,部分还有其他疾病史,并有用药史。这类病人多会存在明显的或者潜在的运动风险,需要在运动风险测量、监控、评价基础上从事康复操锻炼,这对康复训练操的内容也提出安全要求,安全是一切训练的前提。

康复训练操的安全性主要表现为运动强度安全性、动作姿势安全性、动作内容安全性。运动强度安全性体现在前期编排中,我们不断修正动作难度,实时监控运动过程中病人的心率变化情况,逐渐修改康复训练操使成套运动强度保持在中低强度区间。动作姿势的安全性主要体现在整个成套动作采取了防止跌倒的坐位、躺卧位、平趴、控背四种身体形态。病人可在平整的床上或者瑜伽垫上完成。动作内容的安全性主要是保证编排所选用的动作康复训练者可以接受,能够完成,难度适宜,避免大幅度、多关节、多运动点面的动作。

二、科学性原则

科学性原则体现在康复训练的编排上既要遵从神经康复训练有利于受损和未受损大脑的重塑性获得,提高主动锻炼的动作内容,也需要科学规划健身操的动作结构、内容、强度和锻炼形式,创编出能够获得最佳锻炼效果的成套动作内容。在不同肌力等级的病人中采取不同的动作难度和要求,区别对待。健身操编排需要综合运动生物力学、体育科学、肌肉骨骼特征、环境、损伤情况等因素。要以对普通人群和偏瘫病人都有积极作用为目标进行科学的编排。遵循医学伦理实验要求,先在实验中进行运动强度运动量实验测试及单个动作完成情况测试,首先应用于普通人群,观测心肺功能、身体机能、肌力改变,再依次向肌力良好的 4 级和 3 级病人过渡。

三、整体性原则

中枢神经支配受损会导致肌肉活动减少、力量减弱和控制功能丧失。神经可支配的肌纤维减少,导致肌力的减少使得病人生活能力消退,这是一个整体性问题。神经受损会导致:肌肉激活受阻,肌力下降,产生肌力峰值时不对导致运动变慢;肌肉协同控制差;完成精细动作困难。康复训练操编排应考虑帮助病人神经康复和恢复其生活功能的整体性。偏瘫病人由于局部肢体不能活动或者肌力缺失很容易出现继发性肢体肌肉和骨骼废用性改变如软组织僵化、血液循环不畅、肌肉萎缩、骨质疏松等。康复训练操除了要提高病人瘫痪肢体的主动活动次数,还要考虑到预防其他并发症等慢性疾病。提高偏瘫病人的心肺功能以提高生理恢复的速度和程度,避免心理认知功能退化,抑郁和焦虑情绪的出现。发展偏瘫病人的全身肌群的力量,提高受损肢体的肌力表现,同时通过提高其他协同肌群的力量实现运动功能代偿效应,让病人获得更好的生活技能表现。

四、有效性原则

运动康复尤其是主动康复训练对偏瘫病人恢复的有效性是得到公认的。这种有效性往往来自病人的主观角度评价。SF-36健康调查问卷就是评价病人生理、心理和社会认同方面的健康调查表。测试范围包括身体健康、精神健康、身体活力、角色限制、疼痛和整体健康状况,从0~100分为最健康到最不健康。同类型的还有Nottingham健康状况量表、自我效能量表、病人健康调查问卷等。康复训练操的编排应以对普通人群和偏瘫病人都有效为目标,而通过定期量表检测是保障效果的最有效方式。康复训练操在创编过程中特别注重临床病人的锻炼效果的随访,及时调整和修改动作内容和完成姿态等。通过健康问卷的监控保障了康复训练操的训练效果。

第三节 运动康复训练操动作详解

一、第一部分动作详解

（一）基本坐姿

练习者坐在瑜伽垫上，保持躯干垂直于地面，保持脊椎正常生理弯曲。抬头挺胸，双手放于体侧，肩膀自然下垂。光脚或者着棉袜，双腿并拢，脚背伸直。（图7-9、图7-10）整个躯干和上肢姿势贯穿整个坐姿动作练习过程中。

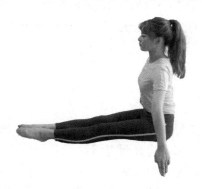

图7-9 正面

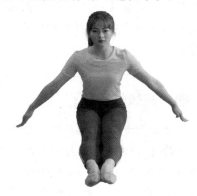

图7-10 侧面

（二）脚背脚尖练习

保持基本坐姿，主要由小腿腓肠肌、比目鱼肌收缩和胫骨前肌交替收缩完成脚掌交替下压、勾起和旋转动作。共包括4种完成形式（图7-11—图7-14）：①双脚交替；②双脚同时下压；③双脚同时勾起；④反向旋转。练习过程中保持正常均匀呼吸。整个练习过程中勾起时尽可能拉伸小腿后侧，脚趾尖往躯干部位靠，而下压时尽量拉伸小腿前侧，使脚趾尖有抓地面的感觉。反向脚掌旋转过程中尽可能保持脚跟靠拢，增加脚趾尖画圈的弧线路径，应当涵盖下压和勾起的动作过程。

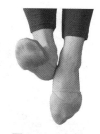

图 7-11　交替

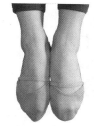

图 7-12　下压

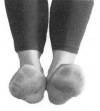

图 7-13　勾起

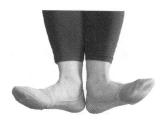

图 7-14　旋转

（三）腿部练习动作详解

1.腿部动作内收和外展

保持基本坐姿,完成动作过程中双腿始终保持伸直状态,主要由股外侧肌群四头肌、缝匠肌、阔筋膜张肌完成外展动作。内侧肌群耻骨肌、长收肌、短收肌、大收肌、股膜肌完成内收动作。单侧外展至体侧位置时开度由练习者的柔韧和力量决定,尽可能增大幅度,内收则还原至原来并腿位置。(图 7-15—图 7-18)双侧同时外展和内收练习完成发力肌肉与单侧一致,需要注意身体的平衡,由手臂支撑完成平衡控制。整个完成过程中保持均匀呼吸,运用大腿前侧、外侧和内侧发力,避免屈膝代偿动作。

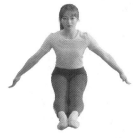

图 7-15　并腿

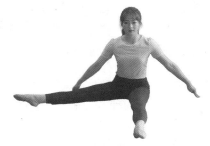

图 7-16　右侧腿外展

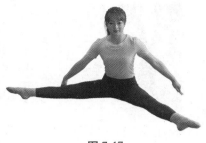

图 7-17

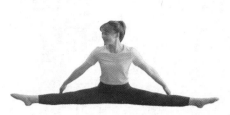

图 7-18 左侧腿外展

2.腿部动作坐姿-体前屈-躺姿转换

练习由坐姿转换到躺姿,会涉及体前屈的动作。为了能够更好地激活相关肌群,提高屈体动作的质量,达到练习效果,在转换过程中增加了一些拉伸大腿后群肌肉股二头肌、半腱肌和半膜肌的组合动作。(图 7-19—图 7-21)坐姿手上举使肩部展开双手置于耳侧,保持在躯干直线的延伸线上,使躯干和双手同时做体前屈动作,整个过程感觉是躯干的平面去靠近腿部,下巴往小腿前端延伸。保持呼吸下,压时呼气,还原时吸气。躺下时保持手臂的扶持,腹部收紧,防止头部撞击地面。

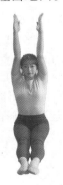
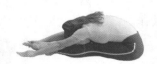
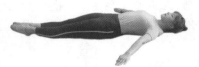

图 7-19 并腿手上举　　　图 7-20 并腿前屈　　　图 7-21 平躺

3.躺姿腿部屈膝练习

双手打开扶地面保持平衡,双腿并拢并垂直于地面,整个过程以大腿带小腿,膝盖屈曲使小腿回收尽可能贴近大腿后侧,然后还原伸直悬空。(图 7-22、图 7-23)对于肌力相对较好的练习者,要求在抗部分腿部重力状态下完成腿部屈伸练习,例如将腿部垂直地面调整为斜角 60°或者 45°,通过杠杆力矩的不同调节负荷强度。练习过程中保持均匀呼吸,腿部伸直时吸气,腿回收时呼气。

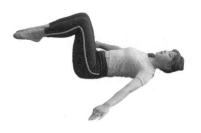
图 7-22　并腿伸直

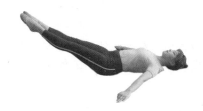
图 7-23　并腿屈

4.躺姿腿部剪刀踢腿练习

　　双手打开扶地面保持平衡，双腿放下还原平躺姿势，左右两条腿交替完成踢腿动作，踢起来的腿尽可能靠近躯干，达到练习者所能实现的最大幅度，尽量发挥股四头肌作用力，拉伸大腿后群股二头肌、半腱肌和半膜肌。为了避免追求动作幅度所产生的屈膝代偿，需要练习者严格保持腿部伸直，脚尖绷紧，完成过程中一条腿往上踢，一条腿往下压实现力量的均衡调控。（图 7-24—图 7-27）保持均匀的呼吸节奏，不可憋气，整个过程感觉两腿剪刀交叉，抵消掉彼此的反作用力实现下肢的平衡。

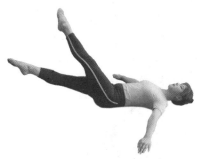
图 7-24　上下剪刀腿侧面

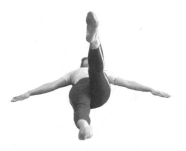
图 7-25　上下剪刀腿正面

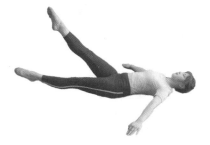
图 7-26　左右剪刀腿侧面

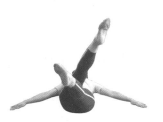
图 7-27　左右剪刀腿正面

5.躺姿直腿抬腿练习

双手打开扶地面保持平衡,双腿并拢平躺,两腿伸直同时向上抬起,接近垂直位置(图7-28),然后还原平躺位置,但是双腿不触碰地面,形成悬空抗腿部重力的姿态(图7-29)。由于直腿力矩较大,肌力弱的偏瘫病人不能强调完成速度,缓慢地抬腿和放下即可。双腿抬起时呼气,双腿放下时吸气,整个过程中身体固定,大腿前侧以及下腹部发力。

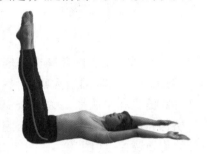 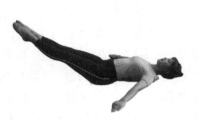

图 7-28　支腿抬起　　　　　　　　　　图 7-29　直腿放下

6.躺姿蹬自行车练习

双手打开扶地面保持平衡,双腿弯曲,形成踩踏自行车的姿势,在音乐中完成能力范围内的蹬自行车动作,可以根据偏瘫病人肌力情况,适当地加快速度。(图7-30)练习后期可调整蹬自行车的角度增加负荷力矩。(图7-31)整个过程保持均匀呼吸,不可憋气,腿部腾空蹬车画圈,保持双腿交替协同。

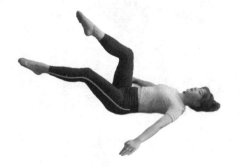 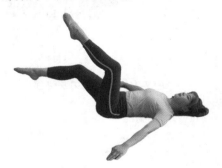

图 7-30　蹬自行车　　　　　　　　　　图 7-31　蹬自行车

二、躯干核心腰部练习动作详解

1.上腹部卷腹练习

躺姿完成核心部位练习,两腿并拢举起垂直于地面,勾脚尖使脚掌保持平行于地面。(图7-32)根据音乐节奏,双手往上完成触碰脚尖的练习,上腹部和下腹部这个动作主要由上腹部发力。(图7-33)同样根据锻炼者肌力情况可2拍、4拍、8拍一动。当手往上触碰脚尖腹部收紧时呼气,还原躯干时吸气,完成动作时尽可能腹部发力,卷缩上腹部肌肉。

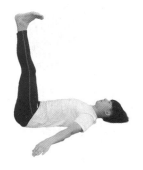
图7-32　上卷腹躺

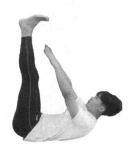
图7-33　上卷腹

2.下腹部卷腹练习

双手打开扶地面保持平衡,双腿由并拢伸直到收腹弯曲。伸直时使双腿保持贴近地面(图7-34),收腹的同时弯曲膝盖,减小力矩由下腹部发力,充分卷腹回收达到最佳卷腹效果(图7-35)。同样根据锻炼者肌力情况可2拍、4拍、8拍一动。当腹部收紧时呼气,腿部还原伸直时吸气,完成动作时尽可能腹部发力,卷缩下腹部肌肉。

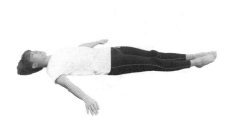
图7-34　平躺

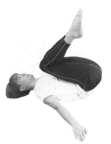
图7-35　下卷腹

3.侧腹部旋转练习

俄罗斯转体采取半坐姿,双手对握,自然屈臂置于腹前,双腿屈膝抬起,脚离地(肌力差者脚可置于地面)。下背挺直,上背略微弓起,转动双肩来带动手臂移动,手接触身体两侧地面,目光跟随双手移动。(图7-36—图7-37)主要锻炼腹直肌、腹外斜肌、腹内斜肌和腹横肌。转身时呼气,身体转正时吸气,整个腹部始终保持紧绷感,转体时,对侧腹出现收缩挤压感。

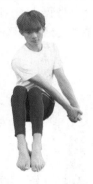 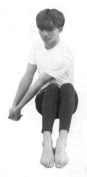

图7-36　左侧俄罗斯转体　　　　　图7-37　右侧俄罗斯转体

4.腹部静力性屈腿练习

半坐姿,臀部着地,躯干和腿部悬空,身体只有臀部一个支点,增加了不稳定性,也增加了静力性练习的难度。双手置于体前控制,卷腹屈腿回收,形成屈膝收腹腿悬空静力性控制(图7-38—图7-39),肌力较弱的病人可以双手环抱膝盖。此时以腹部发力为主,全身肌肉协同配合,可以通过微弱地调整支点两端的躯干和腿部的延伸幅度来调控平衡。整个过程保持缓慢的均匀呼吸。

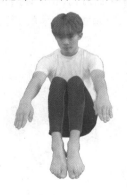 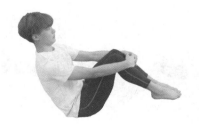

图7-38　卷腹控制　　　　　　　图7-39　抱膝卷腹控制

5.腹部动力性完整练习

采取躺姿和半躺姿势,由平躺姿势开始,双手置于腹部前平举。当腹部收缩时腿部屈曲,手臂向前延伸,尽量触碰膝盖部位,形成腹部卷腹收缩,手和腿同时向心收腹手臂触碰膝盖。(图7-40—图7-42)整个过程保持呼吸,当手触碰膝盖的过程时呼气,当躯干平躺时吸气。收缩时速度较快于平躺还原时的速度,还原平躺时速度要慢。根据练习者肌力情况可以调整练习节奏为2拍或4拍一动。

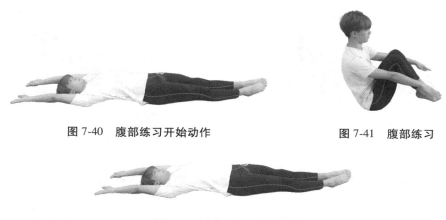

图 7-40　腹部练习开始动作　　　　　图 7-41　腹部练习

图 7-42　腹部练习结束动作

6.腹部臀桥控制练习

仰卧在瑜伽垫上,双腿屈曲向两侧分开略宽于肩膀,脚跟踩地,用力将臀部抬起至大腿与身体成一条直线,臀部抬起时上背部支撑地面,双手展开控制平衡(肌力较差者可手支撑辅助)。感受臀部慢慢离开瑜伽垫,到顶部后,臀部有强烈的收缩挤压感。下落时背部缓慢贴地,臀部悬空。(图7-43—图7-44)臀部抬起时呼气,臀部放下时吸气。节奏可以根据病人肌力情况和熟练程度调整,可以2拍一动或者4拍一动。

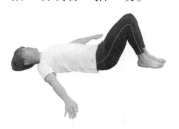

图 7-43　臀桥开始动作

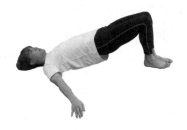

图 7-44　臀桥动作

7.腹部臀桥控制转体练习

仰卧在瑜伽垫上,双腿屈曲略宽于肩膀,脚跟踩地,发力将臀部抬起至大腿与身体成一条直线,臀部抬起时上背部支撑地面,在臀桥动作的基础上,增加动态状态下的左右方向的移动来提高肌肉协同配合发力控制能力。(图7-45—图7-48)以右侧为例,保持臀桥姿势右脚往右侧小步迈出,左脚跟进,以上背部为旋转轴移动。节奏可以1拍一动、2拍一动或4拍一动,根据病人肌力情况而定。右边完成一个8拍即可还原再做左边。整个过程保持呼吸均匀,感觉躯干和大腿是一个整体,脚步幅度要小,频率可以适当加快。

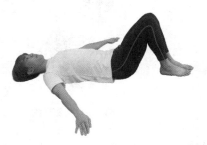

图7-45　臀桥转体开始

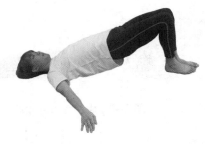

图7-46　臀桥动作

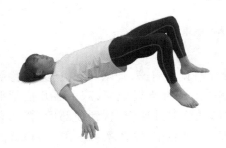

图7-47　臀桥转体开腿

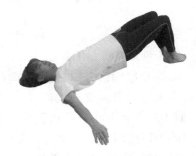

图7-48　臀桥动作转体

8.腹部臀桥动力性练习

仰卧在瑜伽垫上,双腿屈曲略宽于肩膀,脚跟踩地,发力将臀部抬起至大腿与身体成一条直线,臀部抬起时上背部支撑地面,在臀桥动作的基础上,缓慢将臀部放下背部贴于地面,臀部保持悬空,然后重复臀桥姿势及还原动作。(图7-45、图7-46)臀部下降时呼气,臀部上抬时吸气,整个动作保持臀部作为发力点和着力点。节奏可以根据肌力的大小调整,可以2拍一动或者4拍一动。

9.腹部控制动力性练习

保持躺姿,双手打开至体侧45°,手掌扶住地面,保持躯干在完成动力性动作过程中的平衡。双腿保持伸直并拢和绷脚尖,抬起离开地面一定高度,根据练习者肌力情况,肌力越大离地角度越低,获得增加力矩的重力。在规定的音乐节拍内完成快频率、小幅度的上下方向的剪刀腿动作(图7-49),特别注意此处没有要求特定的节奏,只需要尽可能加快动作频率即可。整个动作保持均匀呼吸,由于强度增加,可以采取鼻子吸气、嘴巴呼气的方式,以增加氧气的摄入。整个过程中感觉腹部收紧发力,腿部保持直推绷紧。

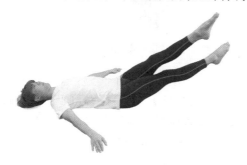
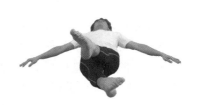

图7-49　上下剪刀腿　　　　　　　图7-50　左右剪刀腿

10.腹部控制动力性练习

同上(腹部控制动力性练习动作)身体保持躺姿,双手打开至体侧45°,手掌扶住地面,保持躯干在完成动力性动作过程中的平衡。双腿保持伸直并拢,脚尖绷紧,抬起离开地面一定高度,根据练习者肌力情况,肌力越大离地角度越低,获得增加力矩的重力。在规定的音乐节拍内完成快频率、小幅度的左右方向的剪刀腿动作(图7-50),完成动作时要求腹肌控制平衡,大腿前侧肌肉带动腿部完成快频率、小幅度动作。呼吸可以采取鼻子吸气、嘴巴呼气的方式。但与上一动作不同的是左右方向的剪刀腿需要每做完一次腿上下的位置也要交换,形成左右联合上下的交替动作,同时控制腰部的左右摆动。

11.腹部静力性直腿练习

半躺姿势,保持臀部着垫子上,腹部收紧,双手尽力抓住脚踝保持躯干和腿部悬空,柔韧和肌力较差者可以双手环抱膝盖后侧或者大腿后侧。(图7-51)尽可能使用腹部肌群和手臂肌肉来完成动作,完成静力性直腿控制的动作时可以允许有保护和帮助参与,但应该尽可能多地让练习者自己完成。呼吸均匀,待动作稳定之后可采取鼻子吸气、嘴巴呼气的方式,切不可憋气。整个动作感觉身体以臀部为平衡点完成躯干和腿部的动态平衡,可以通过调整两端的力矩来调节平衡。肌力较弱者可屈腿完成。

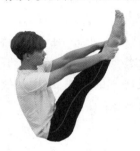
图 7-51　直腿抓脚踝控腿

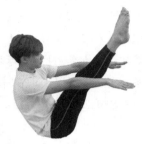
图 7-52　直腿控腿

12.腹部静力性直腿控制练习

同上一动作,身体处于半躺姿势,保持臀部着垫子。手臂放开脚踝或者腿部后侧,去除手臂保持的发力动作,单独完成腹部的控制,由腹部肌群完成。(图 7-52)肌力较好者可以两端悬空控制手臂上举,调节平衡,肌力较差者可以双手扶地,完成腿部单独悬空的控制姿势。整个过程保持呼吸均衡,尽可能采取胸式呼吸。肌力较弱者可屈腿完成。

13.过渡动作:躺卧位-平趴位

由躺卧位到平趴位会涉及身体的翻转,而偏瘫病人处于单侧肌力减弱甚至缺失的状态,因此,翻转时尽可能使用有力侧发力,以弱侧为轴,有力侧支撑翻转。有力手撑起单侧躯干,有力腿迈过对侧腿部上方,形成翻转前的准备。(图 7-51)再以手臂发力,躯干滚动(图 7-52)完成翻转动作。翻转完成之后,伸直双腿,脚背打直,双手俯撑地面,调整躯干姿势。(图 7-53)

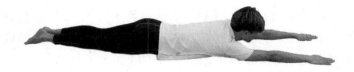
图 7-53　平趴姿势

三、第四部分背部及手臂练习动作详解

1.平趴背部动力性练习

采取平趴姿势,双腿伸直悬空离开地面,臀大肌和腘绳肌群收缩,双手向前伸直,肩膀打开,头部仰起,双眼平视前方,由背部斜方肌、背阔肌和骶棘肌收缩保持躯干略微上扬,手臂离地。随着音乐腿部和手臂发力,同时完成上下方向的快频率小幅度自由泳打水动作。(图7-54)整个过程保持呼吸,不可憋气,可以根据动作强度和频率调整呼吸。整个过程没有固定节奏,根据练习者肌力情况决定固定节拍内的次数。

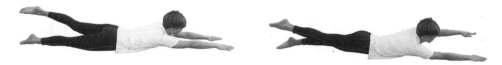

图7-54　平趴上下交替练习

2.平趴背部动力性练习

采取平趴姿势,双腿伸直,双手向前伸直,两眼平视前方,腿部后侧肌群以及背部肌群收缩,完成腿部和手臂的左右交叉练习,需要每做一次腿部和手臂都交换上下的位置,形成左右上下依次交替的小幅度、快频率剪刀腿和剪刀手动作练习。整个过程保持均匀呼吸,不可憋气。完成动作过程中,躯干保持两头略微仰起。(图7-55)

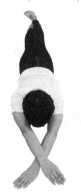

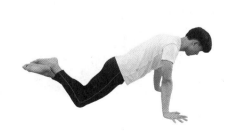

图7-55　平趴左右交替练习　　　　**图7-56　手臂静力支撑**

3.平卧手臂静力性练习

双手与肩同宽,支撑起躯干,躯干与大腿保持在一条斜线上,双膝支撑腿部,跪在垫上,小腿屈曲脚踝交叉相扣形成固定。(图7-56)完成动作时单手向后展开伸直,躯干旋转90°,头部随手臂旋转,双眼注视手臂方向。完成单侧动作再还原双手支撑位置,依次完成另外一侧动作。(图7-57、图5-58)需要注意由于偏瘫病人的偏瘫侧手臂力量弱,弱侧支撑可以有保护帮助,或者手臂采取肘关节支撑,降低完成动作的难度和危险性。整个过程保持均匀呼吸,外展时吸气,回收时呼气。

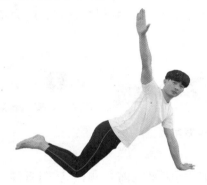 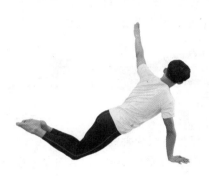

图 7-57　手臂静力支撑左转体　　　　　图 7-58　手臂静力支撑右转体

4.平卧手臂动力性练习

准备姿势同上(图7-59),双手稍宽于肩膀,支撑起躯干,躯干与大腿保持在一条斜线之上,双膝支撑腿部,跪在垫上,小腿屈曲脚踝交叉相扣形成固定。完成动作时跟随节拍做跪地俯卧撑,1个8拍缓慢下降,置于病人能承受的手臂屈曲位置停止,下1个8拍缓慢往上逐渐还原支撑位置。(图7-59)整个完成动作过程中,保持均匀呼吸,下降时吸气,支撑还原时呼气。

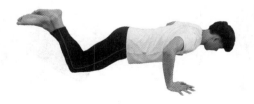

图 7-59　跪地俯卧撑

第四节　运动康复训练操音乐图谱

一、运动康复训练操音乐概述

康复训练操音乐采用《绅士》(Gentleman)，音乐时长 3 分 15 秒，总共 50 个 8 拍加 4 拍(过渡段)，分成 12 个乐段加 2 个过渡段。(图 7-60)其中第一部分脚掌、脚踝练习共 4 个 8 拍，时长 15 秒；第二部分腿部练习共 12 个 8 拍，从第 5 到第 16 个 8 拍，时长 47 秒；第三部分为核心(躯干)及全身练习共 26.5 个 8 拍，从第 17 到第 42 个 8 拍，加上中间 4 拍过渡音乐，时长 101 秒。最后一部分为手臂和背部练习共 8 个 8 拍，从第 43 到第 50 个 8 拍，时长 34 秒。整体音乐节奏清晰，旋律欢快，节奏节拍易于偏瘫病人掌握，可提升锻炼者精神获得感。

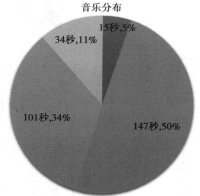

图 7-60　《绅士》音乐分布

二、运动康复训练操图谱

第一部分：脚掌、脚踝

时间	节拍	动作说明	动作展示
1"～15"	1×8	坐姿：左右双脚依次上下交替下压和勾起脚掌。	
	2×8	坐姿：左右双脚依次上下交替下压和勾起脚掌（同上）。	
	3×8	坐姿：双脚反向绕圈，左脚逆时针，右脚顺时针。	
	4×8	坐姿：双脚反向绕圈，右脚逆时针，左脚顺时针（相反）。	

时间	节拍	动作说明	动作展示
16″～30″	5×8	坐姿：右腿直腿开始，一个8拍打开至最右侧。	
	6×8	坐姿：左腿直腿开始，一个8拍打开至最左侧。	
	7×8	坐姿：双脚同时直腿，一个8拍回到并腿位。	
	8×8	坐姿-体前屈-躺姿：由坐姿双手上举压至体前屈，再到躺姿。	

第二部分：腿部练习（1）

第二部分：腿部练习（2）

时间	节拍	动作说明	动作展示
31"～45"	9×8	躺姿：双手打开至体侧45°，手掌扶地面保持平衡，两腿并拢垂直地面（肌力好的病人完成控腿60°动作），小腿完成屈腿伸直动作。	
	10×8		
	11×8	躺姿：双手打开至体侧45°，手掌扶地面保持平衡，两腿并拢垂直地面（肌力好的病人完成控腿60°动作），双腿剪刀踢腿。	
	12×8		

第二部分：腿部练习（3）

时间	节拍	动作说明	动作展示
46"～61"	13×8	躺姿：双手扶地面体侧45°，手掌扶地面保持平衡，两腿同时并腿上下抬腿（根据能力4拍一动或8拍一动）。	
	14×8		
	15×8	躺姿：双手扶地面体侧45°，手掌扶地面保持平衡，两腿完成蹬踏自行车动作（根据能力可加快完成速度）。	
	16×8		

时间	节拍	动作说明	动作展示
		第三部分：躯干腰部核心练习（1）	
62"~76"	17×8	躺姿：两腿并拢垂直地面勾脚尖，使脚掌保持平行于地面，双手触碰脚尖（根据能力 2 拍，4 拍，8 拍一动）。	
	18×8		
	19×8	躺姿：双手打开至体侧 45°，手掌扶地面保持平衡，由屈腿卷腹到伸直平躺位（根据能力 2 拍，4 拍，8 拍一动）。	
	20×8		

时间	节拍	动作说明	动作展示
		第三部分：躯干腰部核心练习（2）	
77"~92"	1~4 拍	半躺姿：完成俄罗斯转体动作（根据能力 2 拍，4 拍一动）。核心肌力较差者可以双脚着地降低难度。	
	21×8		
	22×8		
	23×8	半躺姿：两手环抱膝盖，屈膝收腹腿悬空静力性控制。	
	24×8		

243

第三部分：躯干腰部核心练习（3）

时间	节拍	动作说明	动作展示
93"～108"	25×8	半躺姿-躺姿：手和腿同时向心收腹手臂触碰膝盖。（根据腹能力2拍、4拍一动）。	
	26×8		
	27×8	躺姿：双手打开至体侧45°，手掌扶地面保持平衡。完成臀桥控制两个8拍（肌力较差者可手支撑辅助）。	
	28×8		

第三部分：躯干腰部核心练习（4）

时间	节拍	动作说明	动作展示
109"～123"	29×8	臀桥姿势：双手打开至体侧控制平衡。控臀桥往右旋转以背为中心1～4拍移动5～8拍回原位。	
	30×8		
	31×8	臀桥姿势：双手打开至体侧控制平衡。臀桥上下提臀2拍一动，肌力弱者4拍一动。	
	32×8		

第三部分：躯干腰部核心练习（5）

时间	节拍	动作说明	动作展示
124"~139"	33×8	躺姿：双手打开至体侧控制平衡。双腿悬空，上下方向剪刀节，无节拍要求，根据能力加快频率，要求尽可能完成。	
	34×8		
	35×8	躺姿：双手打开至体侧控制平衡。双腿悬空，左右方向剪刀节，无节拍要求，根据能力加快频率，要求尽可能完成。	
	36×8		

第三部分：躯干腰部核心练习（6）

时间	节拍	动作说明	动作展示
140"~154"	37×8	躺姿：两只手抓住脚踝，或者小腿控制平衡，根据练习者肌力情况选择完成方式，柔韧和肌力较差者可以双手环抱盖至右侧或者大腿后侧。	
	38×8		
	39×8	躺姿：两只手放开脚踝，或者小腿控制，根据练习者肌力情况选择完成方式，可以调整为抱膝控制。	
	40×8		

过渡部分:躺卧位-平卧位

时间	节拍	动作说明	动作展示
154"~161"	41×8	由躺卧位动作,翻转成为平卧姿势,双手前平举,两腿并拢。	
	42×8		

第四部分:背部及手臂练习(1)

时间	节拍	动作说明	动作展示
162"~177"	43×8	平卧姿势:双脚伸直,双手肩膀打开伸直,由大腿带动小腿完成自由泳腿上下打水动作,手臂跟随腿部完成上下拍水动作。	
	44×8		
	45×8	平卧姿势:双脚伸直,由大腿带动小腿完成左右快频率,幅度剪刀腿动作,手臂跟随腿部完成左右交叉动作。	
	46×8		

第四部分：背部及手臂练习（2）

时间	节拍	动作说明	动作展示
178"~193"	47×8	平趴姿势：屈膝上举小腿，两手平衡支撑，左右手依次向前伸直形成单手支撑，4拍依次完成。	
	48×8		
	49×8	平趴姿势：完成屈膝俯卧撑，1个8拍慢往下，1个8拍缓慢往上，可在辅助者加力状态下完成。	
	50×8		

注意事项

备注：

1.在训练之前需要学习和熟练掌握单个动作要领；

2.练习者根据肌力情况完成不同分级的动作内容；

3.可在家属，医护人员的保护和帮助下完成；

4.熟悉音乐节奏和动作构造，可参考动作图谱熟悉音乐节拍；

5.随着练习者熟练程度和能力的提高，可以逐渐加快完成节奏音节和次数；

6.练习中出现头痛，头晕，局部疼痛等症状应立即终止该动作并进行医学观察；

7.整个练习过程须在看护陪同下完成。

参考文献

［1］卫芳盈. 功能解剖生理学［M］. 上海：复旦大学出版社,2009.

［2］白丽敏,姜国华. 神经解剖学［M］. 北京：中国中医药出版社,2011.

［3］包礼平. 简明临床神经病学［M］. 沈阳：辽宁科学技术出版社,2015.

［4］《中国脑卒中防治报告 2019》编写组.《中国脑卒中防治报告 2019》概要［J］. 中国脑血管病杂志,2020,17(5)：272-281.

［5］SACCO R L, KASNER S E, BRODERICK J P, et al. An updated definition of stroke for the 21st century：a statement for healthcare professionals from the American Heart Association/American Stroke Association［J］. Stroke, 2013, 44(7)：2064-2089.

［6］童宁. 临床脑卒中治疗与康复［M］. 长春：吉林科学技术出版社,2017.

［7］WANG W, JIANG B, SUN H, et al. Prevalence, incidence, and mortality of stroke in China：results from a nationwide population-based survey of 480-687 adults［J］. Circulation, 2017, 135(8)：759-771.

［8］GUAN T, MA J, LI M, et al. Rapid transitions in the epidemiology of stroke and its risk factors in China from 2002 to 2013［J］. Neurology, 2017, 89(1)：53-61.

［9］WU S, WU B, LIU M, et al. Stroke in China：advances and challenges in epidemiology, prevention, and management［J］. Lancet neurology, 2019, 18(4)：394-405.

［10］张通, 赵军. 中国脑卒中早期康复治疗指南［J］. 中华神经科杂志,2017, 50(6)：405-412.

［11］MESCHIA J F, BUSHNELL C, BODEN-ALBALA B, et al. Guidelines for the primary prevention of stroke：a statement for healthcare professionals from the American Heart Association/American Stroke Association［J］. Stroke, 2014, 45(12)：3754-3832.

［12］朱镛连,张皓,何静杰. 神经康复学［M］. 2 版. 北京：人民军医出版

社，2010.

［13］邢本香,李贻能. 临床康复学［M］. 上海：复旦大学出版社，2009.

［14］LI Z, ALEXANDER S A. Current evidence in the management of poststroke hemiplegic shoulder pain：a review［J］. Journal of neuroscience nursing, 2015, 47(1)：10-19.

［15］MURIE-FERNáNDEZ M, CARMONA IRAGUI M, GNANAKUMAR V, et al. Painful hemiplegic shoulder in stroke patients：causes and management［J］. Neurologia, 2012, 27(4)：234-244.

［16］沈光宇,杨卫新,谭文捷. 康复医学［M］. 3 版. 南京：东南大学出版社，2016.

［17］STEWART B G, TARNOPOLSKY M A, HICKS A L, et al. Treadmill training-induced adaptations in muscle phenotype in persons with incomplete spinal cord injury［J］. Muscle & nerve, 2004, 30(1)：61-68.

［18］倪朝民. 神经康复学［M］. 3 版. 北京：人民卫生出版社,2018.

［19］吴江,贾建平. 神经病学［M］. 3 版. 北京：人民卫生出版社,2015.

［20］励建安,项洁,倪隽. 社区神经康复学［M］. 北京：人民军医出版社,2014.

［21］张振香. 社区脑卒中患者康复护理技术［M］. 北京：人民卫生出版社，2014.

［22］SHARMA N, BARON J, ROWE J. Motor imagery after stroke：relating outcome to motor network connectivity［J］. Annals of neurology, 2009, 66(5)：604-616.

［23］MORGEN K, KADOM N, SAWAKI L, et al. Kinematic specificity of cortical reorganization associated with motor training［J］. NeuroImage, 2004, 21(3)：1182-1187.

［24］NUDO R J. Functional and structural plasticity in motor cortex：implications for stroke recovery［J］. Physical medicine and rehabilitation clinics of North America, 2003, (No.1Suppl)：S57-S76.

［25］马跃文. 康复护理学［M］. 2 版. 上海：上海科学技术出版社，2017.

［26］吴毅,刘罡. 神经系统可塑性的理论研究与实践［J］. 中华物理医学与康复杂志，2007, 29(4)：284-286, 250, 264.

［27］JOHNSTON M V. Plasticity in the developing brain：implications for rehabilitation［J］. Developmental disabilities research reviews, 2009, 15(2)：94-101.

［28］ OVERMAN J J, CARMICHAEL S T. Plasticity in the injured brain：more than molecules matter［J］. The neuroscientist, 2014, 20(1)：15-28.

［29］ WESTLAKE K P, NAGARAJAN S S. Functional connectivity in relation to motor performance and recovery after stroke［J］. Frontiers in systems neuroscience, 2011(5)：8.

［30］ 赵健乐, 韩春, 李景琦. 脑卒中康复治疗新策略［J］. 中国康复理论与实践, 2014, 20(10)：928-931.

［31］ KOLB B, TESKEY G C. Age, experience, injury, and the changing brain ［J］. Developmental psychobiology, 2012, 54(3)：311-325.

［32］ JOHANSSON B B. Brain plasticity and stroke rehabilitation. The Willis lecture ［J］. Stroke, 2000, 31(1)：223-230.

［33］ 邵丽, 赵永波. 脑卒中康复与神经可塑性［J］. 中风与神经疾病杂志, 2006 (1)：126-128.

［34］ PLAUTZ E J, MILLIKEN G W, NUDO R J. Effects of repetitive motor training on movement representations in adult squirrel monkeys：role of use versus learning［J］. Neurobiology learning and memory, 2000, 74(1)：27-55.

［35］ 尹军, 袁守龙. 身体运动功能训练［M］. 北京：人民体育出版社, 2017.

［36］ 李雪艳, 熊健, 韩春涛, 等. 我国身体运动功能训练研究现状述评［J］. 冰雪运动, 2018, 40(6)：40-42, 60.

［37］ 爱林. 中国身体运动功能训练研究现状与进展［J］. 运动, 2017(10)：13-14.

［38］ 凌彦婷. 身体运动功能训练的体系划分［J］. 青少年体育, 2020(1)：89-90.

［39］ 裴彩利, 俞梦盈, 王芸, 等. 基于指南的卒中患者运动康复推荐意见总结 ［J］. 护理学杂志, 2019, 34(18)：95-98.

［40］ XING Y, SID Y, FANG D, et al. The beneficial role of early exercise training following stroke and possible mechanisms［J］. Life sciences, 2018(198)：32-37.

［41］ STEVENSON T, LEYDA T, HEATHER C, et al. Constraint-induced movement therapy compared to dose-matched interventions for upper-limb dysfunction in adult survivors of stroke：a systematic review with meta-analysis ［J］. Physiotherapie Canada, 2012, 64(4)：397-413.

［42］WOLF S L, CAROLEE J W, PHILIP M J, et al. Effect of constraint-induced movement therapy on upper extremity function 3 to 9 months after stroke：the EXCITE randomized clinical trial［J］. JAMA, 2006, 296(17)：2095-2104.

［43］VAN DELDEN A E, PEPER C E, BEEK P J, et al. Unilateral versus bilateral upper limb exercise therapy after stroke：a systematic review［J］. Journal of rehabilitation medicine, 2012, 44(2)：106-117.

［44］马春莲, 杨翼. 运动影响脑可塑性及其分子机制研究进展［J］. 中国运动医学杂志, 2015, 34(8)：810-814, 797.

［45］ALCANTARA C C, LUISAF G S, MARCELA A S C, et al. Post-stroke BDNF Concentration changes following physical exercise：a systematic review［J］. Frontiers in neurology, 2018(9)：637.

［46］CARVALHO C R, SUNNERHAGEN K S, WILLEN C R. Walking performance and muscle strength in the later stage poststroke：a nonlinear relationship［J］. Archives of physical medicine and rehabilitation, 2013, 94(5)：845-850.

［47］PRADO-MEDEIROS C L, MILLA P S, GIOVANNA C L, et al. Muscle atrophy and functional deficits of knee extensors and flexors in people with chronic stroke［J］. Physical therapy, 2012, 92(3)：429-439.

［48］CHANG J J, TUNG W L, WU W L, et al. Effects of robot-aided bilateral force-induced isokinetic arm training combined with conventional rehabilitation on arm motor function in patients with chronic stroke［J］. Archives of physical medicine and rehabilitation, 2007, 88(10)：1332-1338.

［49］WINSTEIN C J, JOEL S, ROSS A, et al. Guidelines for adult stroke rehabilitation and recovery：a guideline for healthcare professionals from the American Heart Association/American Stroke Association［J］. Stroke, 2016, 47(6)：e98-e169.

［50］SUN S F, CHIEN W H, HSIEN P S, et al. Combined botulinum toxin type A with modified constraint-induced movement therapy for chronic stroke patients with upper extremity spasticity：a randomized controlled study ［ J ］. Neurorehabilitation and neural repair, 2010, 24(1)：34-41.

［51］王玉龙. 康复功能评定学［M］.3 版. 北京：人民卫生出版社,2018.

［52］李红玲, 许晓冬, 王文清.脑卒中康复［M］.北京：科学技术文献出版社,2011.

［53］KWAH L K, JOANNA D. National institutes of health stroke scale (NIHSS).

Journal of physiotherapy, 2014, 60(1): 61.

[54] 张通.中国脑卒中康复治疗指南(2011 完全版)[J].中国康复理论与实践, 2012,18(4):301-318.

[55] 黄文龙,谢小华.脑卒中特异性神经功能缺损程度评估量表的研究进展 [J].广东医学, 2018,39(S1):305-308.

[56] 王云霄,袁俊亮,胡文立.常用卒中量表的研究进展[J].中国脑卒中杂志, 2016,11(12):1072-1077.

[57] 王盛,姜文君.徒手肌力检查发展史及分级进展[J].中国康复理论与实践, 2015,21(6):666-669.

[58] 王陶黎,仲荣洲,王予彬.肌肉痉挛的机理研究和定量评定[J].当代医学, 2016,22(28): 6-8.

[59] 陈瑞全.中文版 Fugl-Meyer 运动功能评定量表的最小临床意义变化值 [D]. 合肥:安徽医科大学,2015.

[60] 诸毅晖.康复评定学[M].上海:上海科学技术出版社,2008.

[61] 任婷,李宏玉,朱路文,等.脑卒中偏瘫患者平衡功能障碍康复治疗进展 [J].辽宁中医药大学学报, 2017,19(9):208-211.

[62] 林源,钮美娥,王丽.脑卒中患者平衡功能评定方法的应用进展[J].中国康 复理论与实践, 2016,22(6): 667-671.

[63] 张萍,杨宇.脑卒中患者平衡功能评定和康复训练研究进展[J].中国康复, 2016,31(6):469-472.

[64] 唐强,吴云鹏.偏瘫的上肢功能评定方法及应用[J].中国康复医学杂志, 2009,24(6):576-578.

[65] 姜荣荣,陈艳,潘翠环.脑卒中后上肢和手运动功能康复评定的研究进展 [J].中国康复理论与实践, 2015, 21(10):1173-1177.

[66] 杨雅琴,张通.正常步态和偏瘫步态的特点及对比[J].中国康复理论与实 践, 2003(10):36-37.

[67] 徐光青,兰月,毛玉瑢,等.脑卒中患者躯体运动偏瘫模式的三维运动学评 价[J].中国康复医学杂志, 2009,24(10):893-895.

[68] 董强,郭起浩,罗本燕,等.卒中后认知障碍管理专家共识[J].中国卒中杂 志, 2017,12(6):519-531.

[69] 王健,邹义壮,崔界峰,等.韦克斯勒记忆量表第四版中文版(成人版)的修 订[J].中国心理卫生杂志, 2015,29(1):53-59.

[70] 孙兴国.心肺运动试验在临床心血管病学中的应用价值和前景[J].中华心

血管病杂志，2014,42(4):347-351.

[71] HERDA A A, ANGELA L, ANNA E M, et al. Cross-validation of the recumbent stepper submaximal exercise test to predict peak oxygen uptake in older adults[J]. Physical therapy, 2014, 94(5): 722-729.

[72] 李翔,杨旭.6分钟步行试验在心脏康复中的作用[J].中国临床医生杂志,2018,46(5):507-510.

[73] 沈路遥,朱东亚.卒中后焦虑和抑郁的研究进展[J].南京医科大学学报(自然科学版),2020,40(2):287-292.

[74] WILIAM W Z. A rating instrument for anxiety disorders[J]. Psychosomatics, 1971, 12(6):371-379.

[75] WILIAM W Z, DURHAM N. A self-rating depression scale[J]. Archives of general psychiatry, 1965(12): 63-70.

[76] 郑磊磊,李惠春.常用焦虑及抑郁评估量表[J].中华全科医师杂志,2016, 15(5): 334-336.

[77] 黄晓琳,燕铁斌.康复医学[M].5版.北京:人民卫生出版社,2013.

[78] 陈善佳,周小炫,方云华,等.日常生活活动能力量表在脑卒中康复临床使用情况的调查[J].中国康复医学杂志,2014,29(11):1044-1049.

[79] 王赛华,施加加,孙莹,等.简体版改良Barthel指数在脑卒中恢复期中的信度与效度研究[J].中国康复,2020,35(4):179-182.

[80] 李战胜.山东省农村脑卒中患者生命质量及其影响因素研究[D].青岛:山东大学,2008.

[81] VAN STRATEN A, DE HAAN R J, LIMBURG M, et al. A stroke-adapted 30-item version of the sickness impact profile to assess quality of life (SA-SIP30)[J]. Stroke, 1997, 28(11): 2155-2161.

[82] 侯勇娜,贾杜娟,吴瑕.营养管理结合专职康复护理在脑卒中吞咽困难及偏瘫患者中的应用[J].中国医药科学,2020,10(8):166-169.

[83] REBER E, GOMES F, VASILOGLOU MF, et al. Nutritional risk screening and assessment[J]. Journal of clinical medicine, 2019, 8(7): 1065.

[84] 石汉平,丛明华,陈伟.再论营养不良的三级诊断[J].中国医学前沿杂志(电子版), 2020, 12(1): 1-7,159.

[85] LI F, LIU Y W, WANG X F, LIU G W. Evaluation of malnutrition in patients with nervous system disease[J]. Expert review of neurotherapeutics, 2014,14 (10):1229-37.

[86] DA SILVA FINK J, DANIEL DE MELLO P, DANIEL DE MELLO E. Subjective global assessment of nutritional status: a systematic review of the literature[J]. Clinical nutrition, 2015, 34(5): 785-792.

[87] 周红侠, 吴伟利, 薛玲. 微型营养评估表对老年心血管内科住院患者营养不良风险的评价[J]. 河北医药, 2021, 43(8): 1183-1187.

[88] 苏靖, 王璐, 张莹, 等. 脑卒中康复期患者营养状况评估法的适用性分析[J]. 国际护理学杂志, 2020(7): 1200-1204.

[89] 中华人民共和国国家卫生和计划生育委员会. WS/T 558—2017 脑卒中患者膳食指导[S]. 北京: 中国标准出版社, 2017.

[90] 纪桂元, 洪晓敏, 蒋琦, 等. 特殊人群膳食指导[J]. 华南预防医学, 2018, 44(3): 295-297.

[91] 刘玥. 营养餐设计与制作[M]. 重庆: 重庆大学出版社. 2017.

[92] GRAHAM J V, EUSTACE C, BROCK K, et al. The Bobath concept in contemporary clinical practice[J]. Top in stroke rehabilitation, 2009, 16(1): 57-68.

[93] WANG R Y, CHEN H I, CHEN C Y, et al. Efficacy of Bobath versus orthopaedic approach on impairment and function at different motor recovery stages after stroke: a randomized controlled study[J]. Clinical rehabilitation, 2005, 19(2): 155-164.

[94] 张琦, 李琪, 纪树荣. 骨盆训练对脑卒中偏瘫患者步行能力的影响[J]. 中国康复理论与实践, 2001(4): 25-26.

[95] 蒋鹏. 针刺拮抗肌相应穴位结合 BOBATH 疗法治疗偏瘫痉挛状态的临床观察[D]. 哈尔滨: 黑龙江中医药大学, 2013.

[96] 戴维斯. 循序渐进: 偏瘫患者的全面康复治疗[M]. 刘钦刚, 译. 2版. 北京: 华夏出版社, 2007.

[97] 古泽正道, 陈立嘉. 针对脑卒中病人的 Bobath 治疗方法[J]. 中国康复理论与实践, 2011, 17(9): 805-809.

[98] 熊吻. 新 Bobath 技术结合针刺治疗脑卒中后上肢痉挛的临床研究[D]. 南宁: 广西中医药大学, 2018.

[99] SAWNER K L J. Brunnstrom's movement therapy in hemiplegia: a neurophysiological approach[M]. 2th ed. Philadelphia, Pa: Lippincott, 1992.

[100] 纪树荣. 运动疗法技术学[M]. 2版. 北京: 华夏出版社, 2011.

[101] SCHAECHTER J D, KRAFT E, HILLIARD T S, et al. Motor recovery and

cortical reorganization after constraint-induced movement therapy in stroke patients：a preliminary study［J］. Neurorehabilitation and neural repair, 2002,16(4):326-338.

［102］刘振江. Rood 技术与调制中频在脑梗塞早期临床的疗效对比［D］. 长春：吉林大学，2010.

［103］张绍岚，王翔. 运动治疗技术［M］. 郑州：河南科学技术出版社，2014.

［104］谢忠志. 神经肌肉本体感觉促进疗法与综合康复治疗胸腰段脊髓损伤并不全截瘫疗效观察［D］. 南宁：广西医科大学，2012.

［105］CARR J S R. A motor relearning programme for stroke［M］. 2th ed. Oxford：Butterworth-Heinemann，1987.

［106］尹勇. 运动再学习疗法对猴脑缺血损伤功能恢复的影响［D］. 昆明：昆明医科大学，2013.

［107］司培. 基于体感诱发电位探讨穴位埋线结合运动再学习对脑卒中后上肢运动功能的影响［D］. 福州：福建中医药大学，2019.

［108］KRUTULYTE G, KIMTYS A, KRISCIUNAS A. The effectiveness of physical therapy methods（Bobath and motor relearning program）in rehabilitation of stroke patients［J］. Medicina（Kaunas），2003,39(9):889-895.

［109］CHEN L, XIONG S, LIU Y, et al. Comparison of motor relearning program versus Bobath approach for prevention of poststroke apathy：a randomized controlled trial［J］. Journal of stroke & cerebrovascular diseases, 2019,28(3):655-664.

［110］HAGG G M. Interpretation of EMG spectral alterations and alteration indexes at sustained contraction［J］. Journal of applied physiology（1985），1992,73(4):1211-1217.

［111］SANTEE J L, KEISTER M E, KLEINMAN K M. Incentives to enhance the effects of electromyographic feedback training in stroke patients［J］. Biofeedback and self-regulation, 1980,5(1):51-56.

［112］STEVENS J A, STOYKOV M E. Using motor imagery in the rehabilitation of hemiparesis［J］. Archives of physical medicine rehabilitation, 2003,84(7):1090-1092.

［113］BOVEND'EERDT T J, DAWES H, SACKLEY C, et al. An integrated motor imagery program to improve functional task performance in neurorehabilitation：a single-blind randomized controlled trial［J］. Archives of physical medicine rehabilitation, 2010,91(6):939-946.

[114] 张有超,李斌,范录平,等. 早期介入运动想象疗法对急性脑卒中偏瘫患者下肢运动功能及日常生活活动能力的影响[J]. 临床神经病学杂志, 2016,29(4):296-298.

[115] FIORIO M, TINAZZI M, AGLIOTI S M. Selective impairment of hand mental rotation in patients with focal hand dystonia[J]. Brain, 2006,129 (Pt1):47-54.

[116] MILTON J, SMALL S L, SOLODKIN A. Imaging motor imagery: methodological issues related to expertise[J]. Methods, 2008,45(4):336-341.

[117] HOLMES P, CALMELS C. A neuroscientific review of imagery and observation use in sport[J]. Journal of motor behavior, 2008,40(5):433-445.

[118] RANDHAWA B, HARRIS S, BOYD L A. The Kinesthetic and Visual Imagery Questionnaire is a reliable tool for individuals with Parkinson disease [J]. Journal of neurologic physical therapy, 2010,34(3):161-167.

[119] HOVINGTON C L, BROUWER B. Guided motor imagery in healthy adults and stroke: does strategy matter?[J]. Neurorehabilitation and neural repair, 2010,24(9):851-857.

[120] 李丽,白玉龙. 运动想象疗法在脑卒中患者康复治疗临床应用的进展 [J]. 中国康复医学杂志, 2008,23(12):1131-1133.

[121] 李璐,窦娜. 脑卒中运动想像疗法进展[J]. 中国康复理论与实践, 2009, 15(11):1032-1033.

[122] 何雯,王凯. 脑卒中后上肢功能康复研究进展[J]. 中国康复理论与实践, 2014,20(4):334-339.

[123] FUZARO A C, GUERREIRO C T, GALETTI F C, et al. Modified constraint-induced movement therapy and modified forced-use therapy for stroke patients are both effective to promote balance and gait improvements[J]. Revista Brazilian journal of physical therapy, 2012,16(2):157-165.

[124] 李策,白玉龙. 强制性运动疗法对脑卒中后上肢功能恢复影响的研究进展[J]. 中国运动医学杂志, 2014,33(8):830-834.

[125] 李贞兰. 强制性使用运动疗法在恢复期脑卒中偏瘫的行为学作用研究 [D]. 长春:吉林大学, 2008.

[126] 沈惠,王光旭,王兴. 改良强制性运动疗法对脑卒中偏瘫患者上肢运动功能影响的 meta 分析[J]. 中国康复医学杂志, 2019, 34 (10):

1216-1223.

[127] 张斯斯,杨雪,孟宇博,等.无氧阈值下代谢当量及年龄、性别、体重指数对冠心病患者心肺运动试验的影响[J].中国医刊,2017,52(9):44-46.

[128] 王丹碧,李雪萍.运动训练治疗慢性心力衰竭的研究进展[J].中华物理医学与康复杂志,2019,41(11):877-880.

[129] 蔡文智,马金.康复护理学[M].2版.北京:人民军医出版社,2012.

[130] 钟霞,焦华琛,李运伦,等.中医心脏运动康复研究进展[J].山东中医杂志,2019,38(12):1188-1192.

[131] 庞晨晨,李瑞玲,冯英璞.康复机器人在脑卒中偏瘫康复中的应用研究进展[J].护理研究,2019,33(21):3715-3719.

[132] 侯莹,高琳,陈苗苗,等.基于运动想象的手部机器人辅助训练对脑卒中患者上肢运动功能的疗效[J].中国康复理论与实践,2019,25(1):81-85.

[133] 胡洁,朱琳,刘霖,等.上肢康复机器人结合常规康复训练对急性期脑卒中患者上肢功能的疗效研究[J].中国康复,2018,33(6):448-450.

[134] 张银亮,赵萌萌,于洋.下肢康复机器人辅助步行训练对脑卒中偏瘫患者康复效果的影响[J].医疗装备,2018,31(18):111-112.

[135] 丁天红,寇久社,张鸿,等."八段锦"在卒中患者恢复期康复治疗的价值探讨[J].现代中医药,2015,35(2):46-50.

[136] MORRIS J H, WIJCK F, JOICE S, et al. Predicting health related quality of life 6 months after stroke: the role of anxiety and upper limb dysfunction[J]. Disability and rehabilitation,2013,35(4):291-299.

[137] 黄泽华,谭恒,纪荣文,等.不同康复运动训练方式下脑卒中患者运动后即刻血压的变化[J].中国康复理论与实践,2012,18(6):513-514.

[138] 蔡蔚,梁翠云.坐式八段锦对社区脑卒中后遗症患者日常生活活动能力的影响[J].护理管理杂志,2011,11(11):810-811.

[139] 邢科新.手功能康复机器人系统若干关键技术研究[D].武汉:华中科技大学,2010.

[140] PRANGE G B, JANNINK M J A, GROOTHUIS-OUDSHOORN C G M, et al. Systematic review of the effect of robot-aided therapy on recovery of the hemiparetic arm after stroke[J]. Journal of rehabilitation research and development,2006,43(2):171-184.

[141] 倪俊瑜.下肢康复训练机器人[J].中国伤残医学,2011(1):127-128.

[142] FRANCESCHINI M, LA P F, AGOSTI M, et al. Is health-related quality of life of stoke patients influenced by neurological impairments at one year after stroke? [J]. European journal of physical and rehabilitation medicine, 2010, 46(3):389-399.

[143] MEHRHOLZ J, PLATZ T, KUGLER J, et al. Electromechanical and Robot-Assisted Arm Training for Improving Arm Function and Activities of Daily Living After Stroke[J]. Stroke, 2009, 40(5): E392-E393.

[144] CARPINELLA I, JONSDOTTIR J, FERRARIN M. Multi-finger coordination in healthy subjects and stroke patients: a mathematical modelling approach [J]. Journal of neuroengineering & rehabilitation, 2011, 8(1):19-19.

[145] LINDWALL M, JOSEFSSON T, ARCHER T. Effects of physical exercise on depressive symptoms and biomarkers in depression[J]. CNS & neurological disorders-drug targets, 2014, 13(10):1640-1653.

[146] LOVE M F, SHARRIEF A, CHAOUL A, et al. Mind-body interventions, psychological stressors, and quality of life in stroke survivors: a systematic review[J]. Stroke, 2019, 50(2): 434-440.

[147] WING-NGA C, WAI-NAM T W. Effect of Tai Chi training on dual-tasking performance that involves stepping down among stroke survivors: a pilot study [J]. Evidence based complementary & alternative medicine, 2017, 2017: 1-12.

[148] STEPHAN, KROGER. Proprioception 2.0: novel functions for muscle spindles [J]. Current opinion in neurology, 2018, 31(5):592-598.

[149] WANN J P, RUSHTON S K, SMYTH M, et al. Rehabilitative environments for attention and movement disorders [J]. Communications of the ACM, 1997, 40(8):49-52.

[150] SCHUSTER-AMFT C, HENNEKE A, HARTOG-KEISKER B, et al. Intensive virtual reality-based training for upper limb motor function in chronic stroke: a feasibility study using a single case experimental design and fMRI [J]. Disability & rehabilitation assistive technology, 2015, 10(5):385-392.

[151] SAPOSNIK G, COHEN L G, MAMDANI M, et al. Efficacy and safety of non-immersive virtual reality exercising in stroke rehabilitation (EVREST): a randomised, multicentre, single-blind, controlled trial [J]. Lancet neurology, 2016, 15(10):1019-1027.

［152］YOM C，CHO H Y，LEE B H. Effects of virtual reality-based ankle exercise on the dynamic balance，muscle tone，and gait of stroke patients［J］. Journal of physical therapy science，2015，27(3)：845-849.

［153］黄倩倩,蒋松鹤,陈晓龙,等.虚拟现实技术在脑卒中康复中的应用现状［J］.中华物理医学与康复杂志,2020,42(4)：377-380.

［154］孔亚敏,严隽陶,史智君.健身气功易筋经临床研究进展［J］.中国中医药信息杂志,2019,26(2)：133-136.

［155］齐莹,薛广伟,刘静,等.八段锦现代研究进展［J］.中医临床研究,2018,10(35)：140-143.

［156］杨慧馨,唐强.太极拳用于脑卒中患者运动功能障碍康复的临床观察［J］.中国康复医学杂志,2016,31(10)：1146-1148.

［157］缪霆,代新年,闫玮娟,等.太极拳训练对脑卒中偏瘫患者步态参数的影响［J］.中国疗养医学,2014,23(11)：987-988.

［158］刘新荣.健身气功·五禽戏对中老年女性健身效果的实验研究［D］.西安:西安体育学院,2014.

［159］卞伯高,潘华山,冯毅翀.健身气功五禽戏对中老年人心血管功能的影响效果研究［J］.广州中医药大学学报,2013,30(1)：26-29.

［160］蔡蔚.坐式八段锦对社区脑卒中后遗症病人生存质量的影响［J］.护理研究,2010,24(29)：2667-2668.

［161］朴美子,金昌龙.太极拳动作基本时空特征及其对平衡稳定性的作用［J］.上海体育学院学报,2009,33(1)：59-63,90.

［162］贾为宗.易筋经对脑卒中偏瘫患者运动功能、平衡能力及情绪的影响［D］.石家庄:河北师范大学,2008.

［163］徐丽丽,吴毅.虚拟现实技术在脑卒中患者手功能康复中的应用［J］.中华物理医学与康复杂志,2007(2)：136-138.

［164］席焕久,陈昭.人体测量方法［M］.2版.北京:科学出版社,2010.

［165］李建设,赵焕彬.运动生物力学实验［M］.2版.北京:高等教育出版社,2008.

［166］程路明.健美［M］.杭州:浙江大学出版社,2018.

［167］王玉龙.康复评定［M］.北京:人民卫生出版社,2000.